乳腺癌伴随疾病学
Concomitant Disease of Breast Cancer

主　审　任国胜

主　编　孔令泉　吴凯南　果　磊

U0338288

科学出版社

北　京

内 容 简 介

本书较全面地介绍了乳腺癌治疗随访期间伴随疾病的防治与管理，包括血脂异常、心血管异常、骨代谢异常、精神心理问题、血糖异常、代谢综合征、肥胖、高尿酸血症、甲状腺疾病、肝功能异常、性健康问题、妇科疾病等。

本书实用性强，适合肿瘤科、乳腺科、相关内科、妇科、骨科、精神心理科、疼痛科医师及研究生阅读。

图书在版编目（CIP）数据

乳腺癌伴随疾病学 / 孔令泉，吴凯南，果磊主编. —北京：科学出版社，2019.3

ISBN 978-7-03-060839-0

Ⅰ. ①乳… Ⅱ. ①孔… ②吴… ③果… Ⅲ. ①乳腺瘤−并发症 Ⅳ. ①R737.9

中国版本图书馆 CIP 数据核字（2019）第 047619 号

责任编辑：车宜平 沈红芬 / 责任校对：张小霞
责任印制：徐晓晨 / 封面设计：陈 敬

科 学 出 版 社 出版
北京东黄城根北街 16 号
邮政编码：100717
http://www.sciencep.com

北京建宏印刷有限公司 印刷
科学出版社发行 各地新华书店经销

*

2019 年 3 月第 一 版 开本：720×1000 1/16
2020 年 5 月第二次印刷 印张：15 3/4
字数：320 000
定价：88.00 元
（如有印装质量问题，我社负责调换）

《乳腺癌伴随疾病学》编写人员

主　审　任国胜

主　编　孔令泉　吴凯南　果　磊

副主编　厉红元　杨晓秋　胡琢瑛　曾爱中　甘　露

　　　　程庆丰

编　者　（按姓氏汉语拼音排序）

陈浩然	陈茂山	程庆丰	戴　威	付婧婕
付婷婷	甘　露	果　磊	何　泉	胡琢瑛
孔　榕	孔德路	孔令泉	厉红元	黎　颖
李　浩	李　红	李　欣	李　姝	李　晓
刘家硕	刘自力	卢林捷	罗　欢	罗清清
冉　亮	史艳玲	田　申	王　泽	王安银
魏余贤	吴凯南	吴玉团	伍　娟	武　赫
肖　俊	徐　周	杨晓秋	曾爱中	赵春霞
邹宝山	朱远辉			

主 编 简 介

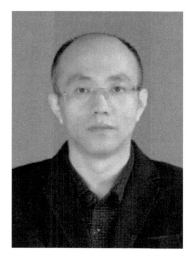

孔令泉　博士、主任医师、教授、硕士研究生导师，重庆医科大学附属第一医院教学督导专家，全国住院医师规范化培训评估专家，中国抗癌协会青年理事会理事，中国医师协会外科医师分会乳腺外科青年委员会委员，重庆市临床医学研究联合会理事长，长期从事乳腺癌、甲状腺癌、甲状旁腺功能亢进症等普外科临床医学教研工作，并致力于乳腺癌激素增敏化疗（hormonal sensitizing chemotherapy）、乳腺癌新内分泌化疗（neoendocrinochemotherapy）、乳腺癌内分泌化疗（endocrinochemotherapy, chemohormonal therapy）、乳腺癌潮汐化疗（tidal chemotherapy）、乳腺肿瘤糖尿病学（breast oncodiabetology）、乳腺肿瘤心理学（breast oncopsychology）、乳腺肿瘤甲状腺病学（breast oncothyroidology）、乳腺肿瘤肝病学（breast oncohepatology）、乳腺肿瘤心脏病学（breast oncocardiology）、乳腺肿瘤双心医学（breast oncopsychocardiology）、肿瘤伴随疾病学（concomitant disease of oncology）、乳腺癌伴随疾病学（concomitant disease of breast cancer）、乳腺肿瘤内分泌代谢病学（breast oncological endocrinology and metabolism）等有关乳腺癌的基础与临床研究和乳腺疾病、甲状腺疾病及甲状旁腺疾病的科普宣传工作。2009年9月至2010年5月在法国斯特拉斯堡大学医院进修学习，2015年10～12月在法国图卢兹大学癌症中心进修学习。先后5次荣获重庆医科大学优秀教师称号，作为第一作者或通讯作者发表科研论文110余篇，其中SCI收录论文40余篇，主研国家自然科学基金1项、省级课题3项、校级课题1项、院级课题2项。主研课题获校级教学成果一等奖1项、二等奖2项。主编《医学英语词汇》、《外科手术学基础》（双语教材第2版）、《乳腺肿瘤糖尿病学》、《乳腺肿瘤心理学》、《乳腺肿瘤甲状腺病学》、《乳腺肿瘤肝病学》、《乳腺肿瘤心脏病学》、《关爱乳房健康——远离乳腺癌》、《关爱甲状腺健康——远离甲状腺癌》等著作12部；副主编《外科手术学基础》（双语教材第1版）1部；参编《实用乳腺肿瘤学》等著作10部。

吴凯南　主任医师，教授，中国抗癌协会乳腺癌专业委员会名誉顾问（原常委），历任四川省抗癌协会理事，中华医学会外科学分会重庆市医学会外科学专业委员会委员、秘书，重庆市抗癌协会乳腺癌专业委员会委员，重庆医科大学省级重点学科"肿瘤学"学科带头人，重庆医科大学基础外科研究室副主任，重庆医科大学附属第一医院普外科副主任，内分泌乳腺外科主任，重庆市乳腺癌中心主任。曾任国内多家专业杂志编委及审稿专家。参与中国抗癌协会《乳腺癌诊治指南与规范》（第1版）的编写和审定。从事外科临床、教学及科研工作56年，主要进行内分泌乳腺外科研究40年，在乳腺癌的病因探讨、保乳治疗、

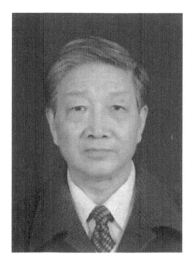

新辅助化疗、内分泌治疗及综合治疗的规范化、个体化方面进行了深入研究并有所建树。曾多次参加国内外大型学术专业会议并担任主持人或作大会报告。已发表专业论文260余篇，其中以第一作者发表160篇，多篇被著名文摘库收录。主编《实用乳腺肿瘤学》、《乳腺肿瘤糖尿病学》、《乳腺肿瘤心理学》、《乳腺肿瘤甲状腺病学》、《乳腺肿瘤肝病学》、《乳腺肿瘤心脏病学》、《关爱乳房健康——远离乳腺癌》、《关爱甲状腺健康——远离甲状腺癌》、《乳腺癌的生物学特性及临床对策》、《中西医诊疗方法丛书：外科学分册》、《外科手术学基础》（汉英对照，第1版、第2版），主审《医学英语词汇》、《乳腺癌的基础理论与临床研究》，参编《乳腺肿瘤学》（第1版、第2版）、《临床外科理学诊断》等18部专著。荣获市级科技进步奖二等奖1项，省（部）级科技进步奖三等奖2项，地厅级医学科技成果奖2项（均为第一完成人），重庆医科大学教学成果奖一等奖和二等奖各1项、优秀教材奖二等奖1项。

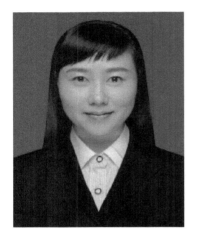

　　果磊　博士，主任医师，硕士研究生导师，《中华内分泌外科杂志》编辑部主任，重庆医科大学附属第一医院烧伤整形美容外科主任医师。任重庆特定电磁波研究会理事长，中国研究型医院协会美容医学专业委员会委员，中国研究型医院协会甲状旁腺及骨代谢专业委员会委员，重庆妇幼卫生学会监事长，重庆市健康促进与健康教育学会整形美容分会常务委员。从事烧伤、整形美容外科临床、教学及科研工作27年，在瘢痕防治、创面愈合基础与临床研究等方面有较深的造诣，擅长面部整形、乳房整形及女性生殖器整形等。曾多次参加全国大型学术专业会议并担任主持或在大会上发言。主持各级科研多项。发表论文30余篇，主编字典1部，参编专著5部。

序　言

　　乳腺癌伴随疾病是与乳腺癌非直接相关的、由于患者年龄及内在微环境改变、生活方式改变及药物不良反应等多因素导致的疾病，该疾病与乳腺癌伴随或继发出现的发生率大于30%，并且严重影响患者的生活质量，甚至致残或威胁生命。目前被定义为乳腺癌伴随疾病的主要有血脂异常和心血管疾病、骨质疏松及精神心理异常等。重庆医科大学附属第一医院吴凯南教授、孔令泉教授团队在临床实践中发现乳腺癌患者诊治及随访期间除上述问题外，还伴发较高比例的睡眠障碍、脑认知功能障碍、骨关节病（骨关节炎）、维生素D缺乏或不全、血糖异常、甲状腺疾病、代谢综合征、高尿酸血症、癌症相关性疲劳、妇科生殖问题、肥胖问题、营养问题及慢性疼痛等。这些疾病与乳腺癌伴随或继发出现的发生率较高，明显影响患者生活质量和预后。这些伴随疾病还会给乳腺癌诊治增加更多的复杂因素和风险。而乳腺专科医师，一般对于上述全身性疾患不太熟悉，也不可能涉及伴发疾病就院内或院外请会诊。温习和了解这些相关疾病的基本知识及其与乳腺癌在治疗中的特殊关联，在治疗此类病例时会感到比较有把握，不会太陌生和茫然。

　　目前国内外尚无专门针对乳腺癌伴随疾病的专著，临床需要相关著作，以增强医务人员对乳腺癌伴随疾病的认识。作者团队在多年来关注乳腺肿瘤内分泌代谢疾病和乳腺肿瘤伴随疾病的基础上，查阅国内外相关文献，并结合自身丰富的临床实践经验，参照之前已出版的《乳腺肿瘤糖尿病学》《乳腺肿瘤心理学》《乳腺肿瘤心脏病学》《乳腺肿瘤肝病学》《乳腺肿瘤甲状腺病学》等系列书，编写了《乳腺癌伴随疾病学》。希望乳腺癌伴随疾病不仅在乳腺科，也能在肿瘤内科、心血管内科、内分泌科、骨科、精神心理科等领域引起医师们的重视，以"全方位、全周期保障人民健康"的"两全"健康管理理念指导患者的治疗与健康管理，提高其生存质量和改善预后，并有助于实现"到2030年，总体癌症5年生存率提高15%"这一目标。特此作序，并向国内同行积极推荐，热切期盼该书早日出版发行。

中国医学科学院肿瘤医院内科主任
中国抗癌协会乳腺癌专业委员会前任主任委员
2018年11月

前　言

2006 年世界卫生组织（WHO）将癌症列入慢病管理，2013 年发布全球慢病防控行动计划，我国也积极响应。2016 年 10 月，中共中央、国务院发布《“健康中国 2030”规划纲要》，提出“全方位、全周期保障人民健康”的“两全”健康管理方针，并将癌症列入慢病管理，提出实施慢性病综合防控战略，到 2030年，总体癌症 5 年生存率提高 15%。其中乳腺癌是女性最常见的恶性肿瘤之一，随着乳腺癌诊疗水平的提高，多数患者逐渐以一种慢性病的状态长期生存。大量早期乳腺癌患者在急病期得到有效诊治后进入慢病管理阶段，因治疗引起的不良反应或因患者年龄、激素水平等自身因素的变化导致的伴随疾病问题越来越明显，成为影响患者生活质量及预后的新挑战。

基于此，2018 年初，我国专家结合中国癌症发病特征及治疗现状，倡导乳腺癌“两全”健康管理理念，拟定《乳腺癌随访及伴随疾病全方位管理指南》，开始关注乳腺癌患者在急病治疗、慢病管理过程中所产生的“伴随疾病”，指导医生与患者在乳腺癌慢病康复期的综合健康管理，首次提出规范乳腺癌治疗随访期间对乳腺癌伴随疾病的预防与管理。乳腺癌伴随疾病是与乳腺癌非直接相关的，由于乳腺癌患者年龄及内在微环境改变、生活方式改变及药物不良反应等多因素导致的疾病。该疾病与乳腺癌伴随或继发出现的发生率大于 30%，并且严重影响乳腺癌患者生活质量，甚至致残或威胁生命。目前被定义为乳腺癌伴随疾病的主要有心血管及血脂异常、骨质疏松及精神心理异常。其中，血脂异常引起的心血管问题，已成为乳腺癌非肿瘤因素的首要死因。我们在临床实践中发现乳腺癌患者首次确诊、化疗及内分泌治疗随访期间还伴发较高比例的睡眠障碍、脑认知功能障碍、骨关节病（骨关节炎）、维生素 D 缺乏或不全、血糖异常、甲状腺疾病、代谢综合征、高尿酸血症、癌症相关性疲劳、妇科生殖问题、肥胖问题、营养问题及慢性疼痛等。该类疾病与乳腺癌伴随或继发出现的发生率也较高，严重影响乳腺癌患者生活质量和预后，因此我们建议将此类疾病也列入乳腺癌伴随疾病。此外，药物性肝损伤、脂肪肝和乳腺癌化疗期间乙肝病毒再激活等也是临床上常见的问题，需引起临床重视，加强预防与管理。

在上述背景下，我们提出“肿瘤伴随疾病学（concomitant disease of oncology）”及 “乳腺肿瘤伴随疾病学（concomitant disease of breast oncology）”，即“乳腺

癌伴随疾病学（concomitant disease of breast cancer）"等概念。我们在多年来关注乳腺肿瘤内分泌代谢病学和乳腺肿瘤伴随疾病学的基础上，查阅大量国内外相关文献，并结合自身的临床实践经验，参照之前编写的乳腺肿瘤内分泌代谢病学及乳腺肿瘤伴随疾病学的系列书（《乳腺肿瘤糖尿病学》《乳腺肿瘤心理学》《乳腺肿瘤心脏病学》《乳腺肿瘤肝病学》《乳腺肿瘤甲状腺病学》），编写了《乳腺癌伴随疾病学》。希望本书能引起肿瘤科、乳腺科、相关内科、妇科、骨科、精神心理科、疼痛科医师及研究生对乳腺癌伴随疾病的重视，以"全方位、全周期"的"两全"健康管理理念指导乳腺癌患者的治疗与整体健康管理，有效降低并发症，提高乳腺癌患者的生存质量和改善预后。

参与本书编写与校对的人员有重庆医科大学附属第一医院内分泌乳腺外科的吴凯南、任国胜、厉红元、孔令泉、魏余贤、武赫、李欣、史艳玲、陈浩然、徐周、李红、邹宝山、刘家硕、李浩、李姝、田申、伍娟，疼痛科的杨晓秋，妇产科的胡琢瑛，感染科的曾爱中、付婧婕，肿瘤放疗科的甘露，内分泌内科的程庆丰，心血管内科的何泉，健康管理中心的冉亮，精神科的李晓，检验科的黎颖，神经外科的刘自力、孔德路；《中华内分泌外科杂志》编辑部的果磊；四川省遂宁市中心医院的陈茂山；广西柳州市人民医院的卢林捷；重庆市梁平县人民医院的王安银、付婷婷；重庆市渝北区龙山社区卫生服务中心的赵春霞；上海交通大学医学院附属仁济医院的罗清清；陆军军医大学第一附属医院（西南医院）的戴威；重庆市人民医院的罗欢；重庆市丰都县中医院普外科的朱远辉；四川省邻水县人民医院普外科的肖俊；复旦大学附属肿瘤医院的吴玉团；北京师范大学的孔榕；河北医科大学的王泽等。

中国医学科学院肿瘤医院内科主任、中国抗癌协会乳腺癌专业委员会前任主任委员徐兵河教授为本书欣然作序，在此表示衷心的感谢。

由于目前尚无乳腺癌伴随疾病学的专著可做参考，而相关文献众多，学科跨度大、范围广，不少热点尚无定论，对某些章节的编排或有不妥之处，加之编者水平有限，书中不足之处在所难免。我们殷切期待相关专家和广大读者对本书提出宝贵意见（联系人：孔令泉，邮箱：huihuikp@163.com），以便再版时修正和完善。

本书在编写过程中得到了重庆医科大学附属第一医院和科学出版社的支持与帮助，在此表示衷心的感谢！

主　编

2018 年 12 月于重庆

目　　录

第一章　乳腺癌伴随疾病学概述

2006 年世界卫生组织（WHO）将癌症列入慢病管理，2013 年发布全球慢病防控行动计划，我国也积极响应。2016 年 10 月，中共中央、国务院发布《"健康中国 2030"规划纲要》，提出"全方位、全周期保障人民健康"的"两全"健康管理方针，并将癌症列入慢病管理，提出实施慢性病综合防控战略。到 2030 年，总体癌症 5 年生存率提高 15%。

乳腺癌是女性最常见的恶性肿瘤之一，随着乳腺癌诊疗水平的提高，多数患者逐渐以一种慢性病的状态长期生存。大量早期乳腺癌患者在急病期得到有效诊治后进入慢病管理阶段，因治疗引起的不良反应或患者年龄、激素水平等自身因素变化导致的伴随疾病问题越来越明显，成为影响患者生活质量及预后的新挑战。2018 年初，我国专家结合中国癌症发病特征及治疗现状，倡导乳腺癌"全方位、全周期"健康管理理念，拟定《乳腺癌随访及伴随疾病全方位管理指南》，开始关注乳腺癌患者在急病治疗、慢病管理过程中所产生的"伴随疾病"，指导医生与患者在乳腺癌慢病康复期的综合健康管理，首次提出规范乳腺癌治疗随访期间对乳腺癌伴随疾病的预防与管理。乳腺癌伴随疾病（concomitant disease of breast cancer，CDBC）是与乳腺癌非直接相关的，由于乳腺癌患者年龄及内在微环境改变、生活方式改变及药物不良反应等多因素导致的疾病。该疾病与乳腺癌伴随或继发出现的发生率大于 30%，严重影响患者生活质量，甚至致残或威胁生命。目前被定义为乳腺癌伴随疾病的主要有心血管及血脂异常、骨代谢异常（骨质疏松）及乳腺癌患者精神异常[1]，其中血脂异常引起的心血管问题，已是乳腺癌患者的首要非肿瘤因素死因。

笔者在临床实践中发现乳腺癌患者首次确诊、化疗及内分泌治疗随访期间还伴发较高比例的睡眠障碍、脑认知功能障碍、骨关节病（骨关节炎）、维生素 D 缺乏或不全、血糖异常、甲状腺疾病、代谢综合征、高尿酸血症、癌症相关性疲劳、妇科生殖问题、肥胖问题、营养问题及慢性疼痛等，该类疾病与乳腺癌伴随或继发出现的发生率较高，严重影响乳腺癌患者生活质量和预后，因此笔者建议将此类疾病也列入乳腺癌伴随疾病；此外，药物性肝损伤、脂肪肝和乳腺癌化疗期间乙肝病毒再激活等也是临床上常见的问题，需引起临床重视，加强对它们的预防与管理。同时，笔者建议以"全方位、全周期"的"两全"健康管理理念指导乳腺癌患者的治疗与整体健康管理，建立"肿瘤伴随疾病学（concomitant disease of oncology）"及"乳腺肿瘤伴随疾病学（concomitant disease of breast oncology）"，即"乳腺癌伴随疾病学（concomitant disease of breast cancer）"的概念，有效地降低并发症，提高乳腺癌患者的生存质量和改善预后。

一、乳腺癌患者的血脂及心血管异常

乳腺癌患者由于受化疗及内分泌治疗等多种因素的影响，雌激素水平明显下降，导致血脂异常和心血管疾病（CVD）的风险显著增加[2-6]。有研究显示绝经后早期乳腺癌患者 10 年 CVD 死亡率达 15.9%，超过了乳腺癌死亡率 15.1%，成为首要死亡原因[6]。血脂异常与 CVD 事件密切相关。肿瘤治疗中潜在的心血管毒性及其所致 CVD 事件已成为肿瘤幸存者常见的健康隐患[2, 4]。乳腺癌治疗后长期生存者，其治疗过程中发生心脏损伤事件是正常人的 8 倍，而急性期发现是避免致死性心肌损害的关键，所以临床早预防、早发现、早治疗心脏损害尤为关键[2]。笔者等[7]研究发现：首确诊乳腺癌患者血脂异常率为 43.0%，化疗后为 68.6%。血脂异常是诱发 CVD 事件最重要的危险因素。乳腺癌急、慢病治疗中，应注意在术前、化疗及内分泌治疗期间，定期行血脂、颈动脉超声及相关心血管检查，有效管理乳腺癌伴随的血脂异常及 CVD，以改善患者预后[2-4]。肝脏是药物代谢的重要场所，多数化疗药物、他莫昔芬等内分泌治疗药物及乳腺癌患者的过度饮食均可对肝脏造成损伤，引发脂肪肝，并随时间进展而加重。脂肪肝已是公认的隐源性肝硬化常见原因，还可能对治疗后的乳腺癌患者是否发生肝转移的判断产生干扰。乳腺癌并发脂肪肝早期无明显临床表现，仅少数患者有轻度生化指标异常，疾病进展时往往已经出现了肝功能的重度异常及肝纤维化，甚至肝硬化。因此，乳腺癌患者中也应加强脂肪肝的防治[8, 9]。

二、乳腺癌患者的骨健康

乳腺癌患者的骨健康不只是骨转移，还包括骨质疏松、骨关节病（骨关节炎）和维生素 D 缺乏或不全所致骨代谢疾病。一方面，乳腺癌更年期高发，此期间女性雌激素水平下降，本身也易患骨质疏松、骨关节病（骨关节炎）和维生素 D 缺乏或不全；另一方面，乳腺癌的综合治疗，如化疗、放疗、卵巢抑制及包括芳香化酶抑制剂（AI）等在内的内分泌治疗均可增加患者的骨丢失和维生素 D 含量下降，加剧骨质疏松、骨关节病和与维生素 D 及甲状旁腺素相关的骨代谢疾病，增加骨折风险[10, 11]。腰背部疼痛、身高缩短及关节酸胀不适或疼痛、关节摩擦音是骨质疏松和骨关节病的常见症状，骨关节病最常受累的是膝、髋、手指、腰椎、颈椎等关节。补充足量的钙和维生素 D 及规律锻炼身体、注意避免体重超重，可以明显减少绝经后女性的骨丢失。迫切需要临床关注乳腺癌治疗引起的骨质疏松和骨关节病问题，对患者的关节 X 线片、骨密度和血清 25-羟维生素 D 水平及甲状旁腺素水平等进行监测，实现对乳腺癌相关骨质疏松和骨关节病及骨代谢疾病的预防和早期干预，这对提高乳腺癌患者的生活质量、改善预后有重要意义。

三、乳腺癌患者的精神心理问题

（一）乳腺癌患者的精神心理障碍

研究显示，31.8%的癌症患者符合精神障碍诊断标准，而乳腺癌患者的精神心理问题最多，约 42%为抑郁与焦虑，严重影响患者的治疗依从性，是导致近远期复发的重要因素之一[12, 13]。乳腺癌是一种身心疾病，心理治疗和心理支持是乳腺癌综合治疗的重要组成部分。积极心理干预可改善乳腺癌患者负性情绪，减轻躯体症状，提高对治疗的依从性和患者的免疫力，有助于患者回归正常生活并改善预后[14-16]。乳腺癌患者 CVD 与精神障碍常常共存，应加强"双心医学"，即乳腺肿瘤心理心脏病学的建设及多学科协作，使医务人员更多地关注心理问题[2]。

（二）乳腺癌患者的睡眠障碍

癌症患者中，乳腺癌伴有的心理障碍最多，主要问题是睡眠障碍[14]。笔者等[17]采用匹兹堡睡眠质量指数量表（PSQI）对首确诊和化疗期间的乳腺癌患者检测发现：首确诊时睡眠障碍约为 50%，而化疗后达 65.8%；主要睡眠问题为入睡时间延长、睡眠效率低及日间功能障碍等，影响患者的情绪、生活质量和治疗疗效。睡眠障碍的不良影响，目前尚未引起临床的足够重视。

（三）乳腺癌患者的认知功能障碍

化疗相关认知功能障碍（CRCI），又称为"化疗脑"，是在化疗期间或化疗后患者出现的认知下降现象，主要有记忆力减退、注意力不集中、空间感受损、执行能力下降及推理学习能力受损等。有研究显示，在接受化疗的乳腺癌患者中，16%～75%会在治疗过程中出现中到重度的认知损伤，其中有 35%的患者在治疗结束数月到数年的时间内症状持续存在，它不仅严重影响患者的生活质量，还会影响患者重返职场[18]。笔者等[19]应用事件相关电位 P300 评估乳腺癌患者 CRCI

状况：首确诊为 48.8%，化疗后为 79%，随访 2.4 年为 69.0%（$P<0.05$）。50 岁以下乳腺癌患者更为显著且不易恢复，应引起临床重视，加强其防治。

四、乳腺癌患者的血糖异常

乳腺癌患者有明显的糖代谢紊乱，伴有非常高比例的未知晓的糖尿病（DM）和 DM 前期[20-22]。乳腺癌合并 DM 者死亡率增高，预后恶化。但临床对 DM 前期仍缺乏足够重视。DM 前期也可发展为 DM，是引起 CVD 的重要危险因子，也是乳腺癌独立的预后危险因子[20-22]。DM 前期，又称葡萄糖调节受损（IGR），包括空腹血糖受损 IFG（空腹血糖 6.1～6.9mmol/L）、糖耐量减低（IGT）（餐后 2h 血糖 7.8～11.0mmol/L）或两者共存。笔者等[23-25]应用口服葡萄糖耐量试验（OGTT）和胰岛素释放试验（IRT）对无 DM 史的乳腺癌患者进行筛查发现：首确诊患者 DM 总发生率为 25.3%（已知晓发生率为 5.1%，未知晓发生率为 20.2%）、DM 前期总发生率为 50.6%；化疗后 DM 总发生率为 33.3%（已知晓发生率为 5.2%，未知晓发生率为 28.1%）、DM 前期总发生率为 28.1%；系统治疗后 DM 总发生率为 21.8%（已知晓发生率为 4.2%，未知晓发生率为 17.6%）、DM 前期总发生率为 43.7%。乳腺癌患者有明显的糖代谢紊乱，约 80% DM 及 DM 前期的诊断需经 OGTT 检测确诊。系统治疗后的乳腺癌患者存在着明显的 B 细胞功能紊乱和胰岛素抵抗，即使在比例仅为 1/3 的正常糖耐量的乳腺癌患者中，也还有 15% 具有异常的胰岛素分泌曲线模型，提示具有高发 DM 的风险[26]。乳腺癌患者伴有的糖代谢紊乱，已严重影响其治疗及预后，因而有必要在乳腺癌患者首次确诊时、化疗期间及系统治疗后，加强对血糖异常的防治[20-30]。

五、关注乳腺癌患者的甲状腺疾病

乳腺和甲状腺同属于内分泌激素反应性器官，甲状腺疾病与乳腺癌之间有一定的相关性[31, 32]。笔者等[33, 34]研究发现，首确诊和随访的乳腺癌患者中，甲状腺结节发生率分别为 56.2%和 55.8%，其中 TI-RADS 分级≥4 类的比例分别为 7.3%和 6.9%，显著高于正常人群（34.5%和 2.9%）。首确诊患者中甲状腺功能减退（包括临床甲减、亚临床甲减、低 T_3 综合征）的比例为 28.7%。

对乳腺癌伴甲状腺癌患者出现的可疑锁骨上或颈部淋巴结转移、肺转移等远处转移病灶，应尽量术前取活检以明确是乳腺癌远处转移，还是甲状腺癌远处转移。如为乳腺癌远处转移应按晚期乳腺癌的处理原则治疗；如为甲状腺癌远处转移，施行甲状腺癌根治术后再进行同位素治疗（[131]I 治疗）和 TSH 抑制治疗，患者仍有治愈可能[31, 32]。乳腺癌患者有较高比例的甲状腺疾病,临床表现多不明显,容易被漏诊而影响疗效和预后。因而,乳腺癌患者应定期行甲状腺功能和彩超检查,以早期发现和治疗伴发的甲状腺疾病[30-37]。

六、乳腺癌患者的代谢综合征

代谢综合征(MS)是以肥胖和胰岛素抵抗为中心的多种代谢性危险因素在个体内集结的状态,主要组分包括肥胖、高血糖、高胰岛素血症、血脂异常和高血压等代谢性疾病状态[38, 39]。MS与乳腺癌的发生和预后密切相关,乳腺癌患者中伴发有较高比例的MS[39]。笔者等[40]研究发现,乳腺癌患者MS发生率为32.6%,显著高于正常人群的18.2%。应加强对乳腺癌患者中MS的筛查和诊治。

此外,乳腺癌患者中的慢性疼痛、营养问题、癌症相关性疲乏、高尿酸血症、妇科生殖问题等也是常见的伴随疾病,药物性肝损伤和乳腺癌化疗期间乙肝病毒再激活临床也常见,均需引起临床重视,加强对其预防与管理,以提高乳腺癌患者的生存质量和改善预后,详见相关章节。

(孔令泉 吴凯南)

参 考 文 献

[1] 孔令泉, 李浩, 厉红元, 等. 关注乳腺癌伴随病的诊治. 中华内分泌外科杂志, 2018, 12(5): 353-356.

[2] 孔令泉, 吴凯南, 厉红元. 乳腺肿瘤心脏病学. 北京: 科学出版社, 2018.

[3] 孔令泉, 李欣, 厉红元, 等. 关注乳腺癌患者血脂异常的诊断与防治. 中华内分泌外科杂志, 2017, 11(2): 89-91, 96.

[4] 李浩, 孔令泉, 吴凯南. 乳腺肿瘤心脏病学的建立及多学科协作的意义. 中国临床新医学, 2018, 11(1): 94-97.

[5] 罗清清, 卢林捷, 孔令泉, 等. 女性乳腺癌患者化疗期间卵巢功能的保护. 中华内分泌外科杂志, 2017, 11(3): 249-253.

[6] Patnaik JL, Byers T, DiGuiseppi C, et al. Cardiovascular disease competes with breast cancer as the leading cause of death for older females diagnosed with breast cancer: a retrospective cohort study. Breast Cancer Rese, 2011, 13: R64.

[7] Li X, Liu ZL, Wu YT, et al. Status of lipid and lipoprotein in female breast cancer patients at initial diagnosis and during chemotherapy. Lipids Health Dis, 2018, 17: 91.

[8] 孔令泉, 吴凯南, 厉红元. 乳腺肿瘤肝病学. 北京: 科学出版社, 2017.

[9] 吴玉团, 孔令泉, 厉红元, 等. 乳腺癌患者化疗性脂肪肝和乙肝病毒再激活的防治. 中华内分泌外科杂志, 2017, 11(5): 426-429.

[10] Schmidt N, Jacob L, Coleman R, et al. The impact of treatment compliance on fracture risk in women with breast cancer treated with aromatase inhibitors in the United Kingdom. Breast Cancer Res Treat, 2016, 155: 151-157.

[11] 王安银, 孔令泉. 乳腺癌相关骨质疏松症//吴凯南主编. 实用乳腺肿瘤学. 北京: 科学出版社, 2017.

[12] Mehnert A, Brahler E, Faller H, et al. Four-week prevalence of mental disorders in patients with cancer across major tumor entities. J Clin Oncol, 2014, 32: 3540-3546.

[13] Meyer F. Breast cancer: what psychiatrists need to know. Psychiatric Times, 2016, 1-6.

[14] 孔令泉, 吴凯南, 厉红元. 乳腺肿瘤心理学. 北京: 科学出版社, 2016.

[15] Arshad B, Kong LQ, NazmaB. Psychotherapy for breast cancer patients. Int Res J Med Sci, 2014, 2(12): 15-18.

[16] 孔令泉, 李欣, 厉红元, 等. 关注乳腺癌患者的心理问题和心理治疗. 中华内分泌外科杂志, 2016, 10(5): 356-359, 364.

[17] 孔令泉, 邹宝山. 乳腺癌患者首确诊和化疗期间睡眠障碍状况研究. 沈阳: 中国肿瘤学大会, 2018, 862724.

[18] 郑燕梅, 罗斌. 乳腺癌化疗相关认知功能障碍研究进展. 中华临床医师杂志: 电子版, 2015, 9(1): 105-110.

[19] Bilal Arshad, Kong Lingquan. Cognitive impairments in breast cancer survivors treated with chemotherapy: an event related potentials study. Chongqing: Chongqing Medical University, 2018.

[20] 孔令泉, 吴凯南. 乳腺肿瘤糖尿病学. 重庆: 重庆出版社, 2014.

[21] 孔令泉, 卢林捷, 吴凯南. 关注乳腺癌患者中糖尿病的筛查诊断. 中华内分泌外科杂志, 2015, 9(4): 180-184.

[22] 王瑞珏, 卢林捷, 孔令泉, 等. 乳腺癌与 2 型糖尿病相关性研究进展. 中华内分泌外科杂志, 2014, 8(5): 390-392.

[23] Lu LJ, Wang RJ, Ran L, et al. On the status and comparison of glucose intolerance in female breast cancer patients at initial diagnosis and during chemotherapy through an oral glucose tolerance test. PLoS One, 2014, 9(4): e93630.

[24] Ji GY, Jin LB, Wang RJ, al. Incidences of diabetes and prediabetes among female adult breast cancer patients after systemic treatment. Med Oncol, 2013, 30(3): 687.

[25] 卢林捷, 王瑞珏, 孔令泉, 等. 无糖尿病病史的乳腺癌患者系统治疗后糖耐量异常状况研究. 中国肿瘤临床, 2014, 41(4): 250-253.

[26] Lu LJ, Gan L, Hu JB, et al. On the status of β-cell dysfunction and insulin resistance of breast

cancer patient without history of diabetes after systemic treatment. Med Oncol, 2014, 31(5): 956.

[27] 卢林捷, 王瑞珏, 孔令泉, 等. 首诊乳腺癌筛查发现未知晓糖尿病 1 例. 中华内分泌外科杂志, 2014, 8(2): 137.

[28] 王瑞珏, 卢林捷, 孔令泉, 等. 乳腺癌化疗诱发糖尿病 1 例. 中华内分泌外科杂志, 2014, 8(2): 140.

[29] 罗清清, 卢林捷, 孔令泉, 等. 乳腺癌化疗期间糖耐量异常转为正常 2 例. 中华内分泌外科杂志, 2015, 9(2): 170-171.

[30] 卢林捷, 王瑞珏, 孔令泉, 等. 系统治疗后乳腺癌合并糖尿病 2 例. 中华内分泌外科杂志, 2014, 8(3): 256-257.

[31] 孔令泉, 吴凯南, 厉红元. 乳腺肿瘤甲状腺病学. 北京: 科学出版社, 2017.

[32] 孔令泉, 赵春霞, 厉红元, 等. 关注乳腺癌患者甲状腺疾病的筛查与诊治. 中华内分泌外科杂志, 2017, 11(1): 4-7.

[33] 赵春霞, 孔令泉. 乳腺癌患者首次确诊、化疗期间及系统治疗后甲状腺结节及甲状腺功能状况研究. 重庆: 重庆医科大学, 2017.

[34] Shi YL, Li X, Ran L, et al. Study on the status of thyroid function and thyroid nodules in chinese breast cancer patients. Oncotarget. 2017, 24, 8: 80820-80825.

[35] Huang J, Jin L, Ji G, et al. Implication from thyroid function decreasing during chemotherapy in breast cancer patients: chemosensitization role of triiodothyronine. BMC Cancer, 2013, 13: 334.

[36] 黄剑波, 金梁斌, 孔令泉, 等. 乳腺癌患者治疗期间甲状腺功能的变化研究. 重庆医科大学学报, 2014, 39(1): 57-60.

[37] 赵春霞, 卢林捷, 孔令泉, 等. 乳腺原位癌并发甲状腺微小乳头状癌 1 例. 中华内分泌外科杂志, 2015, 9(5): 440.

[38] 罗清清, 孔令泉. 乳腺癌患者中代谢综合征发病状况的临床初步研究. 重庆: 重庆医科大学, 2016.

[39] 吴玉团, 罗清清, 孔令泉, 等. 代谢综合征与乳腺癌的关系. 现代肿瘤医学, 2016, 24(22): 3673-3677.

[40] Wu YT, Luo QQ, Li X, al. Clinical study on the prevalence and comparative analysis of metabolic syndrome and its components among Chinese breast cancer women and control population. J Cancer, 2018, 9(3): 548-555.

第二章　乳腺癌患者血脂异常的防治

一、乳腺癌患者中血脂异常的伴发情况

（一）血脂概述

血脂是血清中的胆固醇、三酰甘油（triglyceride，TG）和类脂（如磷脂）的总称，与临床密切相关的血脂主要是胆固醇和TG。人体内胆固醇主要以游离胆固醇与胆固醇酯形式存在，TG是甘油分子中的3个羟基被脂肪酸酯化形成。血脂不溶于水，必须与特殊的蛋白质即载脂蛋白（apolipoprotein，Apo）结合形成脂蛋白，才能溶于血液，并被运输至组织进行代谢。载脂蛋白分为乳糜微粒（chylomicron，CM）、极低密度脂蛋白（very low density lipoprotein，VLDL）、低密度脂蛋白（low density lipoprotein，LDL）、中间密度脂蛋白（intermediate density lipoprotein，IDL）、高密度脂蛋白（high density lipoprotein，HDL）和脂蛋白（a）[lipoprotein（a），Lp（a）]。临床检测血脂主要包括血清总胆固醇（total cholesterol，TC）、TG、高密度脂蛋白胆固醇（high density lipoprotein-cholesterol，HDL-C）和低密度脂蛋白胆固醇（low density lipoprotein-cholesterol，LDL-C）。其他血脂项目如载脂蛋白A1（Apo A1）、载脂蛋白B（Apo B）、Lp（a）的应用价值也日益受到关注。血脂异常（dyslipidemia）通常指血清TC和TG水平升高，俗称高脂血症（hyperlipoidemia）。血脂异常的主要危害是增加动脉粥样硬化性心血管疾病（atherosclerotic cardiovascular disease，ASCVD）的发病危险。中国ASCVD一级预防人群血脂合适水平：血脂TC<5.20mmol/L，TG<1.70mmol/L，HDL-C>1.0mmol/L，LDL-C<3.4mmol/L。血液循环中的血脂，尤其是HDL-C、LDL-C、Apo A1和Apo B异常与心血管疾病（CVD）的发生密切相关，LDL-C还是降脂药的主要作用靶点。载脂蛋白是HDL和LDL的主要构成组分，而且Apo B与LDL-C相比较更能提示心血管疾病的发生。

（二）乳腺癌高发年龄与血脂异常相关

我国年龄大于45岁的女性乳腺癌患者占所有乳腺癌患者的69.75%，因此，超过半数的乳腺癌患者在发病时已处于围绝经期或绝经期[1]。绝经后女性乳腺癌

患者的雌激素水平同时受到卵巢功能减退和药物治疗的双重影响而明显下降，常见血脂异常，罹患 CVD 的风险也增加，CVD 相关死亡已跃居该类患者除乳腺癌死亡事件外的首位。

（三）乳腺癌化疗所致血脂异常

化疗药物对血脂可能有影响，多数乳腺癌患者需接受化疗。化疗方案较多，时间较长，不良反应明显。有研究表明，乳腺癌患者在辅助化疗和新辅助化疗期间体重增加[2]。使用 CMF 方案化疗后患者体重可增加 2～4kg，患者身体脂肪的构成比增加[3, 4]。体重增加与乳腺癌复发风险和死亡率呈正相关[5]，体重增加会加大患者发生血脂异常的风险，还有研究发现转移性乳腺癌患者，使用卡培他滨治疗会使血浆中的 TG 水平明显升高[6]。有文献报道，使用 TAC 方案化疗 6 个疗程后血清 TC、TG 和 LDL 水平升高，同时 HDL 和 Apo A1 的水平降低[7]。化疗期间为降低紫杉醇类化疗药物的不良反应，在化疗前一天开始要求大剂量服用地塞米松，如此可能会造成代谢紊乱，如高脂血症、高血糖、胰岛素抵抗等[8]。笔者等[9]研究发现，接受血脂检查的 394 例首次确诊并接受化疗的原发性乳腺癌患者，化疗前血脂异常的发生率为 45.1%，而化疗后血脂异常的发生率明显增高为68.6%。

（四）乳腺癌内分泌治疗所致血脂异常

辅助内分泌治疗对雌激素受体（ER）和（或）孕激素受体（PR）阳性的乳腺癌患者至关重要，乳腺癌内分泌治疗药物根据其作用机制分为选择性 ER 调节剂、芳香化酶抑制剂（AI）、卵巢功能抑制剂和激素类药物等。选择性雌激素受体调节剂代表药物有他莫昔芬（TAM）、托瑞米芬、雷洛昔芬及氟维司群。他莫昔芬是最常用的非甾体类抗雌激素药物。早年有研究指出，他莫昔芬可持续降低血清胆固醇浓度，此效益在停药后停止[10]。有研究指出，由于 AI 降低雌激素水平而增加 CVD 的患病风险。雌激素通过维持正常血脂水平而起到抗动脉粥样硬化作用，同时雌激素也改变凝血和纤溶系统、抗氧化系统和血管活性分子的生成[11]。由于 AI 的使用导致绝经后晚期乳腺癌患者血清雌激素水平下降 90%以上[12]，雌激素绝对缺乏可导致血脂异常[13]。有报道显示，46～68 岁的绝经后女性比较使用 AI 前后血脂水平发现，使用 AI 后 TC 和 LDL-C 显著增高[14]。有研究进一步比较了 TAM 和 AI 治疗后血脂变化状况发现，在中位年龄 61 岁用 AI 治疗的绝经后乳腺癌患者中，出现更多的高胆固醇血症[15]。一项 Meta 分析显示，相比 TAM，服用 AI 时心血管事件的发生率增加[16]。有报道，卵巢功能抑制剂戈舍瑞林诱导 HDL-C 明显增高，LDL-C、Apo A1 和 Apo B 等血脂指标没有明显改变[17]。

二、血脂异常与乳腺癌的预后

有研究显示，血脂相关 CVD 事件已成为绝经后早期乳腺癌患者首要死因[18]。有研究报道，体重增加与乳腺癌患者不良预后有关，与体重较轻者比较，超重、肥胖的乳腺癌患者，其并发症、复发及死亡风险增加。杜克大学的研究称，27-羟化胆固醇作为胆固醇的主要代谢产物，会加快乳腺癌细胞的生长并促进其向肺转移。乳腺癌患者的 LDL-C 和 VLDL-C 增高，血液中胆固醇增高会增加 ER 阳性乳腺癌的发病风险，并且会降低癌细胞对内分泌治疗的敏感性[19]。研究显示，患者体重指数（BMI）增加 5 kg/m^2 将会明显增加对侧乳腺患癌风险和第二原发肿瘤的风险[20]。

三、乳腺癌患者血脂异常的防治

（一）血脂异常的治疗原则

血脂异常治疗的目的是防控 ASCVD，降低心肌梗死、缺血性卒中或冠心病死亡等心血管病不良事件发生危险。由于遗传背景和生活环境不同，个体罹患 ASCVD 危险程度显著不同。对于乳腺癌患者，发生血脂异常的风险增加，显著影响患者预后和生活质量，其血脂更应该得到更完善的检测和控制[18, 21]。治疗血脂异常主要目的在于防治缺血性 CVD。《中国成人血脂异常防治指南（2016 年修订版）》建议：依据 ASCVD 发病危险采取不同强度干预措施是血脂异常防治的核心策略。

1. ASCVD 危险分层

10 年内发生 ASCVD 危险性：低危者＜5%，中危者 5%～9%，高危者≥10%。已诊断 ASCVD 者直接列为极高危人群；符合下列条件之一者也直接列为高危人群：①LDL-C≥4.9mmol/L；②1.8mmol/L≤LDL-C≤4.9mmol/L，且年龄在 40 岁以上的糖尿病患者。符合上述条件的极高危和高危人群不需要按危险因素个数进行 ASCVD 危险分层。所有不具有上述情况的个体，在考虑是否需要调脂治疗时，应按照流程（表 2-1）进行未来 10 年间 ASCVD 总体发病危险的评估。

2. 调脂达标值

不同 ASCVD 危险人群的 LDL-C 和非-HDL-C 治疗达标值不同，低/中危人群控制 LDL-C＜3.4mmol/L，非-HDL-C＜4.1mmol/L；高危人群控制 LDL-C＜2.6mmol/L，非-HDL-C＜3.4mmol/L；极高危人群控制 LDL-C＜1.8mmol/L，非-HDL-C＜2.6mmol/L。如果 LDL-C 基线值较高，若现有调脂药物标准治疗 3 个

月后，尚未使 LDL-C 降至基本目标值，则可考虑将 LDL-C 至少降低 50%作为替代目标。临床上也有部分极高危患者 LDL-C 基线值已在目标值以内，可将其 LDL-C 从基线值再下降 30%左右。

表 2-1　未来 10 年间 ASCVD 总体发病危险的评估

符合下列任意条件者，可直接列为高危或极高危人群

极高危：ASCVD 患者

高危：（1）LDL-C≥4.9mmol/L 或 TC≥7.2mmol/L；

　　　（2）糖尿病患者［LDL-C 为 1.8～4.9mmol/L（或 TC 为 3.1～7.2mmol/L）且年龄≥40 岁］

危险因素（个）		血清胆固醇水平分层（mmol/L）		
		3.1≤TC<4.1 或 1.8≤LDL-C<2.6	4.1≤TC<5.2 或 2.6≤LDL-C<3.4	5.2≤TC<7.2 或 3.4≤LDL-C<4.9
无高血压	0～1	低危（<5%）	低危（<5%）	低危（<5%）
	2	低危（<5%）	低危（<5%）	中危（5%～9%）
	3	低危（<5%）	中危（5%～9%）	中危（5%～9%）
有高血压	0	低危（<5%）	低危（<5%）	低危（<5%）
	1	低危（<5%）	中危（5%～9%）	中危（5%～9%）
	2	中危（5%～9%）	高危（≥10%）	高危（≥10%）
	3	高危（≥10%）	高危（≥10%）	高危（≥10%）

ASCVD 10 年发病危险为中危且年龄<55 岁者，评估余生危险

具有以下任意 2 项及以上危险因素者，定义为 ASCVD 高危人群：

收缩压≥160mmHg 或舒张压≥100mmHg；非-HDL-C≥5.2mmol/L；HDL-C<1.0mmol/L；BMI≥28kg/m^2；吸烟

3. 治疗性的生活方式改变

（1）医学营养治疗：是治疗血脂异常的基础，需长期坚持。根据血脂异常的程度、分型及性别、年龄和劳动强度等制订食谱。高胆固醇血症要求采用低饱和脂肪酸、低胆固醇饮食，增加不饱和脂肪酸；外源性高三酰甘油血症要求改为严格的低脂肪饮食，脂肪摄入量<30%总热量；内源性高三酰甘油血症要注意限制总热量及糖类，减轻体重，增加多不饱和脂肪酸。

（2）增加有规律的体力活动：控制体重，保持合适的体重指数。

（3）其他：戒烟，限盐，限制饮酒，禁烈性酒。

4. 药物治疗：常用调脂药物

（1）他汀类：羟甲基戊二酰辅酶 A（HMG-CoA）还原酶抑制剂（他汀类）竞争性抑制体内胆固醇合成过程中限速酶 HMG-CoA 的活性，从而阻断胆固醇的生成，继而上调细胞表面的 LDL 受体，加速血浆 LDL 的分解代谢，此外还可抑制 VLDL 合成。主要降低血清 TC 和 LDL-C，也可略降低 TG 和 VLDL，轻度升高 HDL-C 水平。适应于高胆固醇血症和以胆固醇升高为主的混合性高脂血症。主要制剂：洛伐他汀、辛伐他汀、普伐他汀、氟伐他汀、阿伐他汀、瑞舒伐他汀、血脂康等。

（2）胆固醇吸收抑制剂：依折麦布能有效抑制肠道内胆固醇的吸收。有研究显示，动脉粥样硬化患者在辛伐他汀基础上加用依折麦布能够进一步降低心血管事件风险。

（3）普罗布考：通过掺入 LDL 颗粒中心，影响脂蛋白代谢，使 LDL 易通过非受体途径被清除。主要适用于高胆固醇血症，尤其是纯合子型家族性高胆固醇血症。

（4）苯氧芳酸类（贝特类）：激活过氧化物酶体增殖物激活受体α，刺激脂蛋白脂酶（LPL）、Apo A1 和 Apo A2，抑制 Apo C3 基因表达，增强 LPL 的脂解活性，促进 VLDL 和 TG 分解以及胆固醇的逆向运转。主要降低血清 TG、VLDL-C，也可部分降低 TC 和 LDL-C，升高 HDL-C。适用于高三酰甘油血症和以三酰甘油升高为主的混合性高脂血症。

（5）烟酸类：烟酸属 B 族维生素，也被称作维生素 B_3，属人体必需维生素。大剂量时具有降低 TC、LDL-C 和 TG 及升高 HDL-C 的作用。具体机制未明，可能与抑制脂肪组织脂解和激素敏感激酶活性、减少游离脂肪酸进入肝脏及降低 VLDL 分泌有关。适用于高三酰甘油血症和以三酰甘油升高为主的混合性高脂血症。常用的贝特类药物：非诺贝特片、微粒化非诺贝特、吉非贝齐、苯扎贝特。

（6）胆酸螯合剂（树脂类）：属碱性阴离子交换树脂，在肠道内与胆酸不可逆结合，阻碍胆酸的肠肝循环，促使胆酸随粪便排出，阻断其胆固醇的重吸收。通过反馈机制，上调肝细胞膜表面的 LDL 受体，加速血中 LDL 清除，降低 TC 和 LDL-C。适用于高胆固醇血症和以胆固醇升高为主的混合性高脂血症。

（7）高纯度鱼油制剂：鱼油主要成分为 n-3 脂肪酸即 ω-3 脂肪酸，主要用于治疗高三酰甘油血症。

（二）绝经后早期乳腺癌患者血脂异常管理中国专家共识[21]

目前针对早期乳腺癌血脂异常患者，中国专家共识提示当患者服用芳香化酶抑制剂时应对血脂进行严格掌控，见图 2-1。

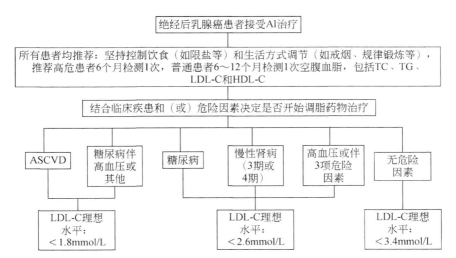

图 2-1　绝经后接受芳香化酶抑制剂治疗的早期乳腺癌患者血脂异常的管理

（刘自力　李　欣　孔令泉）

参 考 文 献

[1] 郑莹, 吴春晓, 张敏璐, 等. 乳腺癌在中国的流行状况和疾病特征. 中国癌症杂志, 2013, 23(8): 561-569.

[2] Costa LJ, Varella PC, del Gigllo A. Weight changes during chemotherapy for breast cancer. Sao Paulo Med J, 2002, 120(4): 113-117.

[3] Chenery CL, Mahloch J, Freeny P. Computerized tomography assessment of women with weight changes associated with adjuvant treatment for breast cancer. Am J Clin Nutr, 1997, 66(1): 141-146.

[4] Aslani A, Smith RC, Allen BJ, et al. Changes in body composition during breast cancer chemotherapy with the CMF-regimen. Breast cancer Res Treat, 1999, 57(3): 285-290.

[5] Thivat E, Thérondel S, Lapirot O, et al. Weight change during chemotherapy changes the prognosis in non metastatic breast cancer for the worse. BMC Cancer, 2010, 10: 648.

[6] Geva S, Lazarev I, Geffen DB, et al. Hypertriglyceridemia in patients with metastatic breast cancer and treatment with capecitabine. J Chemother, 2013, 25(3): 176-180.

[7] Bicakli DH, Varol U, Degirmenci M, et al. Adjuvant chemotherapy may contribute to an increased risk for metabolic syndrome in patients with breast cancer. J Oncol Pharm Pract, 2016, 22(1): 46-53.

[8] Barbosa AM, Francisco PC, Motta K, et al. Fish oil supplementation attenuates changes in plasma lipids caused by dexamethasone treatment in rats. Appl Physiol, Nutr Metab, 2016, 41(4):

382-390.

[9] Li X, Liu ZL, Wu YT, et al. Status of lipid and lipoprotein in female breast cancer patients at initial diagnosis and during chemotherapy. Lipids Health Dis, 2018, 17(1): 91.

[10] Dewar JA, Preece PE, Tavendale R, et al. Long term effects of tamoxifen on blood lipid values in breast cancer. BMJ, 1992, 305(6847): 225-226.

[11] Michael E, Mendel S, Richard HK. The protective effects of estrogen on the cardiovascular system. N Engl J Med, 1999, 340(23): 1801-1811.

[12] J Geisler NK, Anker G . In vivo inhibition of aromatization by exemestane, a novel irreversible aromatase inhibitor, in postmenopausal breast cancer patients. Clin Cancer Res, 1998, 4(9): 2089-2093.

[13] Chlebowski RT, Anderson GL, Geller M, et al. Coronary heart disease and stroke with aromatase inhibitor, tamoxifen, and menopausal hormone therapy use. Clin Breast Cancer, 2006, 6(Suppl 2): S58-S64.

[14] Elisaf MS, Nicolaides C, Kakaidi B, et al. Effect of letrozole on the lipid profile in postmenopausal women with breast cancer. Eur J Cancer, 2001, 37(12): 1510-1513.

[15] Coates AS, Keshaviah A, Thurlimann B, et al. Five years of letrozole compared with tamoxifen as initial adjuvant therapy for postmenopausal women with endocrine-responsive early breast cancer: update of study BIG 1-98. J Clin Oncol, 2007, 25(5): 486-492.

[16] Cuppone F, Bria E, Verma S, et al. Do adjuvant aromatase inhibitors increase the cardiovascular risk in postmenopausal women with early breast cancer? Meta-analysis of randomized trials. Cancer, 2008, 112(2): 260-267.

[17] Andre LN, Forest JC, Sylvle D, et al. Cholesterol fractions and apolipoproteins during endometriosis treatment by a gonadotrophin releasing hormone(GnRH)agonist implant or by danazol. Clin Endocrinol, 1991, 35(4): 305-310.

[18] 孔令泉, 李欣, 厉红元, 等. 关注乳腺癌患者血脂异常的诊断与防治. 中华内分泌外科杂志, 2017, 11(2): 89-91, 96.

[19] Nelson ER, Wardell SE, Jasper JS, et al. 27-Hydroxycholesterol links hypercholesterolemia and breast cancer pathophysiology. Science, 2013, 342(6162): 1094-1098.

[20] Druesne-Pecollo N, Touvier M, Barrandon E, et al. Excess body weight and second primary cancer risk after breast cancer: a systematic review and meta-analysis of prospective studies. Breast Cancer Res Treat, 2012, 135(3): 647-654.

[21] 中国乳腺癌内分泌治疗多学科管理血脂异常管理共识专家组. 绝经后早期乳腺癌患者血脂异常管理的中国专家共识. 中华肿瘤杂志, 2017, 39(1): 72-77.

第三章 乳腺癌患者的心血管异常

第一节 乳腺肿瘤心脏病学概述

乳腺癌和心血管疾病（CVD）是威胁女性生命和健康的两大"杀手"，但这两个学科领域的交叉与合作尚未引起临床的重视[1-3]。在欧美国家，CVD是首位致死病因。美国每30位女性就有1位死于乳腺癌，而每2.5位女性就有1位死于CVD[4]。在欧洲，小于75岁女性中，44%的死亡是由CVD造成的[5]。随着乳腺癌诊疗水平的提高，多数乳腺癌患者逐渐以一种慢性病的模式长期生存。有报道绝经后乳腺癌治疗期间，半数以上患者死于非肿瘤原因，其中CVD是主要死因[6, 7]。肿瘤治疗中潜在的心血管毒性及其所致CVD已成为肿瘤幸存者常见的健康隐患。鉴于恶性肿瘤的特殊性，该类患者的心血管系统干预策略较普通人群有很大差别。为此，一门新兴的交叉学科——肿瘤心脏病学（oncocardiology），尤其是乳腺肿瘤心脏病学（breast oncocardiology）应运而生。乳腺癌治疗中的心脏保护应该体现在全治疗过程。乳腺外科或肿瘤科医师重视的程度决定了心血管医师能否及时进行专业的评估和干预。2013年欧洲心脏病学会（ESC）发布的心血管医师核心课程中，已将肿瘤心脏病学列入必修课，并制定了详细的培训目标、必须掌握的技能等内容。然而，中国目前该类培训尚属空白。因此有必要在乳腺外科、肿瘤科医师及心血管医师中加强乳腺肿瘤心脏病学的宣传与教育。

一、CVD已成为绝经后乳腺癌患者的首要死亡原因

CVD是在乳腺癌"全程"诊治管理中遇到的突出问题。有研究显示：乳腺癌患者较普通人群患CVD风险显著增加（26.2%比21.8%，$P<0.01$）。有报道，63 566例绝经后早期乳腺癌患者的10年心脏事件死亡率高达15.9%，超过了乳腺癌死亡率15.1%[6]。血脂相关CVD事件已成为绝经后早期乳腺癌患者首要死因[6, 7]。因此，全程全方位管理乳腺癌时，对于绝经后早期乳腺癌患者血脂和CVD事件的管理尤为重要。

二、乳腺癌急病期治疗对心血管系统的影响

乳腺癌治疗后长期生存者，其治疗过程中发生心脏损伤事件是正常人的 8 倍，而急性期发现是避免致死性心肌损害的关键，临床及早预防、发现和治疗心脏损害尤为关键。乳腺癌确诊后的综合治疗可能会不同程度地增加 CVD 风险。化疗导致的 CVD 多源于两类原因：一类是化疗药物对心脏结构与功能的直接损伤；另一类是化疗导致原有 CVD 的恶化[8]。特别是对于存在传统 CVD 危险因素的人群，更容易发生心血管不良反应。蒽环类药物是乳腺癌治疗的主要化疗药物之一，其心脏毒性呈剂量依赖性，随着累积剂量的增加，心衰发生率随之增加。蒽环类药物导致心衰的发生率最高可达 48%，氟尿嘧啶类药物引起心肌缺血的发生率约 10%，根据使用药物的剂量、时间及用药方式不同而有所波动[9]。化疗所致心律失常的发生率为 16%～36%[10, 11]，在患者预后改善的当今，更应注意心律失常的发生，避免患者因心律失常而影响抗癌治疗或直接导致猝死[12]。乳腺癌抗 Her-2 靶向治疗引起的心血管毒性反应也比较常见，发生率为 2%～19%。研究显示，与未用曲妥珠单抗治疗者相比，曲妥珠单抗治疗者发生慢性心衰、冠状动脉疾病及高血压等心血管疾病的风险增加。乳腺癌放疗期间心脏电离辐射暴露可导致缺血性心脏病的发生率增加。有研究表明，心电图在放疗后的异常发生率高达 28.7%～61.5%，而原有异常的心电图在放疗后也会加重[13, 14]。因此在乳腺癌急病期治疗的各个阶段，需要临床医师高度警惕，注意监测和治疗心脏的不良反应。通过心内科医师会诊，积极干预患者的生活方式，尽量使乳腺癌患者的心脏毒性降至最低。

三、乳腺癌慢病期血脂异常对心血管系统的影响

绝经后的乳腺癌患者体内雌激素水平显著降低，导致体内血脂异常。笔者等[15]研究发现，与乳腺良性疾病患者相比，首次确诊的绝经后乳腺癌患者，其高三酰甘油血症的比例（21.4%）显著增高（$P<0.05$）。但绝经前患者则未表现出相关性（16.8% 比 16.0%），提示绝经后乳腺癌患者伴有较高比例的血清 TG 升高。血脂异常也是内分泌治疗常见的不良反应之一，同时血脂异常导致罹患 CVD 的风险增加。绝经后早期乳腺癌患者大部分为激素受体依赖性乳腺癌，而以芳香化酶抑制剂为代表的内分泌治疗可使雌激素的水平下降约 90%，将会对雌激素敏感的靶器官造成影响，包括对血脂的影响。阿那曲唑和他莫西芬，单用或联合应用（ATAC）试验比较了阿那曲唑和他莫昔芬（TAM）在绝经后乳腺癌患者辅助治疗

的疗效及不良反应,随访100个月结果表明,高胆固醇血症的发生率明显高于TAM组(9%比3%,$P<0.05$)[16]。BIG1-98试验结果显示接受来曲唑治疗的患者比TAM组治疗的患者有更高的高脂血症风险。ALEX试验报道了阿那曲唑、来曲唑和依西美坦对脂质代谢的影响,研究表明甾体和非甾体类芳香化酶抑制剂(AI)对血脂的影响不同,甾体类AI对血脂的负面影响相对较小[7]。

　　血脂是一项可控制、可逆转的指标,如及早发现并处理,可改善患者的预后。乳腺癌患者均应通过定期血脂检测,从而早期发现血脂异常,这是预防ASCVD的重要措施;从生活方式干预、控制危险因素和规范诊疗入手,努力提高人群血脂异常防治的知晓率、治疗率和控制率水平[5, 17]。对于乳腺癌患者尤其是绝经后患者的CVD干预需先评价ASCVD综合风险,同时推荐运用《中国成人血脂异常防治指南(2016年修订版)》及《中国绝经后妇女血脂管理指南2014版》的ASCVD血脂异常危险分层方案进行评估,并通过改善生活方式或调脂药物治疗达到理想的血脂水平。对检查发现有血脂异常的乳腺癌患者,建议去心血管内科或内分泌内科门诊随访治疗血脂异常。

四、乳腺肿瘤心脏病学的建立及多学科协作

　　乳腺肿瘤心脏病学对规范肿瘤心脏病患者的风险评估及诊治、解决疑难重症肿瘤心脏病患者的临床问题、更加精准地对乳腺癌患者进行治疗,有着重要的临床意义。乳腺肿瘤心脏病学涵盖两类患者:①乳腺癌治疗所导致的CVD患者,如出现心律失常、心衰、血栓等的患者;②原本已患CVD的乳腺癌患者。2009年,国际肿瘤心脏病学会(ICOS)成立,旨在促进多学科专家共同参与肿瘤患者的临床决策、建立多中心数据库、制定常用术语标准和多学科指南等。现今肿瘤科及外科医师对心脏损害关注尚不够,干预时机较晚。国外肿瘤心脏病学门诊和(或)病房已成立,中国的肿瘤心脏病学门诊和(或)病房才刚刚起步。该新型学科涉及肿瘤外科、肿瘤内科、肿瘤放疗科、心血管科、血液科、超声科、影像科、血管外科、药剂科、呼吸内科等多个学科,良好的团队协作方能使该学科成长壮大,真正能为患者解决问题。由于研究对象的广泛性和特殊性,肿瘤心脏病的含义不仅局限于医学本身,还涉及伦理学、社会学乃至经济学等诸多人文社会科学。作为一门新兴的交叉学科,肿瘤心脏病学的发展不仅需要肿瘤学家与心脏病学专家团结协作,更需要来自社会各界的关注、支持与帮助[1]。

五、应注重乳腺肿瘤患者"双心医学"的建设及多学科协作

（一）心血管疾病和有关的心理问题已经成为我国最严重的健康问题之一

目前，我国心血管病患者数已达 2.9 亿，其中脑卒中 1300 万，冠心病 1100 万，心力衰竭 450 万，肺源性心脏病 500 万，风湿性心脏病 250 万，先天性心脏病 200 万，高血压 2.7 亿。大约每 10 秒就有 1 人死于 CVD。CVD 死亡率居首位，高于肿瘤和其他疾病，占居民疾病死亡构成的 40% 以上[18]。随着经济发展和社会压力的增加，CVD 和有关的心理问题已经成为我国最严重的健康问题之一，越来越多的 CVD 患者存在心理问题，两种疾病相互影响，导致疾病恶化。由于牵涉两个学科，临床表现不典型，容易误诊误治。有不少患者因胸闷、胸痛或心悸、气促到心内科就诊，以为是 CVD 所致，而实际并无器质性心脏病，只是由于焦虑、抑郁心理所促发的躯体症状，由于缺乏对心理问题的认识，过度使用 CT 或冠脉造影检查，不仅浪费卫生资源，还加重了病情。CVD 与精神障碍在临床上常常共存，判断是否为心血管器质病变并做出正确诊断对疾病的疗效有重要作用。在就诊的 CVD 患者中，针对疑似有心理问题的患者，需询问其近期的情绪状态及是否对很多事物的兴趣减弱，在明确有无器质性心脏病的同时关注心理问题，以期达到最佳的疗效。心理、心脏两者息息相关，如今"双心医学"（psychocardiology）的推广使临床在治疗躯体病变的同时也对心理问题给予更多的关注[19]。心理社会应激对 CVD 的促发作用绝不亚于高血压、高血脂、肥胖等传统的危险因素，通过心理行为治疗与药物干预，可以有效阻止 CVD 的发生和发展。有研究发现，冠心病、高血压、心律失常等 CVD 与心理社会因素、焦虑、抑郁等不良情绪密切相关。有关专家进一步提出建设"双心门诊"：将心理科的医师请到心脏科会诊，同时又让心脏科的医师接受心理学知识的培训，在取得相关证书后才能给此类患者看病。

（二）乳腺肿瘤患者治疗中应加强"双心医学"的建设及多学科协作

乳腺癌患者较普通人群患 CVD 风险显著增加，且 CVD 已成为绝经后早期乳腺癌患者首要死亡原因[6, 7]。有报道称，45% 的乳腺癌患者有不同程度的精神心理问题，其中 42% 为抑郁或焦虑障碍。1/5 的患者伴有两种以上的精神障碍[20]。国内一些调查显示，乳腺癌患者手术 2 年后仍有高达 45% 左右的焦虑及 60% 左右的抑郁存在，在治疗期间焦虑的发生率更是高达 90% 以上[21]。焦虑、抑郁等心理问题和负性情绪不仅影响患者的机体状态和治疗后的康复，也会造成患者的行为

退化及治疗中断，导致患者出现更多的临床不适，影响其生活质量和治疗效果，甚至对预后产生不良影响[22]。为此，笔者等提出乳腺肿瘤心理学的概念，以进一步深入研究恶性肿瘤和心理学的相互关系及乳腺癌的心理支持治疗，以有利于乳腺癌的预防、治疗和预后改善[22]。

乳腺癌患者的心理障碍发生率远高于其他恶性肿瘤患者[23]，提示心理因素对于乳腺癌的影响甚为重要。心理社会应激，包括心理应激、负性情绪的压抑和不表达等，可通过神经、内分泌抑制，使免疫系统受损，导致恶性肿瘤的生长并影响其病程和转归。有研究表明，不良的社会心理刺激因素是一种强烈的"促癌剂"。长期慢性的身心应激可通过下丘脑-垂体-肾上腺轴和交感神经系统负向调节抑制机体的免疫功能[22]。免疫功能的紊乱造成机体免疫监视和免疫清除功能下降，使机体易发感染、自身免疫病和肿瘤等疾病。绝经前乳腺癌患者化疗期间出现化疗诱发闭经的现象较为常见，类似于更年期的表现，由于卵巢功能的快速减退、雌激素分泌的迅速减少、月经紊乱甚至闭经，由此带来神经内分泌、精神、心理等一系列的变化，患者往往容易陷入悲观、忧郁、焦虑或烦躁不安。焦虑是绝经期女性常见的情绪反应，有的女性可能患"更年期综合征"，临床表现为全身发热、面部潮红、眼花、耳鸣、头痛、眩晕、失眠、多梦等症状，在心理状态上易出现易激惹、神经衰弱、焦虑、抑郁等消极心理[24]。

乳腺癌患者中存在较高比例的心理问题和心血管疾病。急性心理应激可引起外周血管收缩、心率及血压上升、左室射血分数降低，引发或加剧左心室壁的功能异常等[25]。这些改变被认为是导致心肌缺血或其他心理应激引起的不良心脏反应的基础。乳腺癌及CVD带来的长时间的痛苦与压力也会影响患者的心理状态，甚至导致焦虑、抑郁的发生。反之，健康向上的心理状态与乳腺癌及CVD致死率的降低和较好的预后明显相关[26]。乳腺癌患者受到CVD与精神心理问题的双重困扰，需要更多的临床重视。首先，女性CVD在发病症状上不典型，主诉多，症状表现趋于多元化，可有呼吸困难、疲倦乏力、烧灼感或上腹痛等非特异性症状，而典型的胸骨后压榨样疼痛相对较少。另外，女性的冠脉造影阳性率明显比男性低，极易被误诊、漏诊。过激的情绪也易引起类似心血管病的症状，乳腺癌临床治疗期间常见这样一类患者，伴有胸闷、胸痛，偶尔心慌气短等症状，但大量的检查并未显示心脏病变，经针对心脏病进行的治疗后也无明显好转。此时可以尝试增加对患者的心理问题的关注，因为情绪应激可作为一种应激源激发机体一系列的功能和代谢的改变，使血管一过性收缩、血压升高、心率加快等，产生上述疑似CVD的情况。

综上所述，我们提出"乳腺肿瘤心理心脏病学"的概念，即对乳腺肿瘤患者应加强"双心医学"的建设及多学科协作[1]。乳腺肿瘤心理心脏病学是一门由乳腺肿瘤学与心血管病学及心理学交叉并综合形成的一门学科，遵循社会-心理-生物医学模式，在强调治疗患者躯体上存在的肿瘤病患和心血管疾病的同时，关注患者的精神-心理问题，尊重患者的主观感受，倡导真正意义上的全面心身健康——即心身健康的全面和谐统一。针对乳腺肿瘤患者的"双心医学"主要是为下列三方面的患者服务：①乳腺肿瘤与 CVD 及精神心理障碍共病患者，即乳腺癌患者中已确诊 CVD，经心内科检查及治疗后，仍然有明显的心血管症状，如胸闷、胸痛、心慌、气短等症状，并有情绪不安、担忧、焦虑、抑郁、失眠等精神心理症状。②乳腺癌伴发精神心理障碍患者，以心血管症状为主要表现，需要与 CVD 鉴别诊断的患者，如伴发焦虑症、惊恐障碍的乳腺癌患者，有反复发作的严重心血管症状，但是经过心电图、心脏运动试验或心脏导管检查，未发现明显心脏器质性病变者。③伴发乳腺癌的 CVD 患者进行康复治疗，或心血管病患者围手术期，都需要配合心理咨询与心理治疗。该新型学科涉及乳腺外科、肿瘤内科、肿瘤放疗科、心血管科、精神心理科、血液科、超声科、影像科、血管外科、药剂科、呼吸内科等多个学科，良好的团队协作才能使该学科成长壮大，真正能为患者解决问题。作为一门新兴的交叉学科，针对乳腺肿瘤患者的"双心医学"的发展不仅需要肿瘤学家、心血管病学家与精神心理科专家的团结协作，更需要来自社会各界的关注、支持与帮助。

（李　浩　伍　娟　孔令泉）

参 考 文 献

[1] 孔令泉, 吴凯南. 乳腺肿瘤心脏病学. 北京: 科学出版社, 2017.

[2] 孔令泉, 李浩, 厉红元, 等. 关注乳腺癌患者"双心医学"的建设及多学科协作. 中华内分泌外科杂志, 2018, 12(5): 1-4.

[3] 李浩, 孔令泉, 吴凯南. 乳腺肿瘤心脏病学的建立及多学科协作的意义. 中国临床新医学, 2018, 11(1): 94-97.

[4] Lloyd JD, Adams R, Carnethon M, et al. Heart disease and stroke statistics--2009 update: a report from the American Heart Association Statistics Committee and Stroke Statistics Subcommittee. Circulation, 2009, 119(3): e182.

[5] Alberico LC, Ian G, Guy DB, et al. 2016 ESC/EAS Guidelines for the Management of Dyslipidaemias. Eur Heart J, 2016, 37: 1-72.

[6] Patnaik, Byers, Diguiseppi, et al. Cardiovascular disease competes with breast cancer as the leading cause of death for older females diagnosed with breast cancer: a retrospective cohort study. Breast Cancer Res, 2011, 13: R64.

[7] 孔令泉, 李欣, 厉红元, 等. 关注乳腺癌患者血脂异常的诊断与防治. 中华内分泌外科杂志, 2017, 11(2): 1-4.

[8] Armstrong GT, Chen Y, Kawashima T, et al. Modifiable risk factors and major cardiac events among adult survivors of childhood cancer. J Clin Oncol, 2013, 31: 3673-3680.

[9] Frickhofen N, Jung B, Fuhr H, et al. Capecitabine can induce acute coronary syndrome similar to 5-fluorouracil. Ann Oncol, 2002, 13(5): 797-801.

[10] Tamargo JC, Delpon E. Cancer chemotherapy and cardiac arrhythmias: a review. Drug Saf, 2015, 38(2): 129-152.

[11] Yeh ET. Cardiovascular complications of cancer therapy: incidence, pathogenesis, diagnosis, and management. J Am Coll Cardiol, 2009, 53(24): 2231-2247.

[12] Martel S, Maurer C, Lambertini M, et al. Breast cancer treatment induced cardiotoxicity. Expert Opin Drug Saf, 2017, 16(9): 1021-1038.

[13] Gustavsson A, Osterman B, Cavallin SE. A systematic overview of radiation therapy effects in non-Hodgkin's lymphoma. Acta Oncol, 2003, 42(5-6): 605-619.

[14] Giraud P, Cosset JM. Radiation toxicity to the heart: physiopathology and clinical data. Bull Cancer, 2004, 91(3): 147-153.

[15] 罗清清, 孔令泉. 乳腺癌患者中代谢综合征发病状况的临床初步研究. 重庆: 重庆医科大学, 2016.

[16] Buzdar A, Howell A, Cuzick J, et al. Comprehensive side effect profile of anastrozole and tamoxifen as adjuvant treatment for early-stage breast cancer: long-term safety analysis of the ATAC trial. Lancet Oncol, 2006, 7(8): 633-643.

[17] 赵水平. 中国成人血脂异常防治指南(2016 年修订版)要点与解读. 中华心血管病杂志, 2016, 44(10): 827-829.

[18] 陈伟伟, 高润霖, 刘力生, 等. 中国心血管病报告. 2016. 中国循环杂志, 2017, 32(6): 228-233.

[19] 刘梅颜. 女性精神心理特点与心血管疾病. 中国实用内科杂志, 2014, 34(1): 29-31.

[20] 王丕琳. 乳腺癌患者的心理康复. 中国康复理论与实践, 2010, 16(6): 549-551.

[21] 杨素香. 乳腺癌患者心理护理的探讨. 赣南医学院学报, 2013, 33(6): 71-73.

[22] 孔令泉, 吴凯南. 乳腺肿瘤心理学. 北京: 科学出版社, 2017.

[23] Nagel S, Talbot NP, Mecinovic J, et al. Therapeutic manipulation of the HIF hydroxylases. Antioxid Redox Signal, 2010, 12(4): 481-501.

[24] 郭锡永, 吴飞, 王悦, 等. 影响更年期妇女抑郁症状发生的生物、心理及社会因素调查分析. 吉林大学学报(医学版), 2003, 29(6): 847-851.

[25] Victor W, Vieweg R, Linda MD, et al. Mental stress and the cardiovascular system PART II:

acute mental stress and cardiovascular disease. Medical Update for Psychiatrists, 1997, 2(5): 130-133.

[26] Rasmussen HN, Scheier MF, Greenhouse JB. Optimism and physical health: a metaanalytic review. Ann Behav Med, 2009, 37: 239-256.

第二节 化疗期间乳腺癌患者心血管疾病的防治

乳腺癌的药物系统治疗在近数十年不断进步，随着乳腺癌患者生存预期的提高，药物相关的不良反应也逐渐受到重视[1, 2]。其中最主要的是蒽环类药物及曲妥珠单抗类分子靶向药物所引起的心血管系统不良反应，可导致患者抗癌治疗受限，心血管相关患病风险与死亡风险增加[1]。化疗引起的心血管疾病（CVD）多来源于两类：一类是化疗药物对心脏结构与功能的直接损害；另一类是化疗导致原有心血管疾病恶化[3]。特别是对于已有 CVD 危险因素的人群，更易发生心血管不良反应。在乳腺癌化疗引起的心血管系统不良反应中[1]，以左心室功能障碍（LVD）最为常见，患者可产生显性或隐性的心血管系统症状，影响其预后及生存质量，而对于化疗期间乳腺癌患者心血管不良反应的防治，要多学科协作、定期监测、早预防、早发现、早治疗，减少心血管不良事件的发生是关键[4]。

一、化疗诱发心肌功能障碍与心衰

（一）蒽环类药物的心毒性

蒽环类药物诱导产生的心毒性，可分为有症状的显性心肌毒性和无症状的隐性心肌毒性两类，无症状患者可经左室射血分数（LVEF）的降低或者心肌生物标志物的变化辅助判断。根据起病时间，心毒性可分为急性、慢性早发性、慢性迟发性三类[5]。急性心毒性多发生在给药后几小时或几天内，通常表现为室上性心律失常、短暂左心室功能障碍、心电图改变等，发生率小于 1%且多为可逆性。慢性心毒性通常表现为不可逆的心肌收缩功能障碍 [LVD 或心衰（HF）]，慢性早发性指开始化疗一年内发生的心脏毒性，慢性迟发性指开始化疗一年后发生的心脏毒性，通常发生在化疗后数年，中位数约在 7 年[6-8]，慢性早发性与慢性迟发性心脏毒性皆表现为典型的剂量依赖，随着终身剂量累积越多，心肌细胞造成的不可逆损伤越严重[1]。慢性早发性与晚发性心毒性的区分均通过回顾病史来区分；对于心脏损伤的可逆性与不可逆性，同样是依靠回顾性分析，目前尚无明确预测方法。心肌损伤标志物或有一定预测作用，是判断心肌损伤较灵敏、可靠的指标，但尚未被公认。

LVD 是蒽环类药物导致的最常见的严重不良反应[2]，其特征为持续进展性的 LVEF 下降，初期可无症状，数年后，或受到诱发因素影响而表现症状[9]。蒽环类药物导致的 LVD 与 HF，如果早期发现并接受相关治疗，患者心功能可能会较好地恢复，反之，心功能损伤较久，恢复的可能性下降[10]。表 3-1 列举了诱导蒽环类药物产生 LVD 及 HF 的相关危险因素[11]；随着剂量的累积，心毒性发病风险逐渐升高，如多柔比星累积剂量达到 $400mg/m^2$ 时，药物相关充血性 HF 的发生率为 3%～5%；当累积剂量增加到 $700mg/m^2$ 时，发病风险可增加到 18%～48%[12]。但应注意，不同个体对蒽环类药物的耐受性有差别，许多能耐受标准治疗剂量的患者不会出现慢性的心脏毒性，但可能会在接受第一个化疗疗程后立即出现急性的蒽环类药物相关性心脏不良反应[13]。当患者存在诱发危险因素时，其耐受性会下降，更易发生心脏毒性（LVD 与 HF）。

表 3-1　蒽环类药物 [a] 心毒性发生的危险因素

危险因素
·剂量累积
·女性
·肥胖
·年龄
＞65 岁；少年儿童群体（＜18 岁）
·肾衰竭
·同时放疗或者有过放疗史（放疗区域涉及心脏）
·同时与其他药物合用化疗
烷化剂或抗微管类药物；免疫或者靶向治疗
·基础心脏条件
存在导致室壁压力增加的心脏疾病；高血压（动脉高压）；基因因素等

a 蒽环类药物（柔红霉素、多柔比星、表柔比星、去甲氧基柔红霉素）与蒽醌衍生物（米托蒽醌）。

（二）非蒽环类化疗药物心毒性

除蒽环类药物外，部分其他化疗药也可产生药物相关性心功能减退，如顺铂可导致心肌收缩功能障碍、高血压和心肌缺血，最终可能诱发心衰；环磷酰胺与异环磷酰胺可引起心肌收缩功能障碍；抗微管类药物多西他赛与紫杉醇、嘧啶类似物卡培他滨与 5-氟尿嘧啶也可诱发心肌缺血缺氧。这些常用的非蒽环类化疗药产生心毒性反应通常是在用药后数日以内，诱发不良反应的危险因素包括弹丸式注射、高龄、合并使用其他心毒性药物等。在使用含铂类药物化疗时，静脉内会注入大容积的含铂药物，当输注液体量超过了患者（主要指原已存在 CVD 的乳腺癌患者）心脏负荷的耐受范围，即可快速导致心衰，故需对其液体出入量进行严格管理[2]。多西他赛多与蒽环类药物、环磷酰胺或曲妥珠单抗联用，常会增加心衰发生率，由于是多药联用，多西他赛单独的不良反应大小尚难以评价[14]。有报道，针对原有左心室功能不全的患者，紫杉类药物可能比蒽环类药物更安全，对这部分人群可避免使用蒽环类药物[15]。

（三）化疗药物心毒性的监测与管理

1. 心毒性的危险性评估与监测

在有心毒性的化疗药物使用前，应对所有患者行超声心动图作基线评估。基线资料正常、同时无其他临床危险因素的低风险患者，在蒽环类药物积累达到一定量（多柔比星累积剂量＞200mg/m²、表柔比星累积剂量＞450mg/m²、正定霉素累积剂量＞400mg/m²，或依达比星累积剂量＞75mg/m²）时再次进行超声心动图监测[2]。而对基线资料异常（表 3-2）（如 LVEF 下降、结构性心脏病）或有心毒性危险因素者，监测频率应增加。

表 3-2　心脏毒性（LVD 与 HF）危险因素基线评估

伴发的心脏疾病	年龄及其他心血管危险因素	心脏毒性抗癌治疗史	生活方式危险因素
· 心衰（射血分数保留/下降）	· 年龄（＜18 岁的儿童；＞65 岁使用蒽环类药物者）	· 蒽环类药物治疗史 · 纵隔放疗史	· 吸烟、酗酒、肥胖、久坐习惯
· 无症状性左心室功能不全（LVEF＜50%或高水平利钠肽 ª）	· 早发心血管疾病家族史		
· 冠脉疾病［有心肌梗死、心绞痛、PCI 或 CABG 治疗、心肌缺血史］	· 高血压		
· 中重度瓣膜病并伴随左心室肥大或左心室受损	· 糖尿病		
· 高血压性心脏病伴左心室肥大	· 高脂血症		
· 肥大型/扩张型/限制型心肌病			
· 心脏结节病心肌受累			
· 显著心律失常（房颤、室速）			

a BNP＞100pg/ml 或者 N-pro-BNP＞400 pg/ml，排除心外原因。

注：PCI，经皮冠状动脉介入治疗；CABG，冠状动脉旁路移植术。

但目前尚缺乏心毒性的诊断方式及其标准共识，表 3-3 总结了部分目前可用的诊断方法。对于亚临床的心毒性，普通超声心动图多不够灵敏[16]，多普勒超声心动图、斑点跟踪超声心动图、F 实时三维超声心动图具有较高的敏感性，更易发现早期轻微 LVEF 下降。MRI 对心容积、心重量及心脏收缩舒张功能的评估系金标准，但耗时和昂贵的检测费用限制了其使用。心肌损伤标志物是敏感度高、特异性强、可重复、易于进行的一项检测，在进行早期或亚临床心毒性监测时有很高的性价比。

表 3-3　推荐心毒性（LVD 或 HF）诊断方法表

诊断方法	目前可用诊断标准	优点	限制
超声心动图： 3D-LVEF 2D Simpson's LVEF 整体纵向应变	• LVEF：射血分数下降大于 10% 且降至正常低值（50%）以下，建议诊断心脏毒性 • GLS：与基线对比下降大于 15%，建议诊断心脏毒性	广泛使用，无放射性，可以评估血流动力学及心脏结构	观察者差异，图像质量限制，GLS：供应商差异及技术要求
多门控放射性核素血管造影	• 射血分数下降大于 10% 且降至 50% 以下，建议诊断心脏毒性	可重复性	放射性累积，反映心脏结构功能能力较差
心脏磁共振	• 用于其他方式不能诊断，或诊断处于临界值的 LVD	准确，可重复性，T_1/T_2/ECVF 可发现弥散性心肌纤维化	应用少，需要患者适应（密闭环境、屏气、时间长）
心肌标志物： 肌钙蛋白 I 高密度肌钙蛋白 I BNP NT-pro-BNP	• 用于深入调查心毒性高危患者的监测常规指标 • ACEI 防治蒽环类药物心脏毒性时监测指标	准确，可重复性，广泛使用，高灵敏度	轻微升高作为诊断证据不显著，不同次别测量有变化，是否作为常规监测指标还不明确

不论采用何种具体的方案进行监测，均应注意监测过程中的几个原则：①采用影像学方法或者生物标记物对患者进行持续或长期监测时，不可随意变更监测方式，否则难以进行基线对比与动态监测，导致无法发现早期心毒性；②采用的监测方式应有可重复性；③影像监测时能提供更多临床信息（如右心室功能、肺动脉压力、瓣膜功能、心包评估等）的监测方式优先；④一般高质量、无放射性的影像方式优先。

2. 心毒性的管理

蒽环类药物是乳腺癌辅助化疗最常用的一线药物之一，且含蒽环类药物的化疗方案是目前的标准治疗，经临床不断总结与改进，推荐降低蒽环类药物心毒性的方法如表 3-4。化疗前有心功能不全者，若无禁忌，推荐使用血管紧张素转化酶抑制剂（ACEI）或血管紧张素 II 受体拮抗剂（ARB）联合β受体阻滞剂，并考虑改用不含蒽环类药物的化疗方案。

表 3-4 如何降低蒽环类化疗药物所致心血管损伤[2]

方法	操作
减少药物累积剂量	限制累积剂量（mg/m^2）或使用非蒽环类药物
	柔红霉素<800；多柔比星<360；表柔比星<720；米托蒽醌<160；伊达比星<150
改变注射方式	采用连续注射（48～96 小时），以降低血药浓度峰值
采用低毒性药物	表柔比星、匹杉琼替代高毒性药物多柔比星
采用脂质体制剂	使用多柔比星脂质体等，疗效相当，毒性降低
使用心脏保护剂	使用右丙亚胺心脏保护剂、铁结合剂[17]
药物配伍	紫杉烷类、紫杉醇与蒽环类药物联用会增强心肌毒性，应避免联用
药物预防	ACEI、ARB、β受体阻滞剂、他汀类
其他	有氧运动

化疗引起的心肌疾病，治疗越早，患者心室功能恢复越好。一项研究[10]纳入了 201 例蒽环类药物心肌病（左心室功能不全）的患者，采用现代心衰治疗药物 ACEI 与β受体阻滞剂进行治疗并评价疗效。结果显示，从"化疗结束"至"心衰治疗开始"的时间间隔的长短，是患者 LVD 恢复与改善的关键"预测因子"，间隔时间越短，治疗后 LVEF 上升的情况就越好，损伤恢复的可逆性越强。如果间隔时间小于 2 个月，LVEF 完全恢复的可能性高达 67%；间隔时间大于 2 个月时，完全恢复的概率下降（2～4 个月为 54%，4～6 个月为 29%）；当间隔时间大于 6 个月时，尚无病例被观察到完全恢复，患者的左心室功能仅能部分恢复；当化疗结束 1 年后才开始治疗的患者，部分恢复的概率为 0。关键在于，左心室功能完全恢复者，其心脏相关不良事件的发生率大大降低，显著低于左心室功能未完全恢复者（5% 比 30%）[10]。另外，左心室功能完全恢复者多见于无症状的 LVD，而有心衰症状者完全恢复明显偏少（56%比 11%）[10]。

2016 年欧洲心脏病学会（ESC）提出了针对癌症治疗引起的心室功能不全或心衰的防治方法，其核心在于保留左心室收缩功能，并兼顾心肌毒性的危险因素，及早干预延缓心肌的重构，防止发生不可逆性心衰[2]。对于接受辅助化疗的乳腺癌患者，LVEF 明显下降（降幅超过 10%）至低于正常值下限（<50%）水平者，若无禁忌，推荐使用 ACEI 或 ARB 联合β受体阻滞剂，以延缓心功能不全的进展或出现心衰症状。

二、化疗诱发冠脉疾病

乳腺癌辅助化疗所致心脏不良反应中，除了心肌收缩功能障碍，冠状动脉疾病（CAD）与心肌缺血也较常见，部分患者甚至可发生心肌梗死及缺血引起的心律失常[2]。化疗引起心肌缺血的机制多样，有氟尿嘧啶类引起的冠脉痉挛或直接造成血管内膜损伤，铂类引起的血液高凝状态或血栓栓子形成，或药物引起的脂质代谢紊乱。氟尿嘧啶类药物引起心肌缺血的发生率可达 10%，根据使用药物的剂量、时间及用药方式不同而有所波动[18]。引起心肌缺血的原因有冠状动脉痉挛与血管内皮的直接损伤[19]。患者通常表现为静息状态的胸痛与缺血性心电图改变，运动状态下发作频率反而减少，发作时间一般在化疗期的几天之内，也有少部分患者可持续到化疗结束后。此外，还需注意无痛性心肌缺血的发生，它在临床上常被低估，需要警惕发生严重缺血致心肌梗死。顺铂常用于乳腺癌的二线或多线治疗，特别是三阴性乳腺癌。患者在使用顺铂治疗时，1%～2%会因动脉血栓形成继发心肌缺血或脑血管缺血[20]。其机制是多因素的，包括促进血液形成高凝状态或发生血管内皮毒性反应。因此使用顺铂时要注意患者的凝血功能，警惕血栓发生。

患者在抗癌治疗前，识别原有 CAD 及其他心 CVD 非常重要，有证据表明原有 CAD 的患者接受抗癌治疗后发展为治疗相关 CAD 的风险更高[21]。此时预防与治疗 CAD 的手段有限，如果患者发生了化疗相关血小板减少，使用抗血小板或抗凝药物就成了问题，患者更需要多学科的综合管理。乳腺癌患者的 CAD 可通过心电图、心肌损伤标志物及超声心动图进行诊断。

三、化疗诱发心律失常

化疗患者发生的心律失常谱较广，包括缓慢性心律失常、窦性心动过速、QT 间期延长及传导障碍等，症状严重者可威胁生命。接受治疗的癌症患者的基线调查结果显示，16%～36%的人存在心律失常[22, 23]。而乳腺癌作为女性发病率最高的癌症，人口基数大，在改善其预后的同时更应注意防治心律失常，避免因心律失常而影响抗癌治疗或直接导致猝死。乳腺癌患者的常用辅助化疗药物，如多柔比星、氟尿嘧啶类，都是较易引起心律失常的药物。

男性 QT 间期＞450ms，女性 QT 间期＞460ms 可认定为 QT 间期延长[24, 25]。当 QT 间期延长＞60ms 或延长至＞500ms 时，则应引起高度重视，此时可能合并尖端扭转性室速（TDP）、室颤等恶性心律失常，可致患者猝死。乳腺癌辅助化疗药中容易导致 QT 间期延长的药物是多柔比星，使用多柔比星的患者 QT 间期延长大于 60ms 的发生率为 11%～14%[26-28]。与化疗药的心肌毒性类似，引起化疗期间 QT 间期的延长同样有其危险因素：呕吐、腹泻、利尿不当导致的电解质紊乱，低钾、低镁、低钙血症等。另外，患者有甲状腺功能低下，或者有长 QT 综合征致死的家族史、个人晕厥史、基线 QT 延长、女性、高龄、心脏病史、肝功不全等，都是 QT 间期延长的危险因素[2]。乳腺癌患者在接受化疗前、化疗期间及化疗后应积极控制危险因素，以减少发生不良事件。当化疗患者 QT 间期延长＞60ms 或延长至＞500ms 时，应考虑停药或者更换化疗方案，同时纠正患者的电解质紊乱及其他危险因素。

　　任何类型的室上性心律失常都有可能在化疗或放疗后急性发作，其中房颤最常见，发生的原因与心脏并发病、药物心肌毒性（药物致左心室功能不全）、肿瘤效应相关。房颤与房扑的管理可参照常规的处理方式，并使用抗凝药物，预防其引起的血栓栓塞及脑卒中。室性心律失常可因化疗药物的急慢性毒性引起，也可由 QT 间期延长所致，所以需要注意控制 QT 间期延长相关危险因素。紫杉醇可导致窦房结功能障碍或缓慢性心律失常及心脏传导阻滞[26]，需要接受个体化的治疗与管理，可采用药物干预或者安装起搏器。

　　除上述几种化疗药物引起的常见心血管毒性外，少数情况还可引起其他心血管不良反应，如化疗诱发心脏压塞、深静脉血栓形成、肺栓塞、外周血管病变、肺动脉高压等，虽然这几类不良反应多受到患者自身因素及其他多个因素影响，但在临床化疗中也应注意防范其发生，早发现、早处理，避免因心血管毒性影响患者抗癌治疗及非癌症相关死亡的发生。

（李　浩　孔令泉）

参 考 文 献

[1] Zagar TM, Cardinale DM, Marks LB. Breast cancer therapy-associated cardiovascular disease. Nat Rev Clin Oncol, 2016, 13(3): 172-184.

[2] Zamorano JL, Lancellotti P, Munoz DR, et al. 2016 ESC Position Paper on cancer treatments and cardiovascular toxicity. Eur Heart J, 2016, 37(36): 2768-2801.

[3] Armstrong GT, Chen Y, Kawashima T, et al. Modifiable risk factors and major cardiac events among adult survivors of childhood cancer. J Clin Oncol, 2013, 31: 3673-3680.

[4] 李浩, 孔令泉, 吴凯南. 乳腺肿瘤心脏病学的建立及多学科协作的意义. 中国临床新医学, 2018, 11(1): 23-27.

[5] 甘露. 乳腺癌的辅助化疗//吴凯南主编. 实用乳腺肿瘤学. 北京: 科学出版社, 2016: 424-450.

[6] Steinherz LJ, Tan CT, Heller G, et al. Cardiac toxicity 4 to 20 years after completing anthracycline therapy. JAMA, 1991, 266(12): 1672-1677.

[7] Von HD, Basa P, Davis HL, et al. Risk factors for doxorubicin-induced congestive heart failure. Ann Intern Med, 1979, 91(5): 710-717.

[8] Yeh ET. Cardiovascular complications of cancer therapy: incidence, pathogenesis, diagnosis, and management. J Am Coll Cardiol, 2009, 53(24): 2231-2247.

[9] Eschenhagen FT, Ewer MS, Keulenaer GW, et al. Cardiovascular side effects of cancer therapies: a position statement from the Heart Failure Association of the European Society of Cardiology. Eur J Heart Fail, 2011, 13(1): 1-10.

[10] Cardinale CA, Lamantia G, Colombo N, et al. Anthracycline-induced cardiomyopathy: clinical relevance and response to pharmacologic therapy. J Am Coll Cardiol, 2010, 55(3): 213-220.

[11] Chow CY, Kremer LC, Breslow NE, et al. Individual prediction of heart failure among childhood cancer survivors. J Clin Oncol, 2015, 33(5): 394-402.

[12] Swain SM WF, Ewer MS. Congestive heart failure in patients treated with doxorubicin: a retrospective analysis of three trials. Cancer, 2003, 97(11): 2869-2879.

[13] Bristow MR, Martin RP, Mason JW, et al. Early anthracycline cardiotoxicity. Am J Med, 1978, 65(5): 823-832.

[14] Mackey JR, Pienkowski T, Rolski J, et al. Adjuvant docetaxel, doxorubicin, and cyclophosphamide in node-positive breast cancer: 10-year follow-up of the phase 3 randomised BCIRG 001 trial. Lancet Oncol, 2013, 14: 72-80.

[15] Gollerkeri AH, Rose M, Jain D, et al. Use of paclitaxel in patients with pre-existing cardiomyopathy: a review of our experience. Int J Cancer, 2001, 93(1): 139-141.

[16] Cardinale D, Bacchiani G, Beggiato M, et al. Strategies to prevent and treat cardiovascular risk in cancer patients. Semin Oncol, 2013, 40(2), 186-198.

[17] Truong J, Yan AT, Cramarossa G. Chemotherapy-induced cardiotoxicity: detection, prevention, and management. Can J Cardiol, 2014, 30(8): 869-878.

[18] Frickhofen NB, Jung B, Fuhr HG, et al. Capecitabine can induce acute coronary syndrome similar to 5-fluorouracil. Ann Oncol, 2002, 13: 797-801.

[19] Polk AV, Vaage NM, Nielsen DL. A systematic review of the pathophysiology of 5-fluorouracil-induced cardiotoxicity. BMC Pharmacol Toxicol, 2014, 15: 47.

[20] Moore RA, Riedel E, Bhutani M, et al. High incidence of thromboembolic events in patients treated with cisplatin-based chemotherapy: a large retrospective analysis. J Clin Oncol, 2011, 29(25): 3466-3473.

[21] Lancellotti PN, Badano LP, Bergler KJ, et al. Expert consensus for multi-modality imaging

evaluation of cardiovascular complications of radiotherapy in adults: a report from the European Association of Cardiovascular Imaging and the American Society of Echocardiography. Eur Heart J Cardiovasc Imaging, 2013, 14(8): 721-740.

[22] Tamargo JC, Delpon E. Cancer chemotherapy and cardiac arrhythmias: a review. Drug Saf, 2015, 38(2): 129-152.

[23] Yeh ET. Cardiovascular complications of cancer therapy: incidence, pathogenesis, diagnosis, and management. J Am Coll Cardiol, 2009, 53(24): 2231-2247.

[24] Khatib SM, Kramer JM, Califf RM. What clinicians should know about the QT interval. JAMA, 2003, 289(16): 2120-2127.

[25] Priori SG, Mazzanti A, Blom N, et al. 2015 ESC Guidelines for the management of patients with ventricular arrhythmias and the prevention of sudden cardiac death. Eur Heart J, 2015, 36(41): 2793-2867.

[26] Lenihan DJ. Overview and management of cardiac adverse events associated with tyrosine kinase inhibitors. Oncologist, 2013, 18(8): 900-908.

[27] Shah RR, Shah DR. Cardiovascular safety of tyrosine kinase inhibitors: with a special focus on cardiac repolarisation. Drug Saf, 2013, 36(5): 295-316.

[28] Strevel EL, Siu LL. Molecularly targeted oncology therapeutics and prolongation of the QT interval. J Clin Oncol, 2007, 25(22): 3362-3371.

第三节　乳腺癌靶向治疗相关心脏毒性的防治

一、概述

人类表皮生长因子受体-2（human epidermal growth factor receptor-2，HER-2）基因存在于人类心室肌细胞内，其持续表达与心肌纤维小梁形成、心脏形态学发生、心肌细胞在损伤应激环境下的存活、心肌细胞分化成熟等生物学过程密切相关[1]。抗 HER-2 靶向治疗阻断了对心血管稳态具有重要调节作用的神经调节素，通过 HER-2 向心肌细胞内的信号转导，无法使胞内促增殖、抗凋亡和对细胞机械性质具有调控作用的通路的活化，导致心室肌细胞对损伤应激事件（例如，蒽环类化疗药物引起的细胞内氧化应激增加，容量负荷增高）敏感性增高，凋亡蛋白过度表达[2]。抗 HER-2 靶向治疗这种心脏毒性已成为限制其使用的主要原因，本节将阐述 HER-2（+）乳腺癌患者接受靶向治疗的心血管事件发生现状及其防治措施。

二、曲妥珠单抗治疗中的心血管事件

在五项主要曲妥珠单抗辅助治疗的III期临床试验中，3%～34%接受曲妥珠单抗治疗的患者发生左室射血分数（LVEF）较基线值下降≥10%或 15%，0～3.9%发生III～IV级充血性心力衰竭，而未接受靶向治疗者 0～1.3%出现III～IV级充血性心力衰竭[3]。HERA 试验[4]随访 8 年研究显示，曲妥珠单抗所致的 CVD 发生率始终保持在低水平，在治疗 1 年组中发生 CVD 的患者结束治疗后，有79.5%达到了心功能早期恢复的标准，提示曲妥珠单抗相关心脏毒性具有显著可逆性。经曲妥珠单抗与蒽环类药物治疗的转移性 HER-2（＋）乳腺癌患者，III～IV级心力衰竭的发生率为 27%，而单用蒽环组的发生率仅为 8%，提示心脏毒性是蒽环类药物与曲妥珠单抗联用时最显著的不良反应[5]。在 GeparQuattro 试验[6]中，接受EC-T（X）H 方案新辅助治疗的 HER-2（＋）患者中仅出现了 1 例心力衰竭，而使用相同新辅助化疗方案的 HER-2（－）患者中分别发生了 1 例心力衰竭和 1 例缺血性心脏病。HER-2（＋）组在接受化疗及曲妥珠单抗治疗期间，5 例患者出现重度左心功能不全（LVEF 低至 45%及以下），2 例 LVEF 降低超过 10%，而 HER-2（－）组并未见该类并发症的发生。另一项包含蒽环和紫杉醇的新辅助化疗期间曲妥珠单抗使用时机的III期临床试验[7]，对比了分别接受紫杉醇+曲妥珠单抗序贯氟尿嘧啶+表柔比星+环磷酰胺+曲妥珠单抗（PH-FECH）和氟尿嘧啶+表柔比星+环磷酰胺序贯紫杉醇+曲妥珠单抗 FEC-PH 方案的局部进展期乳腺癌患者 CVD 发生率的差异，发现联用组与序贯组的 CVD 均保持在低水平，无明显统计学差异。在GeparQinto（GBG 44）试验[8]中，研究人员对比了蒽环和紫杉类药物为基础的新辅助化疗方案同时加用曲妥珠单抗或拉帕替尼的疗效和安全性发现，心血管功能紊乱（不包括充血性心力衰竭）的发生率在曲妥珠单抗组和拉帕替尼组均保持在较高水平，分别为 10.9%和 7.5%（$P=0.16$）；慢性充血性心力衰竭的发生率分别为0.3%和 2.3%（$P=0.07$），LVEF＜50%且较基线水平下降＞10%的发生率分别为 1.4%和 0.4%（$P=0.43$）。

三、新型抗 HER-2 药物的心脏毒性

NeoSphere 试验表明[9]，接受双靶向（曲妥珠单抗+帕妥珠单抗）新辅助治疗的患者与接受单一新辅助靶向治疗的患者相比，左心室功能障碍的发生率未显著增加，LVEF 较基线下降超过 10%～15%或治疗后 LVEF＜50%的发生率无统计学差异。在 CLEOPATRA 试验中，接受一线双靶向治疗的 HER-2（＋）转移性乳腺

癌患者与仅接受曲妥珠单抗作为一线治疗的患者，其心血管不良事件发生率分别为 14.5% 和 16.4%；Ⅲ级以上心血管不良事件（左心室收缩功能障碍最为常见）的发生率分别为 1.5% 和 3.8%[10]。众多评估拉帕替尼在进展期或转移性 HER-2（+）乳腺癌患者中安全性的临床Ⅰ～Ⅱ期试验表明，左心室功能障碍的发生率为 0～26.6%，其中 LVEF 下降≥20% 或治疗后评估 LVEF＜50% 的发生率为 0～12.8%[3]，但需强调的是，此类患者大部分既往接受过蒽环类药物化疗或曲妥珠单抗治疗，接受一线拉帕替尼治疗的患者所占比例不大。在一项Ⅲ期临床试验中，既往接受过蒽环、紫杉类药物和曲妥珠单抗治疗后疾病发生进展，且入组前 LVEF 处于正常范围的局部进展期或转移性 HER-2（+）乳腺癌患者分别接受拉帕替尼+卡培他滨和单用卡培他滨维持治疗：CVD 事件定义为无症状性心衰或 LVEF 较基线下降≥20%，两组的 CVD 发生率均保持在较低水平，分别为 2.45% 和 0.62%[11]。一项研究分析曲妥珠单抗治疗期间疾病进展的Ⅳ期 HER-2（+）乳腺癌患者继续使用曲妥珠单抗，同时联合拉帕替尼的心血管安全性，结果表明联用组与单用拉帕替尼组中的无症状性 LVEF 下降和充血性心力衰竭的发生率均在低水平，分别为 2%、3.4% 和 0.7%、1.4%[12]。一项前瞻性多中心Ⅲ期双臂临床试验共入组了 991 例转移性 HER-2（+）乳腺患者，以 1∶1 配比接受 T-DM1 和卡培他滨+拉帕替尼，其中 T-DM1 组 LVEF＜50% 或将基线值下降至少 15% 的发生率仅为 1.7%，Ⅲ级左心室收缩功能障碍的发生率仅为 0.2%[13]。而 TH3RESA 试验［入组患者已经接受过至少两种抗 HER-2 制剂（曲妥珠单抗和拉帕替尼）和紫杉类药物且疾病进展］中，接受 T-DM1 解救性治疗的患者未报道 CVD 的发生[14]。

四、靶向治疗中发生 CVD 的相关危险因素

美国临床肿瘤学会（ASCO）最近发布的一项关于成人肿瘤幸存者 CVD 预防与监测的指南[15]中指出，既往接受过以蒽环类药物为基础化疗方案的患者，尤其是对于接受了多柔比星累积剂量超过 250mg/m^2，或表柔比星累积剂量超过 600mg/m^2 的患者，在后续随访中出现心功能不全的风险高，且可能是影响迟发性 CVD 的最重要因素。一项回顾性分析[16]提示，既往使用蒽环类药物是与曲妥珠单抗治疗相关心毒性有显著关联的重要危险因素。蒽环类药物与曲妥珠单抗同时使用，或序贯曲妥珠单抗治疗与蒽环类末次化疗的间隔期太近（3 周比 3 个月）均可能增加心脏不良事件的发生率[17]。在 N9831 试验[18]中，年龄≥60 岁，较低的基线 LVEF 水平，使用抗高血压药物的患者中，曲妥珠单抗相关心毒性的发生更为普遍；NSABP-B31 试验的长期随访结果[19]同样表明，较高年龄及基线 LVEF 处于 50%～54% 这一低水平的患者，与曲妥珠单抗治疗诱发的心血管不良

事件显著相关。曲妥珠单抗治疗加剧了高龄患者的心功能恶化，且随年龄增加，CVD 的发生率明显上升[17]。一项 Meta 分析[20]提示，较高的体重指数（BMI＞25kg/m^2 或＞30kg/m^2）与曲妥珠单抗相关心脏毒性显著相关，CVD 发生率分别是正常体重指数患者的 1.32 倍（95% CI 1.06~1.80）与 1.47 倍（95% CI 0.95~2.28）。

五、靶向治疗相关心脏毒性的监测与干预措施

（一）曲妥珠单抗

1. 接受曲妥珠单抗治疗期间的心功能监测

NCCN 乳腺癌临床诊疗指南[21]建议，对即将接受曲妥珠单抗治疗的患者进行基线心功能评估，包括既往史（既往是否发作过急性冠脉综合征、陈旧性心梗、胸部放疗史等）、心血管危险因素（年龄、高 BMI、高血压、糖尿病、外周动脉/脑动脉粥样硬化性疾病等）、体格检查、心电图，尤其是基线 LVEF 水平（至少大于 50%）；在使用曲妥珠单抗治疗期间，每 3 个月监测 1 次心功能，包括心电功能检查、超声心动图，必要时联合心肌损伤标志物与 BNP/NT-proBNP。对于 LVEF 下降较为显著（超过 10%，但仍在正常低值以上）、无心功能不全症状者，需提高心功能监测频率（6~8 周/次）。当患者 LVEF 较治疗前基线水平绝对值下降≥15%，或低于正常范围并较治疗前基线水平绝对值下降≥10%，或出现典型慢性充血性心力衰竭的临床表现，应暂停曲妥珠单抗治疗；若 4~8 周内 LVEF 回升至正常范围或 LVEF 较治疗前绝对值下降≤10%，可恢复曲妥珠单抗治疗；若 LVEF 持续下降＞8 周，或者 3 次以上因 CVD 而停用曲妥珠单抗治疗，应永久停止对它的使用。

2. 曲妥珠单抗治疗相关心脏毒性的干预措施

在接受曲妥珠单抗治疗的 HER-2（+）乳腺癌患者中，有高达 13.5%的患者因相关 CVD（30%为心力衰竭，70%为无症状性的 LVEF 下降）而被迫中断治疗，大多数曲妥珠单抗治疗试验中，当患者出现慢性充血性心力衰竭的表现，或 LVEF＜45%时，即停止该治疗[22, 23]。目前有临床研究提示，在接受蒽环类药物和曲妥珠单抗治疗开始前或治疗后出现 CVD 时，早期使用血管紧张素转换酶抑制剂（ACEI）和β受体阻滞剂，可减少或改善心脏事件[24, 25]。美国心脏协会（AHA）推荐接受曲妥珠单抗治疗的患者在发现任何明显心功能损伤的临床证据后，即开始使用 ACEI 或血管紧张素 II 受体拮抗剂（ARB），心功能显著异常的证据：①LVEF 下降＞15%，或 LVEF＜50%，不伴心功能不全的临床表现；②全心肌纵

向张力（global longitudinal strain）改变＞15%[23]。

（二）新型抗 HER-2 药物

帕妥珠单抗、以拉帕替尼为代表的小分子受体酪氨酸激酶抑制剂和 T-DM1 等新型抗 HER-2 药物虽然与曲妥珠单抗一样，具有共同的致心毒性机制，但新型抗 HER-2 药物，如拉帕替尼，在基础研究中被发现具有心脏保护作用的脱靶效应[26]；同时，在新辅助、晚期一线或解救性治疗期间，它们所致 CVD 的发生率普遍较曲妥珠单抗低[2, 3, 27]。由于此类患者大部分已经接受过曲妥珠单抗，或正在与其联用，因此新型抗 HER-2 药物所致 CVD 的干预主要参考曲妥珠单抗相关心脏毒性预防措施，同时做到个体化治疗。

（陈浩然　孔令泉）

参 考 文 献

[1] Zhao YY, Sawyer DR, Baliga RR, et al. Neuregulins promote survival and growth of cardiac myocytes. Persistence of ErbB2 and ErbB4 expression in neonatal and adult ventricular myocytes. J Biol Chemi, 1998, 273(17): 10261-10269.

[2] Albini A, Cesana E, Donatelli F, et al. Cardio-oncology in targeting the HER receptor family: the puzzle of different cardiotoxicities of HER2 inhibitors. Future Cardiol, 2011, 7(5): 693-704.

[3] Sendur MA, Aksoy S, Altundag K. Cardiotoxicity of novel HER2-targeted therapies. Curr Med Res Opin, 2013, 29(8): 1015-1024.

[4] Azambuja E, Procter MJ, Veldhuisen DJ, et al. Trastuzumab-associated cardiac events at 8 years of median follow-up in the herceptin adjuvant trial(BIG 1-01). JCO, 2014, 32(20): 2159-2165.

[5] Slamon DJ, Leyland-Jones B, Shak S, et al. Use of chemotherapy plus a monoclonal antibody against HER2 for metastatic breast cancer that overexpresses HER2. N Engl J Med, 2001, 344(11): 783-792.

[6] Untch M, Rezai M, Loibl S, et al. Neoadjuvant treatment with trastuzumab in HER2-positive breast cancer: results from the GeparQuattro study. JCO, 2010, 28(12): 2024-2031.

[7] Buzdar AU, Suman VJ, Meric-Bernstam F, et al. Fluorouracil, epirubicin, and cyclophosphamide (FEC-75)followed by paclitaxel plus trastuzumab versus paclitaxel plus trastuzumab followed by FEC-75 plus trastuzumab as neoadjuvant treatment for patients with HER2-positive breast cancer(Z1041). The Lancet Oncology, 2013, 14(13): 1317-1325.

[8] Untch M, Loibl S, Bischoff J, et al. Lapatinib versus trastuzumab in combination with neoadjuvant anthracycline-taxane-based chemotherapy: a randomised phase 3 trial. The Lancet Oncology,

2012, 13(2): 135-144.

[9] Gianni L, Pienkowski T, Im YH, et al. Efficacy and safety of neoadjuvant pertuzumab and trastuzumab in women with locally advanced, inflammatory, or early HER2-positive breast cancer. The Lancet Oncology, 2012, 13(1): 25-32.

[10] Swain SM, Ewer MS, Cortes J, et al. Cardiac tolerability of pertuzumab plus trastuzumab plus docetaxel in patients with HER2-positive metastatic breast cancer in CLEOPATRA. The Oncologist, 2013, 18(3): 257-264.

[11] Geyer CE, Forster J, Lindquist D, et al. Lapatinib plus capecitabine for HER2-positive advanced breast cancer. N Engl J Med, 2006, 355(26): 2733-2743.

[12] Blackwell KL, Burstein HJ, Storniolo AM, et al. Randomized study of Lapatinib alone or in combination with trastuzumab in women with ErbB2-positive, trastuzumab-refractory metastatic breast cancer. J Clin Oncol, 2010, 28(7): 1124-1130.

[13] Verma S, Miles D, Gianni L, et al. Trastuzumab emtansine for HER2-positive advanced breast cancer. N Engl J Med, 2012, 367(19): 1783-1791.

[14] Krop IE, Kim SB, Gonzalez-Martin A, et al. Trastuzumab emtansine versus treatment of physician's choice for pretreated HER2-positive advanced breast cancer(TH3RESA). The Lancet Oncology, 2014, 15(7): 689-699.

[15] Armenian SH, Lacchetti C, Barac A, et al. Prevention and monitoring of cardiac dysfunction in survivors of adult cancers: American Society of Clinical Oncology Clinical Practice Guideline. J Clin Oncol, 2017, 35(8): 893-911.

[16] Farolfi A, Melegari E, Aquilina M, et al: Trastuzumab-induced cardiotoxicity in early breast cancer patients. Heart(British Cardiac Society), 2013, 99(9): 634-639.

[17] Florido R, Smith KL, Cuomo KK. Cardiotoxicity from human epidermal growth factor receptor-2(HER2)targeted therapies. J Am Heart Assoc, 2017, 6(9). pii: e006915.

[18] Perez EA, Suman VJ, Davidson NE, et al. Cardiac safety analysis of doxorubicin and cyclophosphamide followed by paclitaxel with or without trastuzumab in the North Central Cancer Treatment Group N9831 adjuvant breast cancer trial. J Clin Oncol, 2008, 26(8): 1231-1238.

[19] Romond EH, Jeong JH, Rastogi P, et al. Seven-year follow-up assessment of cardiac function in NSABP B-31, a randomized trial comparing doxorubicin and cyclophosphamide followed by paclitaxel(ACP)with ACP plus trastuzumab as adjuvant therapy for patients with node-positive, human epidermal growth factor receptor 2-positive breast cancer. J Clin Oncol, 2012, 30(31): 3792-3799.

[20] Guenancia C, Lefebvre A, Cardinale D, et al. Obesity As a Risk Factor for Anthracyclines and Trastuzumab Cardiotoxicity in Breast Cancer: A Systematic Review and Meta-Analysis. J Clin

Oncol, 2016, 34(26): 3157-3165.

[21] Flaig TW, Spiess PE, Agarwal N, et al. NCCN Guidelines Insights: Bladder Cancer, Version 5. 2018. J Nati Compr Canc Netw, 2018, 16(9): 1041-1053.

[22] Yu AF, Yadav NU, Lung BY, et al. Trastuzumab interruption and treatment-induced cardio-toxicity in early HER2-positive breast cancer. Breast Cancer Res Treat, 2015, 149(2): 489-495.

[23] Suter TM, Procter M, van Veldhuisen DJ, et al. Trastuzumab-associated cardiac adverse effects in the herceptin adjuvant trial. J Clin Oncol, 2007, 25(25): 3859-3865.

[24] Gulati G, Heck SL, Ree AH, et al. Prevention of cardiac dysfunction during adjuvant breast cancer therapy(PRADA). Eur Heart J, 2016, 37(21): 1671-1680.

[25] Pituskin E, Mackey JR, Koshman S, et al. Multidisciplinary approach to novel therapies in cardiooncology research: A randomized trial for the prevention of trastuzumab-associated cardiotoxicity. J Clin Oncol, 2017, 35(8): 870-877.

[26] Spector NL, Yarden Y, Smith B, et al. Activation of AMP-activated protein kinase by human EGF receptor 2/EGF receptor tyrosine kinase inhibitor protects cardiac cells. Proc Nati Acad Sci U S A, 2007, 104(25): 10607-10612.

[27] Dias A, Claudino W, Sinha R, et al, Human epidermal growth factor antagonists and cardio-toxicity-A short review of the problem and preventative measures. Crit Rev Oncol Hematol, 2016, 104: 42-51.

第四节　乳腺癌患者放疗期间心血管疾病的防治

乳腺癌术后放射治疗（放疗）作为一种局部治疗手段，与手术，化疗、内分泌治疗及靶向治疗等都是乳腺癌综合治疗的重要组成部分。2011 年的一项荟萃分析显示[1]，保乳术后放疗较单纯手术可以降低近一半的 10 年任何首次复发风险（19.3% 比 35%），同时明显降低乳腺癌患者 15 年死亡风险（21.4% 比 25.2%），而乳房切除术后淋巴结阳性患者，胸壁和区域淋巴结的放疗同样可以降低局部复发率和远处转移率，改善乳腺癌特异生存率[2]。随着综合治疗水平的提高，更多的乳腺癌患者得以长期生存，放疗远期不良反应也越来越受到重视。在乳腺癌术后放疗时，心脏不可避免地会受到一定剂量的照射，可能引起一系列的心脏毒性反应，包括急性和亚急性心包炎、心包积液、心包纤维化、冠状动脉疾病、瓣膜疾病、心肌病、心力衰竭、传导系统功能障碍等，统称为放疗所致心血管疾病（CVD）或放射性心脏病（radiation-induced heart disease，RIHD）。晚期的 RIHD 中位发病事件在放疗后 10～15 年，因此 RIHD 成为影响乳腺癌患者长期生存及非乳腺癌死亡的主要原因。

一、RIHD 的发病情况

Jones 等[3]报道，乳房切除术后接受放疗组患者 15 年后死亡率高于出现复发后放疗组患者（RR=1.43，95% CI 1.13～1.81），可能是 CVD 导致的死亡增加所致。一项荟萃分析显示[4]，术后放疗降低约 1/3 局部复发，减少乳腺癌年死亡率 13%，但却增加了 21%其他死亡原因。增加的非乳腺癌相关死亡主要是 CVD 导致过多死亡所致。最近一项荟萃分析结果[5]同样显示，放疗后无复发乳腺癌患者的全因死亡率增加（RR=1.15，95% CI 1.09～1.22），主要是 CVD 所致（RR=1.30，95% CI 1.15～1.46）。其中大多数为缺血性心脏病（RR=1.31，95% CI 1.13～1.53），另外还有心力衰竭和心瓣膜疾病等。

二、RIHD 的发生机制

RIHD 是微血管和大血管损伤的结果[6]。辐射导致心脏各结构内微血管的内皮细胞损伤，毛细血管肿胀和血管腔内进行性阻塞导致缺血，进而使心脏组织纤维化[7]。动物模型中可见肌细胞相关的毛细血管数目明显减少[6]。辐射所致大血管损伤可加速动脉粥样硬化病变形成。

（一）辐射所致心脏损伤

急性心包炎是心脏接受大剂量照射（单次>15Gy，分次照射≥36Gy）后 3～6 个月内首先出现的损伤症状[8, 9]。心包损伤可表现为广泛的纤维增厚、心包粘连和心包积液[10]。微血管和间皮细胞的损伤导致纤维蛋白渗出物积聚进而导致纤维化[11]。另外纤溶酶原激活物减少与纤溶机制障碍，使得毛细血管通透性增加，导致放射性心包积液难以吸收[12]。较低剂量照射后，辐射所致心肌损伤主要引起微血管损伤，内皮损伤导致急性炎症反应，激活炎症细胞分泌促纤维化细胞因子。心脏受照射后最早出现的形态学改变是毛细血管内皮细胞的功能改变，导致淋巴细胞附着和外渗、心肌各层内中性粒细胞浸润，随后的改变是内皮细胞标志物碱性磷酸酶丢失、血栓形成、微血管阻塞、毛细血管密度降低[8]。毛细血管的逐渐减少导致缺血、心肌细胞死亡和纤维化。辐射引起的心脏毒性的组织学特点是心肌间质弥漫性纤维化而心肌细胞形态正常，伴毛细血管和动脉腔狭窄，心肌的顺应性降低，导致舒张功能障碍和心律失常[10, 11]。动物试验表明，放疗对毛细血管网的损伤是导致心肌变性和心力衰竭的重要原因。这也支持临床研究的结果，放疗后 6 个月到 5 年无症状的乳腺癌患者常伴有心脏局部灌注不足[7, 13]。

瓣膜损伤多表现为瓣膜和（或）瓣叶的增厚、纤维化及钙化。由于心脏瓣膜没有血供，辐射所致瓣膜损伤不能用微血管损伤来解释，可能是周围心肌内皮纤维化晚期损伤的结果。无论放疗的相对剂量分布如何，左侧瓣膜的改变比右侧更常见，这提示体循环的高压力促进了这些病变的发生[14]。

（二）冠状动脉疾病（CAD）

研究显示，≥2Gy 的辐射可使毛细血管和大血管的内皮细胞内产生各种炎症细胞因子和黏附分子[15]。受到照射的动脉中，这些早期的炎症改变导致循环中的单核细胞黏附并迁移到内皮下层。在胆固醇增高时，这些单核细胞可能转化为活化的巨噬细胞，吞噬脂肪并在内膜形成脂肪条纹，启动动脉粥样硬化过程[16, 17]。大动脉如冠状动脉和颈总动脉最适合粥样斑块形成，特别是在血管分叉处。炎症细胞因子刺激肌纤维母细胞增殖，导致动脉管腔进一步狭窄。照射剂量≥8Gy 会加速增加大动脉的粥样硬化病灶的大小和数目，易于形成富含巨噬细胞的不稳定斑块，而不是稳定的胶原斑块，这类斑块容易破裂引起致命的心脏病发作或脑卒中[18, 19]。

（三）RIHD 的危险因素

乳腺癌患者放疗后发生 RIHD 最主要的危险因素是心脏平均照射剂量、既往或同步使用心脏毒性药物（蒽环类药物），其他与患者相关的因素包括年轻时接受放疗和冠心病危险因素（如高血脂、高血压和吸烟等）。

1. 心脏平均受照剂量的影响

受心脏的解剖位置的影响，左侧乳腺癌患者接受放疗时，心脏的受照剂量高于右侧乳腺癌。研究显示[20]，未接受放疗的患者，左右侧乳腺癌的死亡率无差别。但接受放疗的患者中，左侧乳腺癌患者的 CVD 死亡率明显高于右侧乳腺癌患者，且随着随访时间延长而增加。60 岁以下接受放疗的左侧乳腺癌患者，其致死性心肌梗死的风险明显高于右侧乳腺癌（RR=1.98，95% CI 1.38～3.64）[21]。最近一项随访 30 年的研究显示，心脏平均受照剂量在左侧和右侧乳腺癌患者中分别为 6.3Gy 和 2.7Gy，CVD 死亡率在左右侧肿瘤患者中无明显差异，但以下疾病的发生率在左侧高于右侧：急性心肌梗死 OR 值为 1.22（95% CI 1.06～1.42），心绞痛 OR 值为 1.25（95% CI 1.05～1.49），心包炎 OR 值为 1.61（95% CI 1.06～2.43），心瓣膜疾病 OR 值为 1.54（95% CI 1.11～2.13）[22]。有研究显示，在接受放疗患者中，左侧乳腺癌患者的心脏平均受照剂量高于右侧乳腺癌患者（6.6Gy 比 2.9Gy），放疗后发生冠状动脉事件的风险随剂量增加而增加，每增加 1Gy 的心脏受照剂量，风险增加 7.4%，而且冠状动脉疾病风险增加可一直持续到放疗结束后

20 年以上。以往的放疗技术照射乳腺、胸壁和（或）淋巴引流区时心脏受到较高剂量照射。现代放疗技术降低了心脏照射体积从而降低了心脏毒性的发生风险。但是否存在不增加风险的"安全剂量"尚不清楚。Darby 等的研究结果显示，即使心脏平均照射<2Gy，仍有发生冠状动脉疾病的风险[23]。

2. 联合使用心脏毒性药物

放疗增加了蒽环类药物心脏毒性，二者心脏毒性机制不同，蒽环类药物可直接导致心肌损伤和收缩功能障碍，放疗主要引起血管损伤和舒张功能障碍。因此二者的作用可能是叠加而非协同作用[24, 25]。研究显示，这种毒性作用的增加只在放化疗同时进行的患者中观察到，而放化疗序贯治疗时则未见明显增加[26, 27]。蒽环类药物的影响与累积使用剂量相关，Shapiro 等[27]的分析结果显示，当多柔比星累积使用剂量达 450mg/m² 时，左侧乳腺癌患者的心脏事件发生率明显高于右侧乳腺癌患者，但累积剂量低于 225mg/m² 时，心脏事件风险无明显增加。有报道显示，多柔比星累积剂量达 240～300mg/m² 时，放疗后心脏灌注缺损风险增加[28]。

Rehammar 等[29]分析了 3564 例接受了放疗和蒽环类药物化疗的患者，94%接受了表柔比星的化疗，中位周期为 7 周期，平均累积剂量为 410mg/m²。左侧乳腺癌患者的相对发病率指数（RR）较右侧乳腺癌患者明显增加（RR=1.32，95% CI 1.02～1.70，P=0.03），以心肌梗死、心绞痛等为主。20%～25%的乳腺癌患者有 HER-2 基因过表达，抗 HER-2 治疗药物是改善这类患者预后的重要措施，这些药物的主要不良反应为心血管事件，最常见的是 LVEF 下降和充血性心力衰竭，目前尚无证据显示放疗联合抗 HER-2 治疗会增加心血管不良反应[30, 31]。

3. 患者相关的因素

（1）年龄：研究显示，RIHD 的发病风险与患者年龄相关，年轻患者接受放疗后的发病风险增高[23, 29]。有报道显示，在 50 岁以下接受放疗和蒽环类药物化疗的患者中，左侧乳腺癌患者 RIHD 的相对发病率指数较右侧乳腺癌患者明显增加（RR=1.44，95% CI 1.04～2.01）[29]。

（2）其他冠心病危险因素：研究显示，其他 CVD 的危险因素（高血压、高血脂和吸烟）和心血管基础疾病会增加放疗后心脏毒性[5, 31, 32]。

三、RIHD 的预防和治疗

目前，对于放射性 CVD 尚缺乏有效治疗方法，因此，预防放射性心脏损伤的发生显得尤为重要。预防措施包括减少心脏受照剂量，筛查和积极管理 CVD 危险因素，定期检查早期诊断等。

（一）减少心脏受照剂量

随着放疗技术的进步，乳腺癌患者术后放疗心脏受照剂量也得以降低。心脏深吸气后屏气（deep inhalation breath holding，DIBH）技术可使患者心脏远离胸壁，减少心脏的受照范围和剂量。研究发现[33]，接受放疗的左侧乳腺癌患者，DIBH 与自由呼吸（free breathing，FB）相比，可以使约一半患者的心脏完全排除在照射野外，心脏受照体积减少近 80%，V_{50} 从 19%减少到 3%。对于接受区域淋巴结照射的左侧乳腺癌患者，心脏平均照射剂量可以降低 55.9%，左前降支平均照射剂量降低 72%[34]。DIBH 与调强放疗（IMRT）联合，可进一步降低左前降支的照射剂量[35]。调强放疗技术与三维适形放疗相比，可以减少左侧乳腺癌患者的心脏高剂量照射体积和心脏平均照射剂量，对于左侧乳腺癌患者可降低左心室和冠状动脉的照射剂量，但会增加肺和对侧乳腺的受照剂量，同时会增加心脏低剂量照射体积。心脏 1～2Gy 的低剂量照射即可增加 20%～30%的 CVD 死亡率[36]，同时低剂量体积与急性的舒张功能异常有关[37]。因此，在应用 IMRT 技术时，必须对全心脏平均受照剂量、低受照剂量区体积及周围正常组织的受照剂量等因素进行全面考虑。

质子放疗：质子的剂量学特点是在 Bragg 峰后剂量迅速跌落，可以减少靶区后方正常组织的照射剂量。Flejmer 等[38]的研究显示与 3D-CRT 比较，质子放疗在单纯全乳照射和包括淋巴引流区照射时，可以分别将心脏平均照射剂量从 2.1Gy 和 3.4Gy 降低至 0.5Gy 和 0.3Gy。另一项研究显示[39]，对于左侧乳腺癌患者，质子放疗的心脏平均照射剂量为 1Gy。但质子放疗设备价格昂贵，目前难以在临床普及。

选择性减免保乳术后放疗：如前所述，不论放疗技术如何进步，只要进行照射，心脏不可避免会受到照射，CVD 风险就不可避免，因此对于部分患者是否可以选择性减免放疗以避免 RIHD 的发生？近年，有临床研究表明，对于高度选择的早期乳腺癌患者，在接受保乳术后仅接受内分泌治疗，局部复发风险很低[40, 41]。PRIME Ⅱ 研究也证实，保乳术后接受放疗与未接受放疗的患者相比，在局部复发风险方面存在较小但有统计学意义的降低，但 5 年生存是相似的[41]。因此依据目前的研究及指南推荐，对于年龄>65 岁或 70 岁、组织学分级 Ⅰ～Ⅱ级、肿块大小≤2cm 且切缘阴性、无脉管和淋巴管癌栓、淋巴结阴性、激素受体阳性且接受内分泌治疗的患者，可以考虑免去术后放疗。

（二）减少心脏毒性药物的影响

蒽环类药物心脏毒性作用的增加只在放化疗同时进行时观察到，而放化疗序贯治疗时则无明显增加[26, 27]，因此目前指南均推荐，对于需要行放疗的乳腺癌患者，放疗均在化疗完成后进行。

（三）筛查和管理患者相关因素

冠状动脉心脏病风险因素，如吸烟、高血脂和高血压等，可能增加诱发心脏病的风险，在患者接受放疗前、放疗中及放疗后积极筛查并管理这些危险因素。在接受放疗前应对患者进行全面评估，筛查 CVD 风险因素，对已知心脏危险因素的积极管理是最佳预防措施。包括服用阿司匹林，控制血压和血糖水平，使用他汀类降脂药，部分患者考虑使用抗血小板聚集药物。适当运动也是有效管理策略的主要组成部分。

关于影像学检查方面，根据 EACVI/ASE 专家共识和 ASCO 指南推荐[42, 43]，临床医生在有潜在心脏毒性治疗开始前及在治疗过程中出现症状和体征的患者进行超声心动图检查；如果超声心动图不可用或技术上不可行，建议心脏 MRI 或 MUGA 检查，血清心脏生物标志物（肌钙蛋白、利尿钠肽），或超声心动图应变成像，联合常规影像学诊断。在随访期间，每年必须进行病史询问和体格检查，密切注意在年轻患者中容易被忽视的心脏病症状及体征。新出现的心肺症状或体征，均应行心脏超声检查。对于之前无心脏异常的患者，在放疗 10 年后开始每 5 年做一次超声心动图检查。对于高危的无症状的患者（接受过前胸或者左侧胸部放疗，并伴有 1 个放射性心脏损伤的危险因素），在放疗 5 年后就应该开始行超声心动图筛查。在这些患者中，由于放疗后 5～10 年冠脉事件的发生风险增加，可考虑行无创的负荷成像筛查阻塞性冠心病。如果首次负荷试验未显示任何诱导下缺血，可以考虑以后每 5 年重复 1 次负荷试验。

（四）治疗

目前尚无针对 RIHD 的治疗指南或共识，由于患者的症状表现与普通人群的 CVD 一致，目前主要根据临床表现参照普通人群 CVD 的治疗指南进行治疗，一旦患者出现相应症状，应建议患者到心血管专科就诊，按照 CVD 诊治规范诊治。

（甘　露）

参 考 文 献

[1] Darby S, McGale P. Effect of radiotherapy after breast-conserving surgery on 10-year recurrence and 15-year breast cancer death: meta-analysis of individual patient data for 10, 801 women in 17 randomised trials. Lancet, 2011, 378(9804): 1707-1716.

[2] Clarke M, Collins R, Darby S, et al. Effects of radiotherapy and of differences in the extent of surgery for early breast cancer on local recurrence and 15-year survival: an overview of the randomized trials. Lancet, 2005, 366(9503): 2087-2106.

[3] Jones JM, Ribeiro GG . Mortality patterns over 34 years of breast cancer patients in a clinical trial of post-operative radiotherapy. Clin Radiol, 1989, 40(2): 204-208.

[4] Early Breast Cancer Trialists' Collaborative Group. Favourable and unfavourable effects on long-term survival of radiotherapy for early breast cancer: an overview of the randomised trials. Lancet, 2000, 355(9217): 1757-1770.

[5] Taylor C, Correa C, Duane FK, et al. Estimating the Risks of Breast Cancer Radiotherapy: Evidence From Modern Radiation Doses to the Lungs and Heart and From Previous Randomized Trials. J Clin Oncol, 2017, 35(15): 1641-1649.

[6] Corn BW, Trock BJ, Goodman RL. Irradiation-related ischemic heart disease. J Clin Oncol, 1990, 8(4): 741-750.

[7] Seddon B, Cook A, Gothard L, et al. Detection of defects in myocardial perfusion imaging in patients with early breast cancer treated with radiotherapy. Radiother Oncol, 2002, 64(1): 53-63.

[8] Lauk S. Endothelial alkaline phosphatase activity loss as an early stage in the development of radiation-induced heart disease in rats. Radiat Res, 1987, 110(1): 118-128.

[9] McChesney SL, Gillette EL, Orton EC. Canine cardiomyopathy after whole heart and partial lung irradiation. Int J Radiat Oncol Biol Phys, 1988, 14(6): 1169-1174.

[10] Adams MJ, Hardenbergh PH, Constine LS, et al. Radiation-associated cardiovascular disease. Crit Rev Oncol Hematol, 2003, 45(1): 55-75.

[11] Gagliardi G, Lax I, Rutqvist LE. Partial irradiation of the heart. Semin Radiat Oncol, 2001, 11(3): 224-233.

[12] Fajardo LF. The unique physiology of endothelial cells and its implications in radiobiology. Front Radiat Ther Oncol, 1989, 23: 96-112.

[13] Marks LB, Yu X, Prosnitz RG , et al. The incidence and functional consequences of RT-associated cardiac perfusion defects. Int J Radiat Oncol Biol Phys, 2005, 63(1): 214-223.

[14] Hardenberg PH, Munley MT, Hu C, et al. Cardiac perfusion changes in patients treated for breast cancer with radiation therapy and doxorubicin: preliminary results. Int J Radiat Oncol Biol Phys, 2001, 49: 1023-1028.

[15] Schultz-Hector S, Trott KR. Radiation-induced cardiovascular diseases: is the epidemiologic evidence compatible with the radiobiologic data? Int J Radiat Oncol Biol Phys, 2007, 67(1): 10-18.

[16] Tribble DL, Barcellos-Hoff MH, Chu BM, et al. Ionizing radiation accelerates aortic lesion

formation in fat-fed mice via SOD-inhibitable processes. Arterioscler. Thromb Vasc Biol, 1999, 19(6): 1387-1392.

[17] Hoving S, Heeneman S, Gijbels MJ, et al. Single-dose and fractionated irradiation promote initiation and progression of atherosclerosis and induce an inflammatory plaque phenotype in ApoE(-/-)mice. Int J Radiat Oncol Biol Phys, 2008, 71(3): 848-857.

[18] Pakala R, Leborgne L, Cheneau E, et al. Radiation-induced atherosclerotic plaque progressionin a hypercholesterolemic rabbit: a prospective vulnerable plaque model? Cardiovasc Radiat Med, 2003, 4(3): 146-151.

[19] Stewart FA, Heeneman S, Te Poele J, et al. Ionizing radiation accelerates the development of atherosclerotic lesions in ApoE(-/-)mice and predisposes to an inflammatory plaque phenotype prone to hemorrhage. Am J Pathol, 2006, 168(2): 649-658.

[20] Darby SC, McGale P, Taylor CW, et al. Long-term mortality from heart disease and lung cancer after radiotherapy for early breast cancer: prospective cohort study of about 300, 000 women in US SEER cancer registries. Lancet Oncol, 2005, 6(8): 557-565.

[21] Paszat LF, Mackillop WJ, Groome PA, et al. Mortality from myocardial infarction after adjuvant radiotherapy for breast cancer in the surveillance, epidemiology, and end-results cancer registries. J Clin Oncol, 1998, 16(8): 2625-2631.

[22] Darby SC, Cutter DJ, Boerma M, et al. Radiation-related heart disease: current knowledge and future prospects. Int J Radiat Oncol Biol Phys, 2010, 76(3): 656-665.

[23] Darby SC, Ewertz M, McGale P, et al. Risk of ischemic heart disease in women after radiotherapy for breast cancer. N Engl J Med, 2013, 368(11): 987-998.

[24] Yahalom J, Portlock CS. Adverse effects of treatment: section 4. cardiac toxicity//DeVita VT, Hellman S, Rosenberg SA. Cancer: principles and practice of oncology. 7th ed. Philadelphia (PA)/Baltimore(MD): Lippincott/Williams & Wilkins, 2005.

[25] Adams MJ, Lipshultz SE, Schwartz C, et al. Radiation-associated cardiovascular disease: manifestations and management. Semin Radiat Oncol, 2003, 13(3): 346-356.

[26] Touboul E, Lefranc JP, Blondon J, et al. Multidisciplinary treatment approach to locally advanced non-inflammatory breast cancer using chemotherapy and radiotherapy with or without surgery. Radiother Oncol, 1992, 25(3): 167-175.

[27] Shapiro CL, Hardenbergh PH, Gelman R, et al. Cardiac effects of adjuvant doxorubicin and radiation therapy in breast cancer patients. J Clin Oncol, 1998, 16(11): 3493-3501.

[28] Hardenberg PH, Munley M, Hu C, et al. Doxorubicin-based chemotherapy and radiation increase cardiac perfusion changes in patients treated for left-sided breast cancer. Int J Radiat Oncol Biol Phys, 2001, 51(Suppl. 1): 158.

[29] Rehammar JC, Jensen MB, McGale P, et al. Risk of heart disease in relation to radiotherapy and chemotherapy with anthracy-clines among 19, 464 breast cancer patients in Denmark, 1977-2005. Radiother Oncol, 2017, 123(2): 299-305.

[30] Halyard MY, Pisansky TM, Dueck AC, et al. Radiotherapy and adjuvant trastuzumab in operable breast cancer: tolerability and adverse event data from the NCCTG Phase III Trial N9831. J Clin Oncol, 2009, 27(16): 2638-2644.

[31] Farolfi A, Melegari M, Aquilina M, et al. Trastuzumab-induced cardiotoxicity in early breast cancer patients: a retrospective study of possible risk and protective factors. Heart, 2013, 99(9): 634-639.

[32] Tjessem KH, Bosse G, Fosså K, et al. Coronary calcium score in 12-year breast cancer survivors after adjuvant radiotherapy with low to moderate heart exposure - Relationship to cardiac radiation dose and cardiovascular risk factors. Radiother Oncol, 2015, 114(3): 328-334.

[33] Korreman SS, Pedersen AN, Nottrup TJ, et al. Breathing adapted radiotherapy for breast cancer: Comparison of free breathing gating with the breath-hold technique. Radiother Oncol, 2005, 76(3): 311-318.

[34] Yeung R, Conroy L, Long K, et al. Cardiac dose reduction with deep inspiration breath hold for left-sided breast cancer radiotherapy patients with and without regional nodal irradiation. Radiat Oncol, 2015, 10: 200.

[35] Mast ME, Kempen-Harteveld L, Heijenbrok MW, et al. Left-sided breast cancer radiotherapy with and without breath-hold: does IMRT reduce the cardiac dose even further? Radiother Oncol, 2013, 108(2): 248-253.

[36] Taylor CW, McGale P, Darby SC. Cardiac risks of breast-cancer radiotherapy: a contemporary view. Clin Oncol(R Coll Radiol), 2006, 18(3): 236-246.

[37] Cao L, Cai G, Cchang C, et al. Diastolic dysfunction occurs early in HER2-positive breast cancer patients treated concurrently with radiation therapy and trastuzumab. Oncologist, 2015, 20(6): 605-614.

[38] lejmer AM, Edvardsson A, Dohlmar F, et al. Respiratory gating for proton beam scanning versus photon 3D-CRT for breast cancer radiotherapy. Acta Oncol, 2016, 55(5): 577-583.

[39] Cuaron JJ, Chon B, Tsai H, et al. Early toxicity in patients treated with postoperative proton therapy for locally advanced breast cancer. Int J Radiat Oncol Biol Phys, 2015, 92(2): 284-291.

[40] Hughes KS, Schnaper LA, Bellon JR, et al. Lumpectomy plus tamoxifen with or without irradiation in women age 70 years or older with early breast cancer: long-term follow-up of CALGB 9343. J Clin Oncol, 2013, 31(19): 2382-2387.

[41] Kunkler IH, Williams LJ, Jack WJL, et al. Breast-conserving surgery with or without irradiation

in women aged 65 years or older with early breast cancer(PRIME II): a randomised controlled trial. The Lancet Oncology, 2015, 16(3): 266-273.

[42] Lancellotti P, Nkomo VT, Badano LP, et al. Expert consensus for multi-modality imaging evaluation of cardiovascular complications of radiotherapy in adults. Eur Heart J Cardiovasc Imaging, 2013, 14(8): 721-740.

[43] Armenian SH, Lacchetti C, Barac A, et al. Prevention and monitoring of cardiac dysfunction in survivors of adult cancers. J Clin Oncol, 2017, 35(8): 893-911.

第五节　内分泌治疗期间乳腺癌患者心血管疾病的防治

我国女性乳腺癌人群中，60%～70%的患者为激素受体阳性，大部分需进行内分泌治疗[1]。自他莫昔芬（TAM）问世以来，已有多项临床研究证实了它在一线内分泌治疗的地位，并在临床中广泛使用。对于具有复发危险因素的绝经前患者，有研究显示，延长5年TAM治疗至10年降低了患者远期复发的风险[2]。绝经后激素受体阳性患者辅助内分泌治疗的首选则是芳香化酶抑制剂（AI），多项临床试验已证明，无论是起始治疗，还是序贯或转换以后后期强化或延长等治疗模式中，第三代AI均优于TAM[3]。通常将第三代AI分为非甾体类和甾体类药物，前者主要是阿那曲唑和来曲唑，能特异性与芳香化酶中的细胞色素P450可逆性结合，抑制芳香化酶活性；后者主要代表药物是依西美坦，其结构与芳香化酶作用底物雄激素的结构相似，结合后可使芳香化酶永久失活。AI能够降低绝经后女性体内95%的雌激素，对绝经后激素受体阳性乳腺癌患者疗效优于TAM[4]。有学者认为，乳腺癌内分泌治疗的雌激素水平存在"阈值"效应，即达到一定的低水平后进一步抑制雌激素并不能增加疗效，却会产生明显不良反应。

内分泌治疗在有效延长乳腺癌患者生存期的同时，非癌症相关死亡在这类患者中的概率也有所增高，在随访期间应重视乳腺癌患者合并疾病及并发症的治疗。10年TAM内分泌治疗，显著增加了子宫内膜癌、肺栓塞和缺血性心脏病的发生风险[5]。对于转移性乳腺癌患者，TAM的长期使用可显著降低胆固醇水平。TAM与骨密度的维持、心血管事件的减少及子宫内膜癌风险的增加有关[6]。SOFT试验的研究结果作为卵巢功能抑制在辅助内分泌治疗中作用的直接依据，证实了标准5年TAM治疗基础上加入曲普瑞林（LHRHa）抑制卵巢功能更能获益[7]；TEXT-SOFT研究则进一步发现，LHRHa联合TAM多见的不良反应是血栓症状、潮热和盗汗[8]。使用AI时，应重点关注更年期症状、骨量减少、关节疼痛、肌痛、血脂异常及心血管事件等。多项试验结果发现，在心血管事件及子宫内膜癌方面，阿那曲唑优于TAM；而在骨骼肌肉异常及骨折方面，TAM优于阿那曲唑[9, 10]。国际依西美坦研究（IES）试验结果发现，TAM 组的阴道出血和血栓栓塞事件较常见；依西美坦组的关节疼痛和骨质疏松更多见[11]。MA27 研究虽然未得出阳性结果，但带来一些重要发现，依西美坦具有类胆固醇样作用，在骨质疏松、高三酰甘油血症、高胆固醇血症和阴道出血方面发生率更低[4, 12]。

一、内分泌治疗对血脂的影响

内分泌治疗会影响患者体内性激素水平，进而影响血脂水平，包括总胆固醇（TC）、三酰甘油（TG）、低密度脂蛋白胆固醇（LDL-C）和高密度脂蛋白胆固醇（HDL-C）。Love 等曾报道，TAM 能够改善患者血脂水平，可以有效降低 LDL-C 和 TC 水平，使用 TAM 者较不使用者 TC 下降 12%，LDL-C 下调 20%，HDL-C 也有下调趋势[13]。其他类似研究也证实，TAM 能够下调 TC 和 LDL-C，上调 Apo A，其原理可能是 TAM 能够抑制脂质代谢相关的酶，如乙酰辅酶 A 乙酰转移酶等[14-16]。多项临床研究提示，TAM 对血脂的影响优于 AI，其原因尚不明确。部分学者认为，AI 能导致血脂代谢紊乱；TAM 引起血脂降低具有保护作用，或两者皆有。

二、内分泌治疗对心血管疾病的影响

年龄是 CVD 发病的独立危险因素，CVD 在绝经后发病率高于绝经前[11]。东亚地区女性乳腺癌的发病高峰为 45～54 岁，我国女性乳腺癌患者中年龄＞45 岁者约占 69.75%，因此大部分患者处于围绝经期或绝经后。乳腺癌相关治疗是否会增加 CVD 的发病风险备受关注。ATAC 研究经过 68 个月随访，CVD 发生率在接受阿那曲唑和 TAM 两组之间没有显著性差异，但心绞痛发生率在阿那曲唑组稍高[17]；继续随访至 100 个月，无论在治疗期间或治疗结束，两组 CVD 发生率均无差异。另一前瞻性研究 BIG 1-98 发现，缺血性心脏病的发病率在接受来曲唑和 TAM 组间相仿，但在 3～5 级心血管事件方面，TAM 组的发病率相对较低（$P=0.06$）[18]。IES 研究中，接受依西美坦和 TAM 的患者经 55.7 个月随访，CVD 的发生率没有差异。研究显示，绝经后激素受体阳性乳腺癌患者接受 AI 相比 TAM 会增加 CVD 的风险，而 TAM 药物本身（与安慰剂或不接受任何药物比较）能够减少 33% 的心血管事件，TAM 对心脏的保护作用可以解释 AI 和 TAM 对于 CVD 的影响之间的差距[19, 20]。

ATAC 研究随访 68 个月发现，阿那曲唑组脑血管疾病的发生率较 TAM 组低。BIG1-98 却提示来曲唑对脑血管的影响较 TAM 大。MA-17 研究比较了来曲唑和安慰剂对脑血管疾病的影响，两组的发病率都很低，且并未见明显差异（来曲唑组 0.7%，安慰剂组 0.6%）[21]。

三、内分泌治疗对静脉血栓栓塞的影响

乳腺癌患者在疾病进程中有发生静脉血栓栓塞甚至肺栓塞的可能。静脉血栓栓塞可以发生在疾病的任何时期，肿瘤的综合治疗手段均会增加血栓栓塞的风险。乳腺癌化疗导致血栓栓塞的风险为 1.3%（Ⅰ～Ⅲ期）～17.6%（Ⅳ期）。绝经后服用 TAM 进行内分泌治疗的患者此风险更高。绝大多数 TAM 的相关研究发现，相比于安慰剂，它会增加静脉血栓栓塞的发生率，由高到低依次为：肺动脉栓塞、深静脉血栓形成、视网膜静脉血栓；此外还观察到约 3 倍的血栓性静脉炎的发生率。第三代 AI 很好地克服了 TAM 这一不足，AI 相比于 TAM 能明显降低静脉血栓栓塞的发病风险[22]。

四、乳腺癌患者内分泌治疗期间心血管疾病的防治

为了降低乳腺癌患者内分泌治疗期间心血管事件发生率，需要对潜在的发病风险进行一级预防和二级预防。内分泌治疗前患者若已患有高血脂、高血压、糖尿病，应服用他汀类药物、β受体阻滞剂和（或）血管紧张素转化酶抑制剂、磺脲类或二甲双胍来治疗这些疾病。戒烟、适当运动、合理饮食及营养等良好的生活方式也很重要，运动和体重适当是心血管疾病发病危险因素中可以改善的环节，可惜常被人们忽视。女性健康饮食和生活研究小组通过调查发现，70%以上女性在辅助治疗期间有 2.5～6.2kg 的增重，绝经和增重呈正相关，而运动指数与其呈负相关[23]。另一研究发现，在确诊乳腺癌后的一年中，患者的运动量下降达 2 小时/周（11%），会相应增加心血管疾病的风险，并导致体重增加，影响乳腺癌的预后[24]。Chlebowski 等荟萃分析显示，超重的乳腺癌患者或者在诊断后增重的患者复发和死亡率增高，可能原因是这类人群中的脂质代谢紊乱导致激素水平异常，进而影响疾病进程[25]。对于辅助治疗期间的乳腺癌患者，减重、适当增加体力活动、药物治疗高脂血症、高血压、高血糖等，对于降低心血管疾病发病风险和提升总体健康水平是十分必要的。

积极随访和控制心血管疾病发病危险因素是降低乳腺癌患者心血管疾病发生率的重要途径。定期监测血脂、减重、增加体力活动及治疗高血压、糖尿病和高血脂，在心血管疾病防治中至关重要，尤其是绝经后女性。根据研究推论 TAM 对于血脂代谢和心血管疾病是保护因素，然而在内分泌治疗选择药物时，必须考虑

乳腺癌的局部复发和远处转移风险[26]。AI 相比 TAM 在内分泌治疗期间心血管事件的发生率稍高，有必要加强随访。

（魏余贤）

参 考 文 献

[1] 中国抗癌协会乳腺癌专业委员会. 中国抗癌协会乳腺癌诊治指南与规范(2017 版). 中国癌症杂志, 2015, 27(9): 695-760.

[2] Davis C, Pan H, Godwin J, et al. Long-term effects of continuing adjuvant tamoxifen to 10 years versus stopping at 5 years after diagnosis of oestrogen receptor-positive breast cancer. Lancet, 2013, 381: 805-816.

[3] Smith I, Yardley D, Burris H, et al. Comparative efficacy and safety of adjuvant letrozole versus anastrozole in postmenopausal patients with hormone receptor-positive, node-positive early breast cancer. J Clin Oncol, 2017: JCO2016692871.

[4] Goss PE, Ingle JN, Pritchard KI, et al. Exemestane versus anastrozole in postmenopausal women with early breast cancer. J Clin Oncol, 2013, 31(11): 1398-1404.

[5] Rea D, Handley K, Bowden SJ, et al. aTTOM: Long-term effects of continuing adjuvant tamoxifen to 10 years versus stopping at 5 years in 6, 953 women with early breast cancer. J Clin Oncol, 2013, 31(18): 2631-2632.

[6] Lewis JD, Chagpar AB, Shaughnessy EA, et al. Excellent outcomes with adjuvant toremifene or tamoxifen in early stage breast cancer. Cancer, 2010, 116(10): 2307-2315.

[7] Pagani O, Regan MM, Walley BA, et al. Adjuvant exemestane with ovarian supression in premenopausal breast cancer. N Engl J Med, 2014, 371(2): 107-118.

[8] Regan MM, Francis PA, Pagani O, et al. Absolute benefit of adjuvant endicrine therapies for premenopausal women with hormone receptor-positive, human epidermal growth factor receptor 2- negative early breast cancer: TEXT and SOFT Trials. J Clin Oncol, 2016, 34(19): 2221-2231.

[9] Howell A, Cuzick J, Baum M, et al. Results of the ATAC trial after completion of 5 years' adjuvant treatment for breast cancer. Lancet, 2005, 365(9453): 60-62.

[10] Cuzick J, Sestak I, Forbes JF, et al. Anastrozole for prevention of breast cancer in high-risk postmenopausal women(IBIS-Ⅱ). Lancet, 2014, 383(9922): 1041-1048.

[11] Goss PE, Ingle JN, Ales-Martinez JZ, et al. Exemestane for breast cancer prevention in postmenopausal women. N Engl J Med, 2011, 364(25): 2381-2391.

[12] Nabholtz JM, Gligorov J. Cardiovascular safety profiles of aromatase inhibitors: a comparative review. Drug Saf, 2006, 29(9): 785-801.

[13] Love RR, Wiebe DA, Feyzi JM, et al. Effects of tamoxifen on cardiovascular risk factors in postmenopausal women after 5 years of treatment. J Natl Cancer Inst, 1994, 86(20): 1534-1539.

[14] Sacco M, Valentini M, Belfiglio M, et al. Randomized trial of 2 versus 5 years of adjuvant tamoxifen for women aged 50 years or older with early breast cancer. J Clin Oncol, 2003, 21(12): 2276-2281.

[15] Hackshaw A, Roughton M, Forsyth S, et al. Long-term benefits of 5 years of tamoxifen: 10-year follow-up of a large randomized trial in women at least 50 years of age with early breast cancer. J Clin Oncol, 2011, 29(13): 1657-1663.

[16] McDonald CC, Alexander FE, Whyte BW, et al. Cardiac and vascular morbidity in women receiving adjuvant tamoxifen for breast cancer in a randomised trial. BMJ, 1995, 311(7011): 977-980.

[17] Arimidex T, Buzdar A, Howell A, et al. Comprehensive side-effect profile of anastrozole and tamoxifen as adjuvant treatment for early-stage breast cancer. Lancet Oncol, 2006, 7(8): 633-643.

[18] Mouridsen H, Keshaviah A, Coates AS, et al. Cardiovascular adverse events during adjuvant endocrine therapy for early breast cancer using letrozole or tamoxifen. J Clin Oncol, 2007, 25(36): 5715-5722.

[19] Khosrow F, Filion KB, Qurashi S, et al. Cardiotoxicity of aromatase inhibitors and tamoxifen in postmenopausal women with breast cancer. Ann Oncol, 2017, 28(3): 487-496.

[20] Cuzick J, Sestak I, Cawthorn S, et al. Tamoxifen for prevention of breast cancer: extended long-term follow-up of the IBIS-I breast cancer prevention trial. Lancet Oncol, 2015, 16(1): 67-75.

[21] Bartsch R, Bergen E. ASCO 2016: highlights in breast cancer. Memo, 2016, 9(4): 211-214.

[22] Jones LW, Haykowsky MJ, Swartz JJ, et al. Early breast cancer therapy and cardiovascular injury. J Am Coll Cardiol, 2007, 50(15): 1435-1441.

[23] Rock CL, Flatt SW, Newman V, et al. Factors associated with weight gain in women after diagnosis of breast cancer. Women's Healthy Eating and Living Study Group. J Am Diet Assoc, 1999, 99(10): 1212-1221.

[24] Irwin ML, Crumley D, Mctiernan A, et al. Physical activity levels before and after a diagnosis of breast carcinoma: the Health, Eating, Activity, and Lifestyle(HEAL)study. Cancer, 2003, 97(7): 1746-1757.

[25] Chlebowski RT, Aiello E, Mctiernan A. Weight loss in breast cancer patient management. J Clin Oncol, 2002, 20(4): 1128-1143.

[26] Chen W, Zheng R, Baade PD, et al. Cancer statistics in China 2015. CA Cancer J Clin, 2016, 66(2): 115-132.

第六节　乳腺癌患者心律失常的防治

一、乳腺癌患者心律失常的伴发情况

乳腺癌在全球发病率逐渐升高，多数患者年龄偏大，伴发各种疾病，研究证实，超过 60%的 75 岁以上乳腺癌患者常合并其他疾病[1]。其中心血管疾病，如心律失常更为常见。随着乳腺癌综合治疗理念的日趋成熟，手术治疗、术后放化疗、内分泌治疗和分子靶向治疗的应用已使乳腺癌患者的存活期明显延长，但在上述治疗过程中引起的心率失常，会影响患者的预后及生存质量。

（一）乳腺癌手术治疗所致心律失常

手术是乳腺癌的主要治疗手段。手术创伤可引起机体一系列的内分泌与代谢变化，这与器官低血液灌流、麻醉等因素有关，心血管系统是手术创伤最易累及的部位之一。心律失常可发生于术前、术中及术后，但发生于各个时段的病因机制侧重不同。总体上，心律失常术前多与患者原有病情及心理性应激有关；术中与麻醉操作、麻醉药物、手术创伤、低氧血症、高碳酸血症、低血温、酸中毒、电解质紊乱等相关；术后与术后管理、术后疼痛、感染、发热等相关。

心脏作为应激反应的重要靶器官，当应激反应过强时会诱发心律失常。手术操作是常见的一种应激原，它所引起的应激反应多由于手术时疼痛、失血和缺氧等原因，同时手术也会引起炎性反应和免疫反应，从而加强应激反应。手术引发的应激反应会增加交感神经活性和儿茶酚胺的释放，后者作用于心脏影响心脏传导系统，并诱发心律失常。

（二）乳腺癌化疗所致心率失常

乳腺癌常用的化疗药物包括蒽环类、烷化剂类、抗代谢药物及抗微管类药物等，这些药物对心血管及心律有较大影响[2-4]。国外学者依据药物所致心血管损伤是否可逆，将抗肿瘤药物划分为 I 型及 II 型[5]。一般蒽环类及其衍生物、抗代谢药、抗微管药、烷化剂、铂类及生物碱等传统细胞毒药物，可随累积剂量增加出现不可逆的心血管损伤，属 I 型抗肿瘤药物[5]。与细胞毒药物不同，生物制剂所致心血管损伤多可在及时干预（如加用心脏保护药物、调整抗肿瘤方案等）后部分或完全缓解[6]，属 II 型抗肿瘤药物，包括单克隆抗体、酪氨酸激酶抑制剂、内分泌制剂、血管内皮生长因子抑制剂等。各类抗肿瘤药物引起心律失常见表 3-5[7]。

表 3-5 与心律失常相关的抗癌药物

心律失常的类型	致病药物
心动过缓	三氧化二砷，硼替佐米，卡培他滨，顺铂，环磷酰胺，多柔比星，表柔比星，5-FU，异环磷酰胺，IL-2，甲氨蝶呤，米托蒽醌，紫杉醇，利妥昔单抗，沙利度胺
窦性心动过速	蒽环类，卡莫司汀
房室传导阻滞	蒽环类，三氧化二砷，硼替佐米，环磷酰胺，5-FU，米托蒽醌，利妥昔单抗，紫杉类，沙利度胺
心电传导障碍	蒽环类，顺铂，5-FU，伊马替尼，紫杉类
房颤	顺铂，环磷酰胺，异环磷酰胺，美法仑，蒽环类，卡培他滨，5-FU，吉西他滨，IL-2，干扰素，利妥昔单抗，罗咪酯肽，帕纳替尼，索非拉尼，舒尼替尼，依鲁替尼，拓扑异构酶Ⅱ抑制剂，胺苯吖啶，依托泊苷，紫杉类，长春碱类
室上性心动过速	顺铂，环磷酰胺，异环磷酰胺，美法仑，胺苯吖啶，蒽环类，卡培他滨，5-FU，甲氨蝶呤，硼替佐米，多柔比星，IL-2，干扰素，紫杉醇，帕纳替尼，罗咪酯肽
室性心动过速/颤动	顺铂，环磷酰胺，异环磷酰胺，胺苯吖啶，卡培他滨，5-FU，吉西他滨，三氧化二砷，多柔比星，干扰素，IL-2，甲氨蝶呤，紫杉醇，硼替佐米，卡非佐米，利妥昔单抗，罗咪酯肽
心源性猝死	蒽环类（罕见），三氧化二砷（继发于尖端扭转室速），5-FU（可能与冠脉缺血有关），干扰素，尼罗替尼，罗咪酯肽

注：5-FU，5-氟尿嘧啶；IL-2，白介素-2。

蒽环类药物对乳腺癌疗效确切，临床广泛应用。但它导致的心脏毒性呈进展与不可逆性，且第 1 次或低剂量使用也可能有心脏损害，多数患者给药后即发生心脏毒性，且随着时间的延长损害加重。蒽环类药物多疗程化疗，心脏毒性发生率可高达 80% 以上，其毒素作用机制与它产生的氧自由基有关。在组织内，蒽环类药物在酶的引导下还原为半酰自由基，生成物可以活化氧，使其变为氧自由基，这些氧自由基可引起线粒体膜及内质网的脂质过氧化、线粒体 DNA 的损伤，导致心肌细胞损伤、凋亡。

紫杉醇也是乳腺癌常用的化疗药物，体外研究发现紫杉醇可导致心律失常。Ⅱ期临床试验也证实紫杉醇最常见的心脏毒性是无症状的心动过缓，发生率为 29%[8]。紫杉醇的心脏毒性还可表现为室性心动过速、房室束传导阻滞。顺铂与紫杉醇联合应用可加重后者的心脏毒性，引起左束支传导阻滞及短时的室性心动过速。

（三）乳腺癌放疗所致心律失常

放疗能够有效改善乳腺癌的局部控制率，并减少局部未控而导致的远处转移，但放疗所引起的副反应尤其是对心律失常的影响也令人担忧[9-11]。早在 1897 年就有文献报道，放射线有可能引起心脏损伤。心脏位于第 3 至第 6 肋间，恰与乳腺胸壁切线照射野上下界相吻合，心脏与胸壁之间只有一层薄的脂肪层相隔，且乳腺癌术后患侧胸壁更薄，据测量乳腺癌根治或改良根治术后第 1～5 各肋间胸壁总平均厚度为 1.26cm，且第 3、4 肋间最薄。因此，胸壁（包括内乳区）切线照射时，整个心脏的前 1/3 均在照射范围内。左侧切线照射时，心脏受照射面积相对大一些，而右侧切线照射，心脏的中部及右侧也在主要的光源之下，从左侧或右侧乳腺癌放疗对心脏均有损伤。国外研究表明，心电图在放疗中/后的异常发生率高达 28.7%～61.5%，而原有异常的心电图也会在放疗后加重[12, 13]。放疗后冠状动脉逐渐出现动脉内膜增生、粥样硬化、血管壁增厚、管腔狭窄，在心电图上表现为 ST-T 段改变，如患者放疗前已有心肌局部供血不足，在放疗中可因动脉壁的水肿使原有的狭窄明显加重，使 ST-T 改变较前更为显著，并随放疗程度不同，分别表现出轻、中、重度 ST-T 改变。放射线损伤心脏的机制：心肌细胞在受到放射线照射后，心脏毛细血管及冠状动脉的内皮细胞会受到损伤，甚至坏死，导致毛细血管破裂或阻塞，引起微循环障碍，从而诱发心肌缺血等改变，最终心肌纤维化，心脏功能出现损伤[14, 15]。心脏损伤的概率会随着心脏照射接受的剂量增加而增加。

二、乳腺癌患者心律失常的防治

2016 年欧洲心脏病学会《癌症治疗与心血管毒性立场声明》提出的诊疗要点，建议所有肿瘤患者皆应该检测 12 导联 ECG 和 QT 间期，以及经公式校正的心率；若发现 QT 间期＞500ms，QT 间期延长超过 60ms 或者心律不齐，应考虑停止用药或者改变给药方式；对于用药引起 QT 间期延长的患者，避免各种引发尖端扭转室速的因素；对于接受有可能引发 QT 间期延长的化疗患者，应尽可能选择减少导致 QT 间期延长的药物；房颤和房扑的治疗与普通患者无异，需权衡出血和血栓形成之间的关系。

药物治疗的目的在于控制心律失常的恶化，最终消除心律失常，维持血流动力学稳定。对于不同心律失常有不同的处理方式：①窦性心动过速。只要采取镇痛、镇静，改善供氧，补充血容量，纠正贫血，纠正水、电解质及酸碱平衡紊乱，大部分患者心律可恢复正常，小部分患者给予小剂量阿替洛尔鼻饲或口服后，也有良好的效果。②房性心动过速。房速的药物治疗取决于心动过速的发作类型、持续时间和对血流动力学的影响。短阵房速发作频繁可选择不良反应相对较小的抗心律失常药物，如β受体阻断剂或钙通道阻滞剂，临床症状较重且上述药物疗效欠佳者，可酌情选用 I 类和Ⅲ类抗心律失常药物治疗。阵发持续性房速的治疗原则类同阵发性室上性心动过速，宜选用静脉制剂以有效控制心室率和转复窦性心律，常用维拉帕米、普罗帕酮、腺苷或 ATP 快速静脉注射，少数患者需静脉注射胺碘酮以转复窦性心律。③房室传导阻滞（AVB）。房室束分支以上的阻滞形成的一度或二度房室传导阻滞（AVB），并不影响血流动力学，主要采用针对病因的治疗。二度Ⅱ型和三度 AVB 心室率过慢，或有血流动力学障碍，应积极治疗；QRS 波呈室上性，可立即给予阿托品；宽大畸形的 QRS 波群应用阿托品无效，可立即给予异丙肾上腺素静脉点滴治疗，以防心室率进一步减慢。④房扑、房颤心室率增快。静脉注射洋地黄制剂，补充血钾，维持血压可恢复窦性心律，很难转复窦性心律者，应降低心室率，保证心肌供血，维持血流动力学稳定。⑤室性早搏及室性心动过速。偶发室性早搏可不予处理，频发室性早搏、多源性室性早搏或出现二、三联律者，静脉注射利多卡因针 50～100mg，若无效 5～15 分钟后可重复使用，或用 1～4mg/min 静脉滴注维持，24 小时总量不超过 3g。

乳腺外科围手术期对年龄较大者、术前心电图异常、并发心肺疾病或糖尿病、手术时间长的患者，应高度警惕发生心律失常的可能。对于乳腺癌长期生存患者，在治疗过程中发生心脏损伤事件是正常人的 8 倍，而及早发现是避免致死性心肌损害的关键，所以临床及早预防、及早发现、及早治疗心脏损害尤为关键，对提高乳腺癌患者术后生活质量，延长生存时间有重要临床意义。

（付婷婷）

参 考 文 献

[1] Dialla PO, Dabakuyo TS, Marilier S, et al. Population-based study of breast cancer in older women: prognostic factors of relative survival and predictors of treatment. BMC Cancer, 2012, 12: 472.

[2] Rozner RN, Frishman WH. Cardiovascular effects of chemotherapy used in the treatment of breast cancers. Cardiol Rev, 2018. doi: 10.1097/CRD. 0000000000000225.

[3] 苏渊金，邹营. 乳腺癌术后辅助化疗并发心律失常的影响因素分析. 广西医科大学学报，2015，（3）：419-421.

[4] Veronese P, Hachul DT, Scanavacca MI, et al. Effects of anthracycline, cyclophosphamide and taxane chemotherapy on QTc measurements in patients with breast cancer. PLoS One, 2018, 13（5）：e196763.

[5] Curigliano G, Cardinale D, Suter T, et al. Cardiovascular toxicity induced by chemotherapy, targeted agents and radiotherapy: ESMO Clinical Practice Guidelines. Ann Oncol, 2012, 23(Suppl 7): 155-166.

[6] Suter TM, Ewer MS. Cancer drugs and the heart: importance and management. Eur Heart J, 2013, 34（15）：1102-1111.

[7] Zamorano JL, Lancellotti P, Rodriguez MD, et al. 2016 ESC Position Paper on cancer treatments and cardiovascular toxicity developed under the auspices of the ESC Committee for Practice Guidelines. Eur J Heart Fail, 2017, 19（1）: 9-42.

[8] Arbuck S G, Strauss H, Rowinsky E, et al. A reassessment of cardiac toxicity associated with Taxol. J Natl Cancer Inst Monogr, 1993（15）: 117-130.

[9] Wu SP, Tam M, Vega RM, et al. Effect of breast irradiation on cardiac disease in women enrolled in BCIRG-001 at 10-Year follow-up. Int J Radiat Oncol Biol Phys, 2017, 99（3）: 541-548.

[10] Nimwegen FA, Schaapveld M, Cutter DJ, et al. Radiation dose-response relationship for risk of coronary heart disease in survivors of Hodgkin lymphoma. J Clin Oncol, 2016, 34（3）: 235-243.

[11] Mazzola R, Giaj LN, Alongi F. Radiation dose-desponse relationship for risk of Coronary heart disease in survivors of Hodgkin lymphoma. J Clin Oncol, 2016, 34（24）: 2940-2941.

[12] Gustavsson A, Osterman B, Cavallin E. A systematic overview of radiation therapy effects in non-Hodgkin's lymphoma. Acta Oncol, 2003, 42（5-6）: 605-619.

[13] Giraud P, Cosset JM. Radiation toxicity to the heart. Bull Cancer, 2004, 91(Suppl 3): 147-153.

[14] Sahgal A, Chan MW, Atenafu EG, et al. Image-guided, intensity-modulated radiation therapy for skull base chordoma and chondrosarcoma. Neuro Oncol, 2015, 17（6）: 889-894.

[15] Greenfield BJ, Okcu MF, Baxter PA, et al. Long-term disease control and toxicity outcomes following surgery and intensity modulated radiation therapy in pediatric craniopharyngioma. Radiother Oncol, 2015, 114（2）: 224-229.

第四章　乳腺癌患者的骨代谢异常

第一节　乳腺癌患者骨质疏松的诊断与防治

一、肿瘤性骨质疏松

骨质疏松（osteoporosis，OP）是由遗传、环境及基因-环境相互作用引起的全身性骨病，以骨量减少、骨微结构破坏导致骨脆性增加、易发生骨折为特征。近年发现，同时患 OP 和恶性肿瘤的人数不断增加。大量研究及临床工作发现，许多恶性肿瘤患者（如妇科肿瘤、乳腺癌、多发性骨髓瘤、淋巴瘤等）常伴有骨量减少[1, 2]。一些肿瘤可分泌甲状旁腺激素（parathyroid hormone，PTH）相关蛋白，作用于 PTH 受体促进破骨细胞的作用，引起高钙血症及骨质疏松；同时又可分泌排磷素促使肾丢失磷，引起 OP 及骨软化症。一些妇科肿瘤及乳腺癌患者，行药物或手术去势治疗，引起体内雌激素水平和骨密度的急剧下降，导致 OP 发生率升高。研究发现乳腺癌与骨病密切相关，乳腺癌可导致 OP 的发生，主要机制表现在以下三方面。

（一）乳腺癌的骨转移

骨骼是乳腺癌转移的常见部位[3]，研究表明 70%以上的转移性患者会出现骨转移[4]。乳腺癌骨转移患者体内钙磷代谢失常，以溶骨性损伤为主。当发生骨转移时，骨质上的磷酸钙动态平衡被打破，分解作用超过合成作用，造成骨质的钙含量减少。此外，转移部位炎症反应聚集的 T 细胞和巨噬细胞也可分泌相应的细胞因子和趋化因子，进一步加速骨转移的进程。这些因素综合在一起，共同促进乳腺癌发生骨转移，加速骨质破坏，最终导致OP。

（二）乳腺癌的直接作用

研究显示，乳腺癌细胞可以抑制成骨细胞活性[5]，同时导致破骨细胞活性增加，加速溶骨性损伤[6]。另外，乳腺癌患者体内会分泌一些细胞因子，使正常的骨代谢发生紊乱导致 OP 风险增加，如有些乳腺癌细胞会分泌 PTH 相关蛋白，加快骨骼的吸收和代谢，引起骨丢失[7]。

（三）乳腺癌治疗引起的 OP

1. 乳腺癌化疗对 OP 的影响

化疗后乳腺癌患者骨矿质含量明显丢失[8]。化疗会对患者的骨骼系统产生明显的不良反应，尤其是长时间的化疗可导致患者出现 OP。化疗药物一般通过 3 条途径导致性腺机能的损害从而造成 OP：①通过损伤下丘脑-垂体系统而引起卵巢功能不全。②多数抗癌药物可直接作用于卵巢，引起卵巢功能的损害。化疗引起的卵巢萎缩与患者年龄和化疗药物的种类、方案、累积剂量、药物浓度及用药时间密切相关，随着患者年龄的增加，化疗对卵巢功能的不良反应也会增加，甚至在低剂量化疗的情况下，也会导致卵巢功能不全。③化疗药物本身直接导致 OP，如大剂量氨甲蝶呤通过降低前成骨细胞向成骨细胞的增殖与分化，影响骨基质矿化，抑制骨形成并增加骨吸收而使骨量减少。有研究显示，联合化疗方案比单一用药更易引起骨质丢失[9, 10]。

2. 乳腺癌内分泌治疗对 OP 的影响

内分泌治疗在改善乳腺癌患者生存率的同时，也显著减低了骨密度，增加 OP 和病理性骨折的发生率[11]。骨是雌激素发挥作用的重要靶器官之一，乳腺癌内分泌治疗后体内雌激素水平明显下降，易引起 OP，但这些患者又不能使用雌激素来治疗 OP 及骨痛。如果不对 OP 进行有效治疗，大约有 40% 的这类女性在一生中会患脆弱性骨折。乳腺癌内分泌治疗的药物主要有三类。

（1）选择性雌激素受体调节剂：是一组具有拟雌激素作用和抗雌激素作用的结构多样的人工合成的非甾体化合物，通过与雌激素受体的高度结合，选择性地作用于不同靶组织的雌激素受体。以他莫昔芬（TAM）为代表，有研究表明，TAM 在用于绝经前乳腺癌患者的治疗中，因循环血中雌激素水平较高，在治疗时可加速骨量丢失[12]。

（2）芳香化酶抑制剂（AI）：使体内雌激素下降速度和程度远远超过了健康的绝经后女性[13]，对骨质丢失的影响很大，长期应用会导致关节症状（包括关节炎、关节病、关节痛和关节障碍）及肌肉痛，造成 OP 和骨折的发生率升高[14]。ATAC 试验共入组了 9366 例患者，比较阿那曲唑、TAM 及两药联合应用 5 年的疗效及对骨密度的影响：随诊 68 个月时，阿那曲唑组骨折发生率显著高于 TAM 组，分别为 11% 和 7.7%（$P < 0.001$）[15]；5 年治疗结束后，继续随访 6 年和 7 年时，阿那曲唑组显示腰椎骨中位骨密度（BMD）增加分别为 2.35%（$P = 0.04$）和 4.02%（$P = 0.0004$），而 TAM 组则下降 0.79%（$P = 0.2$）和 0.3%（$P = 0.9$），髋骨的骨折风险没有明显增加[16]。

（3）卵巢功能抑制剂：促黄体激素释放激素类似物通过负反馈作用于下丘脑，

抑制下丘脑产生促性腺激素释放激素；同时还能抑制垂体产生黄体生成素（LH）和卵泡刺激素（FSH），使卵巢分泌雌激素减少。戈舍瑞林是其代表性药物，它通过抑制卵巢功能而急剧降低循环雌激素水平诱导卵巢萎缩。Fogelman 等[17]报道，53 例绝经前乳腺癌患者 2 年内每 28 天应用戈舍瑞林 3.6mg 抑制卵巢功能，对比 43 例仅行 6 周期 CMF（环磷酰胺、甲氨蝶呤、氟尿嘧啶）方案化疗患者，2 年结束后，治疗组与对照组腰椎的骨量丢失率 10.5%比 6.5%（P=0.0005）；股骨颈的骨量丢失率 6.4%比 4.5%（P=0.04）。表明戈舍瑞林也能降低患者骨密度，与化疗相比，其对骨密度的影响更加明显。

3. 乳腺癌放疗对 OP 的影响

放疗副反应分为早期和晚期两类。早期主要表现在皮肤、黏膜及周围组织，容易受到医生及患者重视；晚期往往为迟发性，易被忽视，其中放疗对骨的影响尤为重要。一般认为骨组织对放疗有耐受性，但是相对的，如果照射剂量较高或者反复照射，对骨也有明显损伤。放疗对骨组织破坏的程度与照射时间和剂量有关，大剂量照射除能直接杀伤骨细胞外，还能间接地引起骨内动脉内膜炎。此外，由于骨内含有大量矿物质，对放射线的吸收率比软组织高出 30%～40%。软组织肥厚地区，放射量也相应增大，骨吸收率也随之增高，因此骨损伤机会也增多。一般放疗引起骨质损伤的吸收剂量临界值为 30Gy，导致骨细胞坏死的剂量为 50Gy。全疗程剂量如低于这个剂量，患者也有感染或遭受各种刺激的风险，也能引起骨组织损伤。据统计，当患者进行全疗程治疗吸收剂量为 60Gy 时，照射后 5 年内 OP、骨组织坏死及骨折的发生率可达 5%，而剂量在 150Gy 时，则上升至 50%。

二、骨质疏松的防治

OP 的防治包括维持骨骼的正常生长和发育，保证达到合理的峰值骨量，减少因增龄和其他继发性因素所致的骨丢失，保证骨骼结构的完整和预防骨折等方面。治疗药物按其不同的作用机理分成三大类，见表 4-1。

表 4-1 防治骨质疏松的主要药物

药物种类	药物名称
骨吸收抑制剂	雌激素、选择性雌激素受体调节剂、降钙素、双磷酸盐
骨形成刺激剂	氟制剂
多重作用药物	钙、维生素 D、维生素 K、中药等

临床中根据骨密度（bone mineral density，BMD）检测对患者骨丢失和骨质疏松风险进行评估，当 BMD 的 T 值≥-1.0 为低危、-2.0＜T 值＜-1.0 为中危、T

值≤-2.0 或骨折风险评价工具预测 10 年主要骨折风险＞20%或髋骨骨折＞3%为高危。所有患者均应进行生活方式干预，建议每日至少 30 分钟中等强度的运动，如步行、跑步等；进食含钙丰富的食物；戒烟戒酒；特别注意防止跌倒和身体猛烈撞击。若依据 BMD 结果评估低危者，则应适当补充钙剂和维生素 D。此外，应坚持每年进行血 25-羟维生素 D、降钙素、甲状旁腺素及骨密度检测并对骨折风险进行评估。中高危患者除需改善生活方式外，还应及时给予适当的药物管理，乳腺癌患者应选择适当的剂量及方案进行治疗（表 4-2）。

表 4-2   钙剂、维生素 D 及双磷酸盐的剂量推荐应用方案

药物	推荐剂量及应用方案
钙剂	成人每日钙（元素钙）摄入量为 800mg
	绝经后女性和老年人为 1000mg；但老年患者平均每日从饮食中获取钙 400mg，因此平均每日补充的元素钙量为 500～600mg
维生素 D	成年人推荐每日剂量为 200IU（5μg）
	老年人推荐每日剂量为 400～800IU（10～20μg）
	治疗骨质疏松，每日剂量可为 800～1200IU，或与其他药物联合使用
双磷酸盐	
口服	服用时应注意饮食要求，同时在服用后要保持直立位
静脉	静脉双磷酸盐推荐使用方法为唑来膦酸 4mg，每 6 个月静脉注射 1 次
	可能的情况下可持续使用至 AI 类药物治疗结束

当钙剂为维生素 D 与双磷酸盐联合应用时，每日钙剂 1200～1500mg，维生素 D 400～800IU

药物治疗时建议选择对骨安全性影响较小的药物，以降低骨安全问题的发生。甾体类 AI 药物具有独特的雄激素样结构，较非甾体类 AI 药物对骨安全的影响小，建议高危患者可选择甾体类 AI 药物治疗。拒绝接受 AI 治疗或不能耐受 AI 类药物的绝经后乳腺癌患者，可服用他莫昔芬。雌激素及雌激素受体调节剂会对乳腺癌造成影响，故激素治疗 OP 比较困难。此类患者应该更加注重钙及维生素 D 的补充，既能防治 OP，也对乳腺癌的骨转移有一定的预防作用。药物治疗的同时，还应加强 25-羟维生素 D、降钙素、甲状旁腺素及骨密度检测频率，建议患者每 3～6 个月进行检测。

OP 是慢性疾病，需长期治疗，要达到预期效果，必须预防和治疗结合，在合理用药的前提下，提高人群及患者对 OP 的认识，养成良好的生活习惯，才能远离 OP 的烦恼，提高生活质量。

（王安银   王   泽   孔令泉）

参 考 文 献

[1] Taxel P, Faircloth E, Idrees S, et al. Cancer treatment-induced bone loss in women with breast cancer and men with prostate cancer. J Endocr Soc, 2018, 2(7): 574-588.

[2] Rachner T D, Coleman R, Hadji P, et al. Bone health during endocrine therapy for cancer. Lancet Diabetes Endocrinol, 2018, 6(11): 901-910.

[3] Oruc Z, Kaplan M A, Arslan C. An update on the currently available and future chemotherapy for treating bone metastases in breast cancer patients. Expert Opin Pharmacother, 2018, 19(12): 1305-1316.

[4] Trinkaus M, Simmons C, Myers-J, et al. Skeletal-related events in breast cancer patients with bone metastases treated in the nontrial setting. Support Care Cancer, 2010, 18(2): 197-203.

[5] Nicolin V, Bortul R, Bareggi R, et al. Breast adenocarcinoma MCF-7 cell line induces spontaneous osteoclastogenesis via a RANK-ligand-dependent pathway. Acta Histochem, 2008, 110(5): 388-396.

[6] 朱国英, 张燕燕, 顾淑珠, 等. 乳腺癌细胞对成骨细胞增殖和分化功能的抑制作用. 癌症, 2009, 28(5): 449-455.

[7] Martin M, Pienkowski T, Mackey J, et al. Adjuvant docetaxel for node-positive breast cancer. N Engl J Med, 2005, 352(22): 2302-2313.

[8] 邹文静, 刘丹, 李旭, 等. 乳腺癌术后辅助化疗对患者骨密度影响的临床研究. 临床医学研究与实践, 2017, 2(7): 17-18.

[9] 吐尔逊江·艾力, 亚迪卡尔·艾力肯, 雪来提·派祖拉. 不同化疗方案对乳腺癌患者骨密度的影响. 实用癌症杂志, 2016, (10): 1740.

[10] 白永利, 左书耀, 王林, 等. 化疗对乳腺癌术后患者骨代谢的影响. 现代肿瘤医学, 2010, 18(10): 1967-1970.

[11] Ng H S, Koczwara B, Roder D, et al. Incidence of comorbidities in women with breast cancer treated with tamoxifen or an aromatase inhibitor. J Comorb, 2018, 8(1): 16-24.

[12] Kyvernitakis I, Kostev K, Hadji P. The tamoxifen paradox-influence of adjuvant tamoxifen on fracture risk in pre-and postmenopausal women with breast cancer. Osteoporos Int, 2018, 29(11): 2557-2564.

[13] Hadji P. Aromatase inhibitor-associated bone loss in breast cancer patients is distinct from postmenopausal osteoporosis. Crit Rev Oncol Hematol, 2009, 69(1): 73-82.

[14] Kwan M L, Yao S, Laurent C A, et al. Changes in bone mineral density in women with breast cancer receiving aromatase inhibitor therapy. Breast Cancer Res Treat, 2018, 168(2): 523-530.

[15] Howell A, Cuzick J, Baum M, et al. Results of the ATAC trial after completion of 5 years'

adjuvant treatment for breast cancer. Lancet, 2005, 365(9453): 60-62.

[16] Eastell R, Adams J, Clack G, et al. Long-term effects of anastrozole on bone mineral density: 7-year results from the ATAC trial. Ann Oncol, 2011, 22(4): 857-862.

[17] Fogelman I, Blake GM, Blamey R, et al. Bone mineral density in premenopausal women treated for node-positive early breast cancer with 2 years of goserelin or 6 months of CMF. Osteoporos Int, 2003, 14(12): 1001-1006.

第二节　乳腺癌患者骨关节炎的诊断与防治

一、概况

　　乳腺癌相关的骨代谢疾病中除骨质疏松外，骨关节炎也是另一重要的骨代谢疾病。骨关节炎（osteoarthritis，OA）又称骨关节病、骨关节退行性病变等，是由多种因素引起关节软骨纤维化、皲裂、溃疡、脱失而导致的以关节疼痛为主要症状的退行性疾病[1]，可累及脊柱和四肢各关节，其中以膝、髋及指间关节最为常见[2]。依据致病因素可分为原发性和继发性两类。乳腺癌伴发 OA 症状轻者可因关节疼痛而影响患者生活质量，严重者可导致病变关节畸形，甚至残疾。因此关注乳腺癌伴发 OA 对于乳腺癌患者生存质量有重要意义。

二、病因与机制

　　乳腺癌患者伴发 OA 的病因目前尚不明确，其发生除与年龄、性别、肥胖、吸烟、遗传等因素有关外[3]，还可能与乳腺癌内分泌治疗、化疗所致的卵巢功能受损有关。

　　流行病学研究发现，围绝经期和绝经后女性 OA 患病率明显高于同年龄男性，提示性激素可能参与了 OA 的发生发展机制[2]。Ushiyama 等[4]研究发现人类关节软骨细胞中存在雌激素受体α和β基因的表达，提示关节软骨也是雌激素的靶组织之一。Spector 和 Vingard 等[5, 6]的研究发现，雌激素替代治疗对膝关节、髋关节 OA 具有显著的保护作用。Silva[7]等报道，切除小鼠卵巢可导致关节软骨破坏，应用雌激素治疗则可逆转此过程，这些证据表明，雌激素对 OA 确有保护作用。雌激素对 OA 的保护作用具体分子机制较为复杂，可能与基质金属蛋白酶、细胞因子等密切相关[8]。激素受体阳性的乳腺癌患者，需接受内分泌治疗，如芳香化酶抑制剂、雌激素受体调节剂（他莫昔芬、氟维司群）等，它们通过降低体内雌激素水平或抑制雌激素的作用，达到抑制肿瘤细胞生长的目的。有研究[9]表明，在接受芳香化酶抑制剂治疗的乳腺癌患者中，33%～61%的女性患者存在非炎症性关节疼痛、关节僵硬等 OA 症状。此外，乳腺癌患者化疗后常会出现卵巢功能受损，表现为雌激素降低、暂时或永久闭经、更年期提前等[10, 11]。因此可以认为，内分泌治疗的"去雌激素"作用和化疗所致的卵巢功能受损，在治疗乳腺癌的同时也使关节软骨失去了雌激素的保护，导致关节软骨破坏，进而发展为 OA，这可能是乳腺癌患者伴发 OA 的重要原因。

三、诊断及鉴别诊断

（一）临床表现

乳腺癌伴发 OA 常出现于乳腺癌治疗过程中，它与原发性 OA 临床表现相似，以关节疼痛、关节活动受限为主要表现，仅少数关节受累，最常受累的是膝、髋及指间关节。

1. 症状

关节疼痛是 OA 最常见的临床症状，发生率为 36.8%～60.7%，特点是疾病早期疼痛呈轻度或中度间断性隐痛，活动后疼痛加重，休息后缓解，晚期可出现持续性疼痛或夜间痛[1]。此疼痛常与天气变化有关，寒冷、潮湿环境均可加重疼痛。关节活动受限是该病的另一重要症状，常表现为晨起时关节暂时性僵硬（晨僵），活动后缓解，偶有关节交锁[12]。关节晨僵一般持续时间较短，常为几至十几分钟，极少超过 30 分钟。活动受限也可表现为静息后暂时性关节僵硬，如膝关节较长时间静止不动，再活动时关节疼痛、屈伸活动受限，缓慢活动后缓解。

2. 体征

病变关节早期可出现局部压痛，在伴有关节肿胀时尤其明显。随着病程进展，关节软骨破坏，关节面不平整，活动时可出现骨擦音（感）。晚期多伴有明显滑膜炎症，关节肿胀加重并出现关节内积液，膝关节浮髌试验（＋）。髋关节病变时，可有 Thomas 征（＋）和"4"字试验（＋）。手指指间关节病变可见侧方增粗畸形，形成 Heberden 结节和 Bouchard 结节。病变关节周围的肌肉因疼痛活动能力下降，并长期处于保护性痉挛状态，导致关节无力，可出现相应部位不同程度的肌肉萎缩。

（二）检查

1. 实验室检查

患者血常规、红细胞沉降率、C-反应蛋白、血清抗链球菌溶血素"O"、类风湿因子等检验指标一般在正常范围内，伴有滑膜炎症者，可出现红细胞沉降率和C-反应蛋白的轻度升高。关节液检查可见白细胞轻度增高，偶见红细胞、软骨碎片和胶原纤维碎片。

2. 影像学检查

X线检查是诊断OA的首选影像学检查。在早期，X线片大多正常，中晚期可见OA典型表现：关节间隙非对称性狭窄，软骨下骨硬化和（或）囊性变，关节边缘骨赘形成，部分患者关节腔内可见游离体。MRI对于临床诊断早期OA有一定意义，表现为受累关节软骨厚度变薄或缺损、骨髓水肿、半月板损伤及变性、关节积液及腘窝囊肿。CT常见受累关节间隙狭窄、软骨下骨硬化、囊性变和骨赘增生等。

3. 关节镜检查

关节镜检查可见滑膜绒毛明显增生、肿胀、充血，多呈细长形羽毛状，绒毛端分支紊乱；有薄膜状物，并杂有黄色脂肪或白色纤维化绒毛；关节软骨发黄、粗糙、糜烂、缺失；可有骨质裸露；骨赘形成；半月板不同程度的破坏[12]。关节镜属有创性检查，可能伴发感染或出血等不良反应，且费用较高，一般不作为常规检查。

（三）诊断要点

参照2018年《骨关节炎诊疗指南》[1]，髋关节、膝关节和指间关节OA的诊断标准分别见表4-3～表4-5。

表 4-3　膝关节 OA 的诊断标准

序号	症状或体征
1	近1个月内反复的膝关节疼痛
2	X线片（站立位或负重位）示关节间隙变窄、软骨下骨硬化和（或）囊性变、关节边缘骨赘形成
3	年龄≥50岁
4	晨僵时间≤30分钟
5	活动时有骨擦音（感）

注：满足诊断标准1+（2、3、4、5条中的任意2条）可诊断膝关节OA。

表 4-4　髋关节 OA 的诊断标准

序号	症状、实验室或 X 线检查结果
1	近 1 个月内反复的髋关节疼痛
2	红细胞沉降率≤20mm/h
3	X 线片示骨赘形成、髋臼边缘增生
4	X 线片示髋关节间隙变窄

注：满足诊断标准 1+2+3 条或 1+3+4 条，可诊断髋关节 OA。

表 4-5　指间关节 OA 的诊断标准

序号	症状或体征
1	指间关节疼痛、发酸、发僵
2	10 个指间关节中有骨性膨大的关节≥2 个
3	远端指间关节骨性膨大≥2 个
4	掌指关节肿胀<3 个
5	10 个指间关节中畸形的关节≥1 个

注：满足诊断标准：1+（2、3、4、5 条中的任意 3 条）可诊断指间关节 OA；10 个指间关节为双侧示、中指远端及近端指间关节，双侧第一腕掌关节。

（四）鉴别诊断

目前有研究发现[13, 14]，乳腺癌化疗可导致化疗相关类风湿关节炎，其临床表现与伴发 OA 相似，需与鉴别，详见表 4-6。

表 4-6　化疗相关类风湿关节炎与 OA 的鉴别

疾病	流行病学	受累关节	基本病变	症状	检查
骨关节炎	多发生于 50 岁之后；女性略多于男性	累及少数关节，可双侧同时发生	关节软骨变性	晨僵时间短（<30 分钟）	血液检查一般无异常
类风湿关节炎	多发生于 20~45 岁；女性多于男性，约 2.5∶1	多发性对称性病变	滑膜炎	晨僵时间长（通常>30 分钟）	血沉常增快、类风湿因子阳性

四、治疗

OA 的治疗目标是控制疼痛、减少炎症并保持关节功能[15]。

（一）一般治疗

对病变程度不重、症状较轻的 OA 患者，一般治疗是首选的治疗方式，具体包括：①适当运动保持关节活动度，尽量避免关节的超负荷运动，如长时间跑、跳、蹲、爬楼梯、爬山；②减轻体重、选用适当的行动辅助器械，以减少受累关节负重缓解疼痛；③配合适当的物理疗法促进局部血液循环、减轻炎症反应，缓解关节疼痛。

（二）药物治疗

非甾体类抗炎药物（nonsteroidal antiinflammatory drug，NSAID）是 OA 药物治疗的核心，常用于减轻炎症、控制疼痛、改善关节功能，包括非选择性 NSAID 和选择性 COX-2 抑制剂。使用 NSAID 药物治疗前应进行危险因素评估（表 4-7），对于消化道不良反应危险性较高的患者应选用选择性 COX-2 抑制剂或同时应用胃黏膜保护剂，对于心血管疾病危险性较高患者应慎用 NSAID 类药物[1, 16, 17]。如需长期使用 NSAID 应注意监测消化道和心血管系统的不良反应。对于 NSAID 类药物治疗无效或不耐受者，可使用其他镇痛药物控制疼痛。

表 4-7　NSAID 类药物治疗的危险因素评估

上消化道不良反应高危患者	心、脑、肾不良反应高危患者
高龄（年龄≥65 岁）	高龄（年龄≥65 岁）
长期应用	脑血管病史（有过脑卒中史或目前有一过性脑缺血发作）
口服糖皮质激素	心血管病史
上消化道溃疡、出血病史	肾脏病史
使用抗凝药	同时使用血管紧张素转换酶抑制剂及利尿剂
酗酒史	冠脉搭桥术围手术期（慎用 NSAID 药物）

近年，软骨的组成成分硫酸软骨素和氨基葡萄糖因具有减轻关节疼痛、延缓关节结构破坏进展的作用而被指南推荐使用[18]。但一项双盲、多中心、随机安慰剂对照研究[19]结果发现，与安慰剂组相比，氨基葡萄糖和硫酸软骨素并没有更有效地减轻膝关节疼痛。此外，一项纳入 10 项 RCT 共 3803 例患者的 Meta 分析[20]结果也发现，无论是单药还是联合治疗，氨基葡萄糖和硫酸软骨素都不能改善膝/髋 OA 患者的关节疼痛。目前，该类药物对 OA 的疗效尚存在争议，因此在国内最新版指南[1]中仅推荐对有症状的 OA 患者选择性使用。此外，对于早、中期 OA 患者，关节腔内注射玻璃酸钠可有效改善关节功能，缓解疼痛。

（三）手术治疗

外科手术适用于非手术治疗无效、病情较重、影响患者正常生活时，其目的是减轻或消除患者疼痛症状、改善关节功能、矫正畸形。OA 手术包括关节镜下清理手术、截骨术、关节融合术及人工关节置换术等（表 4-8）。

表 4-8　OA 的外科手术方式

手术方式	适用	优势	劣势
关节镜下清理手术	存在游离体、半月板碎片及增生滑膜的患者	兼具诊断和治疗的作用，对伴有机械症状的膝关节 OA 治疗效果较好	远期疗效与保守治疗相当
截骨术	适合青中年活动量大、轴线不佳的单间室病变的患者	最大限度地保留关节	
关节融合术	非手术治疗无效，存在关节置换禁忌证且对关节功能要求不高的终末期 OA 患者	可缓解疼痛	关节功能丧失
人工关节置换术	终末期 OA 患者	彻底消除关节疼痛，改善关节功能	

五、预防

对于化疗后或接受内分泌治疗的乳腺癌患者，如出现无明显诱因的关节疼痛或晨僵应引起足够重视，及早就诊，明确诊断，早期治疗，延缓关节结构破坏进展。

（戴　威　王　泽　孔令泉）

参 考 文 献

[1] 中华医学会骨科学分会关节外科学组. 骨关节炎诊疗指南(2018 年版). 中华骨科杂志, 2018, 38(12): 705-715.

[2] Litwic A, Edwards MH, Dennison EM, et al. Epidemiology and burden of osteoarthritis. Br Med Bull, 2013, 105: 185-199.

[3] Allen KD, Golightly YM. Epidemiology of osteoarthritis: state of the evidence. Curr Opin Rheumatol, 2015, 27(3): 276-283.

[4] Ushiyama T, Ueyama H, Inoue K, et al. Expression of genes for estrogen receptors alpha and beta in human articular chondrocytes. Osteoarthritis Cartilage, 1999, 7(6): 560-566.

[5] Spector TD, Nandra D, Hart DJ, et al. Is hormone replacement therapy protective for hand and knee osteoarthritis in women?. Ann Rheum Dis, 1997, 56(7): 432-434.

[6] Vingard E, Alfredsson L, Malchau H. Lifestyle factors and hip arthrosis. A case referent study of body mass index, smoking and hormone therapy in 503 Swedish women. Acta Orthop Scand, 1997, 68(3): 216-220.

[7] Silva JA, Colville-Nash P, Spector TD, et al. Inflammation-induced cartilage degradation in female rodents. Arthritis Rheum, 1993, 36(7): 1007-1013.

[8] 任海龙, 邢国胜, 白人骁. 雌激素与骨性关节炎. 中国骨伤, 2005, 18(12): 766-768.

[9] Nyrop KA, Callahan LF, Rini C, et al. Adaptation of an evidence-based arthritis program for breast cancer survivors on aromatase inhibitor therapy who experience joint pain. Preve Chronic Dis, 2015, 12: 535.

[10] Tiong V, Rozita AM, Taib NA, et al. Incidence of chemotherapy-induced ovarian failure in premenopausal women undergoing chemotherapy for breast cancer. World J Surg, 2014, 38(9): 2288-2296.

[11] Torino F, Barnabei A, De Vecchis L, et al. Chemotherapy-induced ovarian toxicity in patients affected by endocrine-responsive early breast cancer. Critical Rev Onco/Hemato, 2014, 89(1): 27-42.

[12] 赵玉沛, 陈孝平. 外科学. 3 版. 北京: 人民卫生出版社, 2016: 999-1001.

[13] Amiri AH, Rafiei A. Analysis of patients with post-chemotherapy arthralgia and arthritis in breast cancer. Indian J Med Sci, 2010, 64(5): 197-203.

[14] Almoallim H, Abdulaziz S, Fallatah E, et al. Clinical characteristics and outcomes of cancer patients with post-chemotherapy arthritis: a retrospective case series report. Open Access Rheumatol, 2017, 9: 111-116.

[15] Arnstein PM. Evolution of topical NSAIDs in the guidelines for treatment of osteoarthritis in elderly patients. Drugs Aging, 2012, 29(7): 523-531.

[16] Kielly J, Davis E M, Marra C. Practice guidelines for pharmacists: The management of osteoarthritis. Can Pharm J, 2017, 150(3): 156-168.

[17] Rafanan BS, Valdecanas BF, Lim BP, et al. Consensus recommendations for managing osteoarthritic pain with topical NSAIDs in Asia-Pacific. Pain Manag, 2018, 8(2): 115-128.

[18] 中华医学会风湿病学分会. 骨关节炎诊断及治疗指南. 中华风湿病学杂志, 2010, 14(6): 416-419.

[19] Clegg DO, Reda DJ, Harris CL, et al. Glucosamine, chondroitin sulfate, and the two in combination for painful knee osteoarthritis. N Engl Med, 2006, 354(8): 795-808.

[20] Wandel S, Juni P, Tendal B, et al. Effects of glucosamine, chondroitin, or placebo in patients with osteoarthritis of hip or knee. BMJ, 2010, 341: c4675.

第三节　乳腺癌患者维生素 D 缺乏或不足的诊断与防治

乳腺癌是女性最常见的恶性肿瘤之一，严重危害女性的身心健康。随着乳腺癌综合治疗（如手术治疗、化疗、放疗、内分泌治疗等）水平的提高，多数乳腺癌患者逐渐以一种慢性病的状态长期生存[1]。但目前乳腺癌的治疗措施也导致了一些副反应，如机体免疫力下降、骨代谢异常、精神心理障碍和心血管疾病等，严重影响患者生活质量，甚至危及生命。近年研究显示，维生素 D 缺乏（vitamin D deficiency）或维生素 D 不足（vitamin D inadequacy or insufficiency）已成为世界性公共健康问题，多种证据表明，维生素 D 缺乏不仅造成骨骼疾病（包括营养性佝偻病、软骨病、骨质疏松），还与多种骨骼外疾病密切相关，包括全因死亡率、心血管疾病及其死亡率、代谢综合征（肥胖、糖耐量减低/糖尿病、脂代谢紊乱、高血压）、恶性肿瘤、感染、过敏性疾病及哮喘、精神及神经疾病、自身免疫性疾病、慢性肾病等[2, 3]。笔者对系统治疗后门诊随访的 127 例乳腺癌患者检测 25-羟维生素 D 发现，其中 106 例（83.5%）乳腺癌患者存在维生素 D 缺乏或维生素 D 不足。同时笔者研究发现，乳腺癌患者中还存在较高比例的甲状旁腺功能亢进。已有多项研究显示，乳腺癌患者中普遍存在维生素 D 缺乏或不足，维生素 D 缺乏或不足是乳腺癌发生和不良预后的危险因素[3-10]。因此，规范防治乳腺癌患者的维生素 D 缺乏或不足及甲状旁腺功能亢进还可使乳腺癌患者获得钙代谢以外的益处。

一、维生素 D 的生理作用与代谢

维生素 D 是维持人体健康必不可少的营养素，它作为细胞核类固醇超家族激素成员，具有调节钙磷代谢、影响细胞增殖分化、参与免疫炎症反应等作用。维生素 D 对肌肉骨骼健康至关重要，因为它可以促进肠道钙磷吸收，并在肌肉功能中起重要作用。维生素 D 缺乏症的主要表现在成人为软骨病，在儿童为佝偻病；轻度维生素 D 缺乏症，称为维生素 D 不足，可能会导致中老年继发性甲状旁腺功能亢进症、骨质流失、肌肉无力、跌倒和脆性骨折[2, 3]。

研究显示，维生素 D 缺乏除与骨代谢疾病、肿瘤、心血管疾病、心理健康等常见多发慢性疾病相关外，也是传染病和自身免疫疾病易感的危险因素。维生素 D 不仅功能多而且作用靶器官广泛。维生素 D 与细胞核上维生素 D 受体（vitamin D receptor，VDR）结合后可影响众多基因的表达，而发挥其生理功能，VDR 在肾脏、免疫细胞、骨骼等细胞都有广泛表达[3]。人体内的维生素 D 主要来源于膳食和紫外线光照皮肤后合成。由肠道吸收及皮肤合成的维生素 D_3 进入肝后被肝内的 25-羟基酶（CYP2R1）代谢转化为 25-（OH）D_3，25-（OH）D_3 则由肾脏内的 1α-羟基酶（CYP27B1）转化为维生素 D 的活性代谢物 1α，25-（OH）D_3。1α，25-（OH）D_3 是维生素 D_3 代谢最主要的活性形式，由肾脏分泌后进入血液循环。同时 1α，25-（OH）D$_3$ 也是一种自分泌激素，1α-羟基酶在成骨细胞、单核细胞、巨噬细胞、乳腺癌、神经细胞、胰岛细胞、结肠癌细胞等肾外细胞均有表达，25-(OH)D$_3$ 在这些细胞内可直接被代谢为活性形式且不受经典的钙磷代谢调节[11]。

二、维生素 D 在乳腺癌中的作用

（一）维生素 D 的抑癌机制

乳腺癌等癌细胞中也含有 VDR，结合维生素 D 的 VDR 也能通过调控靶基因对乳腺癌及多种肿瘤具有很强的抑制作用。体外研究显示，1α，25-（OH）D$_3$ 可抑制乳腺癌细胞增殖、诱导细胞分化及凋亡，并抑制血管新生。还有研究显示，VDR 可能与乳腺癌细胞雌激素通路有关。维生素 D 通过阻碍雌激素介导的促细胞分裂信号达到抗 ER 阳性乳腺癌的作用[4]。

（二）维生素 D 与乳腺癌发病风险

有 Meta 分析显示，随着血清维生素 D 水平的上升。乳腺癌发病风险显著降低。血清维生素 D 水平每上升 20ng/ml，乳腺癌发病风险降低 26%，提示体内活性维生素 D 水平与乳腺癌发病呈负相关。另有一篇系统综述分析了发表于 1998～2018 年的 68 篇有关维生素 D 与乳腺癌风险的病例对照和队列研究的文献显示，血清维生素 D 对乳腺癌有保护作用，但分层分析显示，血清维生素 D 对乳腺癌的保护作用仅限于绝经前人群[6]。

（三）维生素 D 与乳腺癌患者的预后

有研究显示，依照国际指南判定标准，乳腺癌患者中有 86.2% 存在维生素 D 缺乏或不足，其中 47.1%为维生素 D 缺乏，39.1%为维生素 D 不足[12]。有报道，新辅助化疗后维生素 D 水平显著降低，适时进行防治可能有利于骨健康和改善乳腺癌结局[13]。笔者对系统治疗后门诊随访的乳腺癌患者检测 25-羟维生素 D 发现，约 83.5%的乳腺癌患者存在维生素 D 缺乏或不足，主要是维生素 D 不足。同时，笔者还研究发现乳腺癌患者中存在较高比例的甲状旁腺功能亢进。维生素 D 在体外试验中，被证实对乳腺癌细胞具有抑制肿瘤细胞增长、促进凋亡等作用，因此体内维生素 D 水平可能与乳腺癌患者的预后有关。研究发现，局部晚期或转移性乳腺癌 25-羟维生素 D 水平显著低于早期乳腺癌患者[10]。一项德国的前瞻性研究显示，1295 例 50～74 岁绝经后乳腺癌患者中，血清维生素 D 水平与乳腺癌死亡及复发风险呈负相关。血清维生素 D 水平低者有较高的死亡风险（血清维生素 D

水平每降低 10nmol/L，HR=1.08，95%CI 1.00～1.17）及较高的复发风险（血清维生素 D 水平每降低 10nmol/L，HR=1.14，95%CI 1.05～1.24）；分层分析发现，血清 25 羟维生素 D>55nmol/L 的患者较<35nmol/L 的患者预后好。进一步研究发现，在 luminal A 型及 B 型乳腺癌患者中，维生素 D 水平与乳腺癌复发风险相关，而在 HER-2 阳性及三阴性乳腺癌患者中，两者无相关性（P=0.245、0.879）。有 Meta 分析显示，5984 例乳腺癌患者中血清维生素 D 水平高的患者有较低的死亡风险（HR=0.67，95%CI 0.56～0.79，P<0.001）。进一步量效 Meta 分析显示，乳腺癌患者血清维生素 D 水平每升高 1nmol/L 的 HR 为 0.994。与血清维生素 D 阈值 23.3nmol/L 以下的乳腺癌患者相比，血清维生素 D 水平每升高 10nmol/L、20nmol/L 和 25nmol/L，患者的死亡风险将分别降低 6%、12%和 14%[7]。

三、维生素 D 状态判定

检测血清 25-羟维生素 D 是评价维生素 D 状态的最好方法。乳腺癌患者中普遍存在维生素 D 缺乏或不足，应常规行血清 25-羟维生素 D 检测，以便为个体补充维生素 D 提供剂量参考。血钙、甲状旁腺素和碱性磷酸酶的异常，通常在维生素 D 缺乏症的后期才表现出来。

国际骨质疏松基金会[14]定义：①血清 25-羟维生素 D<10ng/ml 为维生素 D 严重缺乏；②血清 25-羟维生素 D<20ng/ml 为维生素 D 缺乏；③血清 25-羟维生素 D 20～30ng/ml 为维生素 D 不足；④血清 25-羟维生素 D 达到 30ng/ml 为补充维生素 D 的最低目标，最佳为 30～50ng/ml。目前已被大多数学者接受并使用。中国《维生素 D 与成年人骨骼健康应用指南》（2014）[2]建议：①血清 25-羟维生素 D<30nmol/L 为维生素 D 缺乏；②血清 25-羟维生素 D 为 30～49.9nmol/L，在一些人群中为维生素 D 不足；③血清 25-羟维生素 D ≥50nmol/L，在几乎所有人群中为维生素 D 充足。由于在临床中对于普通个体的维生素 D 实际需求量并不清楚，为了保证个体的维生素 D 水平足够或潜在益处，医生也可建议使个体的维生素 D 达适宜状态，血清 25-羟维生素 D 可能需 50～75nmol/L 或更高。因此维生素 D 临床营养状况评估通常定义为（以血清 25-羟维生素 D 为指标）[2]①缺乏：<30nmol/L（<12ng/ml）；②不足：30～75nmol/L（12～30ng/ml）；③充足：75～250nmol/L（30～100ng/ml）；④中毒：>375nmol/L（>150ng/ml）。

四、维生素 D 的补充

除了依据血清 25-羟维生素 D 判定维生素 D 状态，给予维生素 D 缺乏及不足的患者维生素 D 治疗。维生素 D 是人体所必需的一种脂溶性维生素，主要由食物摄入和皮肤合成。长时间的全身性日光浴并非必需，只要将手脚露出 30cm，在阳光下晒 30 分钟即可。经常进行户外活动，不仅可吸收新鲜的空气，也可沐浴充足的阳光，可达到强身健体、防止维生素 D 缺乏症的目的。研究[15]表明，血清 25-羟维生素 D 水平与患者的年龄和体脂百分比呈负相关，绝经后乳腺癌患者接受芳香化酶抑制剂（AI）治疗会加速增加骨丢失，进而增加发生骨质疏松乃至骨折的风险，相关指南[16, 17]已推荐此类患者补充维生素 D。乳腺癌患者中普遍存在维生素 D 缺乏或不足，化疗后维生素 D 水平会显著降低，适时进行防治可能有利于骨骼健康和改善乳腺癌预后[13]。外科有更多乳腺癌患者初治机会，应关注维生素 D 状态、降钙素和甲状旁腺水平的监测，以争取让更多的乳腺癌患者尽可能早期获益。

　　口服维生素 D_3 是维生素 D 缺乏症的首选治疗方式。摄入足量的维生素 D 对于维持骨密度至关重要，当维生素 D 和钙剂一起与唑来膦酸联合使用时，维生素 D 的建议剂量为 400～800IU/d；治疗骨质疏松的剂量为 800～1200IU/d[16]。碳酸钙 D_3 片每片含维生素 D_3 125IU，不适宜作为乳腺癌患者维生素 D 缺乏症的治疗选择。鉴于维生素 D 在乳腺癌治疗中的重要地位，维生素 D 制剂的使用还应结合患者自身情况个体化治疗，遵循我国现有证据和指南的指引，对合适的患者给予足量、安全、有效的维生素 D 补充。

（王　泽　孔令泉）

参 考 文 献

[1] Siegel RL, Miller KD, Jemal A, et al. Cancer statistics. CA Cancer J Clin, 2018, 68(1): 7-30.

[2] 中国老年学学会骨质疏松委员会维生素 D 学科组专家委员会. 维生素 D 与成年人骨骼健康应用指南(2014 年标准版). 中国骨质疏松杂志, 2014, 20(9): 1011-1029.

[3] 江巍, 高凤荣. 维生素 D 缺乏相关性疾病研究进展. 中国骨质疏松杂志 2014, 20(3): 331-335.

[4] Puente DL, Cuadrado MA, Ciudad MJ, et al. Vitamin D and its role in breast cancer. Kaohsiung J Medi Sci, 2018, 34(8): 423-427.

[5] Sousa AF, Luca VH, Pessoa EC, et al. Vitamin D deficiency is associated with poor breast cancer prognostic features in postmenopausal women. Steroid Biochem Mol Biol, 2017, 174: 284-289.

[6] Estebanez N, Gomez I. Vitamin D exposure and risk of breast cancer: a meta-analysis. Sci Rep, 2018, 8(1): 9039.

[7] Hu K, Callen DF, Li J, et al. Circulating vitamin D and overall survival in breast cancer patients: A dose-response meta-analysis of cohort studies. Integr Cancer Ther, 2018, 17(2): 217-225.

[8] Brien KM, Sandler DP, Taylor JA, et al. Serum vitamin D and risk of breast cancer within five years. Environ Health Perspect, 2017, 125(7): 077004.

[9] Welsh J. Vitamin D and breast cancer: past and present. J Steroid Biochem Mol Biol, 2018, 177: 15-20.

[10] 唐炜, 陈小松, 沈坤炜. 维生素 D 与乳腺癌发病风险及预后的关系. 外科理论与实践, 2012, 17(3): 294-296.

[11] Henry HL. Regulation of vitamin D metabolism. Best Pract Res Cl En, 2011, 25: 531-541.

[12] 胡兰, 范芳芳, 姚莉, 等. 不同诊断标准下乳腺癌患者维生素D状态的差异及药物处置情况调查. 临床药物治疗杂志, 2017, 15(8): 46-48.

[13] Charehbili A, Hamdy NA, Smit VT, et al. Vitamin D status and pathological response to neoadjuvant chemotherapy in stage Ⅱ / Ⅲ breast cancer. Breast, 2016(25): 69-74.

[14] Rosen CJ. Vitamin D Insufficiency. N Engl J Med, 2011, 364(1): 248: 254.

[15] Acevedo F, Perez V, Perez S, et al. A high prevalence of vitamin D deficiency in women with breast cancer. Breast, 2016, 29: 39-43.

[16] 中国乳腺癌内分泌治疗多学科管理骨安全共识专家组. 绝经后早期乳腺癌芳香化酶抑制剂治疗相关的骨安全管理中国专家共识. 中华肿瘤杂志, 2015, 37(7): 554-558.

[17] Tremollieres FA, Ceausu I, Depypere H, et al. Osteoporosis management in patients with breast cancer: EMAS position statement. Maturitas, 2017, 95: 65-71.

第五章　乳腺癌患者的精神心理问题

第一节　乳腺肿瘤心理学概述

　　"有时去治愈（to cure sometimes），常常去帮助（to relieve often），总是去安慰（to comfort always）。"美国医生特鲁多的这句名言对目前人类恶性肿瘤的治疗仍具有重要指导意义。乳腺癌是严重影响女性身心健康的最常见的恶性肿瘤。乳腺癌患者心理社会因素与免疫系统之间有着密切的联系，心理社会因素作用于免疫系统影响着肿瘤的发生与发展[1-7]。乳腺癌患者不仅要承受来自癌症本身的打击，而且还要面对乳房缺失所致躯体形象受损带来的心理打击，给患者的生理和心理带来严重影响，加重患者的抑郁、疑虑、恐惧、绝望等负性情绪反应。研究显示，31.8%的癌症患者符合严格意义的精神障碍诊断标准，而乳腺癌患者精神心理问题发生率最高，达到42%[8]，以抑郁与焦虑最常见，但多数患者并未得到及时诊治，严重影响其长期治疗依从性，并且成为导致近远期复发重要因素之一[9]。焦虑、抑郁等心理问题和负性情绪不但影响患者的机体状态和治疗后的康复，也会造成患者的行为退化及治疗中断，导致患者出现更多的临床不适，影响其生活质量和治疗效果，甚至对预后产生不良影响。有报道，癌症患者的自杀风险是一般人群的 2.3 倍，这一流行病学数据并不被精神科医生和肿瘤科医生所熟知。癌症晚期患者，在接受姑息性治疗或在终末期时，更容易自杀。通常，癌性疼痛、抑郁、精神错乱、孤独和失去生活质量被认为是导致自杀的高风险因素。癌症自杀的患者中，50%都达到抑郁症诊断标准。

　　研究表明，某些精神心理因素如负性生活事件，特别是该事件未能获得社会支持，可造成机体紊乱而诱发乳腺癌的发生。同样，在乳腺癌的诊治及随访过程中，积极地心理干预可以改善其负性情绪，提高患者对治疗的依从性，减轻躯体症状如疼痛，以及化疗引起的恶心、呕吐，甚至可以提高患者的免疫功能，抑制癌症的发展。乳腺癌患者的心理障碍发生率远高于其他恶性肿瘤患者[10]，提示心理因素对乳腺癌有重要的影响。心理社会因素，如负性生活事件等，可通过神经、内分泌抑制，使免疫系统受损，导致恶性肿瘤的生长并影响其病程和转归[11, 12]。有研究表明，不良的社会心理刺激因素是一种强烈的"促癌剂"[13]。长期慢性的负性刺激可通过下丘脑-垂体-肾上腺轴和交感神经系统负向调节抑制机体的免疫功能[14]。免疫功能的紊乱造成机体免疫监视和免疫清除功能下降，使机体容易发生感染、自身免疫病和肿瘤等疾病。

癌症患者中，乳腺癌伴有的精神障碍最多，主要问题是睡眠障碍。笔者等[15]采用匹兹堡睡眠质量指数量表（PSQI）对首次确诊的 194 例和化疗期间 114 例乳腺癌患者分别检测发现，首次确诊时睡眠障碍发生率约为 50%，而化疗后达65.8%；主要的睡眠问题有入睡时间长、睡眠效率低及日间功能障碍等，其将影响患者的情绪、生活质量和治疗效果。

化疗相关认知功能障碍（chemotherapy-related cognitive impairment，CRCI），又称为"化疗脑"，是患者在化疗期间或化疗后出现的认知下降现象，主要有记忆力减退、注意力不集中、空间感受损、执行能力下降及推理学习能力受损等。有研究显示，在接受化疗的乳腺癌患者中，16%～75%会在治疗过程中出现中度到重度的认知损伤，其中有35%的患者在治疗结束数月到数年的时间内症状持续存在，它不仅严重影响患者的生活质量，还会影响患者重返职场[16]。笔者等[17]应用 P300 评估乳腺癌患者 CRCI 状况：首次确诊为 48.8%、化疗后为 79%、随访 2.4年后为 69.0%（$P<0.05$）。50 岁以下乳腺癌患者 CRCI 症状更为显著且不易恢复。CRCI 重在预防。小样本的认知行为治疗研究提示对认知改善有一定的作用。

随着科学技术的发展，医学模式已经由原有的单一的生物医学模式转变为生物-心理-社会医学模式，对于肿瘤的研究也越来越重视社会心理因素在肿瘤的发生、发展、治疗、康复中的作用，从而逐步形成了一个新兴的肿瘤学分支——心理社会肿瘤学（psychosocial oncology），简称心理肿瘤学（psycho-oncology）。从心理学的角度阐述肿瘤的病因，对正常人群给予心理指导，以预防肿瘤的发生，给予肿瘤患者心理支持、康复指导，以至临终关怀。心理治疗是指利用人的心理活动对体内的生理、生化过程产生积极的效果，帮助患者向痊愈的方面发展。癌症是一种身心疾病，在对癌症患者的治疗中应该提高对心理治疗意义的认识，通过提高患者的信心，产生开朗、乐观的情绪和积极向上的精神，增强机体的免疫功能和抗病能力，通过调整，使体内各种组织细胞的功能恢复正常，各种器官间重新趋于协调。乳腺癌的综合治疗明显提高了患者的治愈率，但也有不同程度的不良反应，给患者带来了精神上和物质上的压力。要渡过这些难关，患者需要相应的支持疗法。除了药物和营养等的支持，患者的心理支持也应是乳腺癌综合治疗的一个重要组成部分。

心理医生或精神科医师可以帮助患者学习如何处理心中"颓丧"和"无助"的感觉。心理医生可以帮助患者面对和处理癌症治疗中的并发症或副作用，用不同的心理技术，如放松训练、催眠疗法、音乐疗法等，帮助患者减轻化疗过程中引起的恶心呕吐。有研究显示，选择性心理干预有提高化疗期间乳腺癌患者外周血 T 细胞亚群和降低焦虑抑郁情绪的功能[18]。服用低剂量的抗抑郁药物，可帮助部分患者减轻疼痛和改善心情。应鼓励乳腺癌患者寻求精神科医师或心理医师的帮助，以增强抗癌的信心和斗志，用正确的心态来面对逆境。

心理治疗是多方面和多层次的，需要医护人员、患者家属及患者本人的积极配合，单独一方是难以完成的。在发达国家，癌症治疗常成立一个治疗小组，有治疗肿瘤的医生、护士，还配有专门的心理医生。目前在我国已逐渐开展乳腺癌多学科协作（multidisciplinary team，MDT）的诊疗服务模式，但国内多数医院对癌症患者的抗肿瘤治疗和心理治疗仍处于分割状态，很少有对乳腺癌患者开展心理治疗服务的，也缺少对乳腺癌患者进行心理诊断的相关记录。因此有必要开展针对乳腺肿瘤心理学的 MDT 诊疗模式。心理治疗前还应对患者的生活习惯、文化水平、病情变化、思想情绪及家庭环境等作充分的评估。根据患者的文化程度、性格特征及心理特点，选择适当的心理治疗方式，因人而异。同时，心理治疗作为乳腺癌的综合治疗的一个重要组成部分，应该和其他治疗相互配合，相互促进。

乳腺癌患者心血管病变与心理问题在临床上常常共存，判断是否为心血管器质病变，对作出准确、全面的诊断及疾病的疗效有重要作用。在就诊的心血管疾病患者中，针对疑似有心理问题的患者，应注意询问其近期是否有情绪低落及兴趣减退等症状，在明确有无器质性心脏病的同时关注其心理问题，以期达到最佳的疗效。心理、心脏两者息息相关，乳腺癌临床应加强"双心医学"，即乳腺肿瘤心理心脏病学的建设及多学科协作，使更多医务工作者在治疗躯体病变的同时对心理问题给予更多的关注[19, 20]。

（伍　娟　李　晓　孔令泉）

参 考 文 献

[1] 龚蕉椒, 周颖清, 吴凯南, 等. 乳腺癌患者心理社会因素与免疫功能的变化及其相关性. 中国全科医学, 2008, 11(5): 838-840.

[2] 龚蕉椒, 周颖清, 吴凯南, 等. 乳腺癌患者心理社会因素与免疫功能的相关性. 现代肿瘤医学, 2008, 16(2): 320-322.

[3] 孔令泉, 吴凯南. 乳腺肿瘤心理学. 北京: 科学出版社, 2016.

[4] 孔令泉, 李欣. 乳腺癌患者的心理治疗//吴凯南主编. 实用乳腺肿瘤学, 北京: 科学出版社, 2016.

[5] 孔令泉, 李欣, 厉红元, 等. 关注乳腺癌患者的心理问题和心理治疗. 中华内分泌外科杂志, 2016, 10(5): 356-359, 364.

[6] Arshad B, LingquanK, Bibi N. Psychotherapy for breast cancer patients. Int Res J Med Sci, 2014,

2(12): 15-18.

[7] 唐丽丽, 王建平. 心理社会肿瘤学. 北京: 北京大学医学出版社, 2012.

[8] Mehnert A, Brahler E, Faller H, et al. Four-week prevalence of mental disorders in patients with cancer across major tumor entities. J Clin Oncol, 2014, 32: 3540-3546.

[9] Meyer F. Breast cancer: what psychiatrists need to know. Psychiatric Times, 2016, 23(4): 30-32.

[10] Nagel S, Talbot NP, Mecinovic J, et al. Therapeutic manipulation of the HIF hydroxylases. Antioxid Redox Signal, 2010, 12(4): 481-501.

[11] 沈雁英. 肿瘤心理学. 北京: 人民卫生出版社, 2010.

[12] 李少林, 周琦主. 实用临床肿瘤学, 北京: 科学出版社, 2013.

[13] Gorlach A. Regulation of HIF-1 alpha at the Transcriptional Level. Curr Pharm Design, 2009, 15(33): 3844-3852.

[14] Semenza GL. HIF-1 inhibitors for cancer therapy: from gene expression to drug discovery. Curr Pharm Design, 2009, 15(33): 3839-3843.

[15] 孔令泉, 邹宝山. 乳腺癌患者首确诊和化疗期间睡眠障碍状况研究. 沈阳: 中国肿瘤学大会, 2018, 862724.

[16] 郑燕梅, 罗斌. 乳腺癌化疗相关认知功能障碍研究进展. 中华临床医师杂志(电子版), 2015, 9(1): 105-110.

[17] Bilal Arshad, Kong Lingquan. Cognitive impairments in breast cancer survivors treated with chemotherapy: an event related potentials study. Chongqing: Chongqing Medical University, 2018.

[18] 龚蕉椒, 周颖清, 罗凤, 等. 选择性心理干预对乳腺癌患者 T 细胞亚群和情绪的影响. 重庆医科大学学报, 2008, 33(7): 875-877.

[19] 孔令泉, 吴凯南, 厉红元. 乳腺肿瘤心脏病学. 北京: 科学出版社, 2018.

[20] 李浩, 孔令泉, 吴凯南. 乳腺肿瘤心脏病学的建立及多学科协作的意义. 中国临床新医学, 2018, 11(1): 94-97.

第二节　乳腺癌患者的精神心理障碍

一、概述

　　心理障碍是指心理活动不能适应环境发展, 缺乏按社会规范的方式思维和行动的能力, 产生的后果对个人和社会都是不相适应的。心理活动包括感觉、知觉、记忆、思维、情绪、注意、意志、智能、意识等, 其中任何一方面的变化导致与环境失衡均可表现为精神心理障碍。它包括神经衰弱、癔症、焦虑、强迫、恐怖、疑病、抑郁等。乳腺癌患者心理障碍多由心理反应发展而来。当患者得知自身病情后会出现相应的心理反应，在其病程各阶段，心理反应会有相应变化，常见的心理反应包括感知觉异常、退化即幼稚化、猜疑、易怒、失助感与自怜、期待等。若患者的心理反应达到一定程度、持续一定的时间，影响了其社会功能和角色适应，心理反应就发展为心理障碍，二者之间并无严格的界限，从心理反应到心理障碍，如能早期识别乳腺癌患者对疾病的心理反应，即可能避免其发展为严重的心理障碍；即使已经出现了心理障碍，若能准确把握，及时转诊，让其接受正确有效的治疗，完全有可能回归角色和社会。

二、乳腺癌患者精神心理障碍的发生及危害

乳腺癌患者多需手术治疗、化疗、放疗、内分泌治疗、靶向治疗等综合治疗。根治性手术治疗会使患者丧失病侧乳腺，使患者不仅要承受来自癌症本身的打击，还要面对乳房缺失所致躯体形象受损带来的心理打击。化疗常诱发恶心、呕吐，影响睡眠质量，降低身体抵抗力，导致脱发及肥胖等问题，给患者的生理和心理带来影响，加重患者的焦虑、抑郁、疑虑、恐惧等负性情绪。内分泌治疗持续时间长，患者体内雌激素显著降低，导致内分泌紊乱、早衰、潮热、盗汗、骨质疏松等症状，降低其生活质量，还常出现焦虑、抑郁、自卑等问题。放疗和靶向治疗也有其相关合并症。有研究显示，抑郁症与癌症共存，实体肿瘤抑郁症患病率20%～50%[1]。国外有研究对乳腺癌患者随访近 5 年发现，45%的乳腺癌患者有不同程度的精神心理问题，其中 42%为抑郁障碍或焦虑障碍。20%伴有两种以上的精神障碍[2]。国内有调查显示，乳腺癌患者术后两年仍有约 45%的焦虑障碍及 60%的抑郁障碍存在，在治疗期间患者焦虑症状的发生率更高达 90%以上[3]。焦虑、抑郁等负性情绪不但影响患者的机体状态和治疗后的康复，也会造成患者的行为退化及治疗中断，导致其出现更多的临床不适，影响生活质量和治疗效果，甚至对预后产生不良影响。有报道显示，癌症患者的自杀风险是一般人群的 2.3 倍。晚期癌症患者，在接受姑息性治疗或已处于终末期时，更容易自杀。通常认为，癌性疼痛、抑郁、精神错乱、孤独和失去生活质量被认为是导致自杀的高危因素[4]。因此，对乳腺癌患者诊治过程中出现的精神心理问题应引起人们的高度重视。

三、乳腺癌患者常见的精神心理问题

（一）焦虑

焦虑是指预感要发生不良后果时的一种复杂情绪反应，表现为惴惴不安、恐

惧、预感凶事、坐卧不宁。焦虑是乳腺癌十分常见的心理障碍。一种是交感神经系统机能亢进表现（躯体性焦虑），如心跳加快、面色苍白或潮红、皮肤发冷、肌肉紧张；另一种是心理表现（心理性焦虑），有些患者承认自己紧张，对病情及预后担心，另一些患者故作姿态掩饰自己的焦虑；有的过度保护自己，充满敌意，攻击或者提出不合理的要求。过度的焦虑可能造成精神崩溃，使人惊慌错乱而不能适应，持续的焦虑可使机体免疫功能降低，激素调节紊乱，影响乳腺癌的疗效和康复，甚至造成并发症。

（二）抑郁

抑郁是一种由现实丧失或预期丧失引起的消极情绪。乳腺癌患者由于受到身体和心理的双重打击，加之治疗时间长、化疗过程痛苦，易出现抑郁。若患者出现以下表现：①失去兴趣和乐趣，出现悲观、消极情绪，心情压制，体会到痛苦，感觉度日如年、绝望无助、自责自罪等。②自述思维迟钝、缓慢、记忆力差，有时感到脑子一片空白，注意力不集中。③语言减少，缺乏动力，与人交往减少，工作（家务）能力下降，力不从心等。④新近出现症状如睡眠障碍，尤其是早醒，另有难以入睡、多醒；消化系统有食欲减退、便秘、口干、胃肠功能紊乱；性欲减退、月经紊乱；慢性疼痛如头痛、眼痛、胃痛、四肢酸痛、颈肩疼痛、腰痛等；或者全身症状如容易疲乏、体重减轻等。在怀疑原有乳腺癌病情波动的同时，也要想到可能有抑郁情绪出现的可能。抑郁症状应引起重视，因为约80%的抑郁患者有过自杀意念，20%～40%有致死或非致死性自杀企图和行为，15%反复发作的抑郁情绪最终自杀身亡。

（三）猜疑

乳腺癌的疗程较长，可能使患者对疾病的预后估计有反复，常出现猜疑的心理反应。猜疑是一种消极的自我暗示，由于缺乏根据，会影响人对客观事物的正确判断。有的患者在患病后常会变得异常敏感，经常怀疑诊断，甚至尝试寻找许多可能的原因怀疑医生做出的诊断，听到别人低声细语，就以为是在议论自己的病情，觉得病情加重，对别人的好言相劝不相信，甚至曲解原意；担心用错药和药物的不良反应；由于缺乏医学常识和主观感觉异常，不能正确地认识自己的疾病，对机体的各种生理现象胡乱猜疑等。

（四）易怒

有些患者常常会因乳腺癌的折磨，为一点小事而发火，对自己不能左右生活而烦恼。这些无名之火，可能是潜意识的，表现为攻击自身或他人、拒绝别人的关心照顾、拒绝正当的治疗和护理、逃避服药，甚至破坏正在采取的医疗措施。

（五）失助感与自怜

当一个人认为自己的状态没有控制力时，就会有失助感。乳腺癌患者往往有类似的心理体验，表现为无能为力、听之任之，甚至失望被动。这是自我价值感丧失、信心降低造成的。此类患者容易出现丧失与疾病斗争的信心，甚至放弃治疗。

四、乳腺癌精神心理问题的治疗

乳腺癌属于身心疾病，在对患者的治疗中应该提高对心理治疗意义的认识，通过提高患者的信心，产生开朗、乐观的情绪和积极向上的精神，增强机体的免疫功能和抗病能力。在乳腺癌的诊断、治疗、康复及随访过程中，积极地心理干预可以改善其负性情绪，提高患者对治疗的依从性，减轻躯体症状，甚至可以提高患者的免疫功能，抑制癌症的发展，并改善患者的预后。对于多数乳腺癌患者而言，心理治疗是缓解其焦虑、抑郁、紧张情绪的有效方法，常用的心理治疗方法包括以下 9 种。

（一）健康教育

通过健康教育使乳腺癌患者建立健康良好的生活方式，戒除吸烟、过量饮酒、熬夜等不良习惯。避免高脂及高热量饮食、加强体育锻炼、控制肥胖、营造和谐的社会环境、改善人际关系、科学应对负性生活事件，积极配合有关乳腺癌的各项治疗，并定期随访检查。为患者及其家属科普乳腺癌的相关知识及疾病的发展与转归，让患者对自身疾病更加了解，能增加患者的依从性，降低其恐惧未知的心理。

（二）认知治疗

所谓认知是指一个人对某个对象或事物的看法。如果一个人的认知评价存在错误，就有可能产生各种不适当行为和不良情绪，进而导致或加重身心症状。患者因患癌症而产生的恐惧、焦虑、紧张等心理反应，往往继发于与客观事实不符的负性认识。通过认知治疗，医生可以纠正患者在诊疗中出现的各种错误认知。Lovejoy 等[5] 总结分析以往公开及未公开的资料，指出认知治疗的使用能加快与癌症相关抑郁的恢复，改善患者生活质量。对患者环境的认知治疗技术的应用也可减轻和预防抑郁。

（三）心理支持治疗

心理支持治疗是心理治疗的基础，其基本原则是运用正确的医学知识和心理治疗，帮助患者获取积极的认知和行为应对，鼓励患者面对现实，树立战胜癌症的信心，采取乐观的态度，争取得到来自亲属、医务人员及社会的支持，为治疗创造良好的心理条件，增强患者自身的免疫力，提高治疗效果。治疗前，主管医生应向患者及家属告知针对患者病情的具体治疗方案、治疗效果、可能出现的不良反应及处理方法。即使患者治疗前已知晓相应治疗的不良反应并有一定的心理准备，但当治疗的不良反应较多、较重时，某些患者会感到极大的痛苦，并出现严重的心理障碍，情绪低落，对治疗丧失信心，甚至放弃治疗。此时，医生应积极处理患者的不良反应，多关心患者的疾苦，帮助患者建立起战胜疾病的信心。心理支持治疗还体现在指导患者正确地与医务人员和家属合作，积极应对治疗的各种不良反应，变被动治疗为自知、自治式治疗。

（四）行为治疗

行为是指生物体骨骼肌活动的现象，包括语言行为、运动行为和隐匿性行为（思维、认知和情感）。行为治疗是以行为学习理论为指导，按一定的治疗程序消除或纠正人的不良行为的一种心理治疗方法。研究表明，心理应激引起的紧张反应大多与交感神经系统张力增强有关，而放松疗法则以交感活动降低为特征。所以，放松疗法很适合用于调整由心理应激引起的心理和生理功能失调。癌症是一种严重的疾病，对患者来说，是一个强烈的应激源，可引起机体较强烈而持久的心理应激反应。行为治疗可帮助乳腺癌患者减轻心理应激和躯体并发症，可减轻化疗等治疗的不良反应，还可用于减轻患者一般性苦恼。用于行为心理治疗的干预措施有放松训练、深呼吸、暗示治疗、安慰疗法、催眠治疗、系统脱敏疗法、生物反馈等[6]。

（五）个体心理治疗

个体心理治疗是以单个患者为对象，通过一般心理治疗或心理咨询，改变其不良认知并降低患者诊治过程中的焦虑、抑郁等情绪反应，同时利用一定的行为训练来调整患者的不良心理状态。通过一般心理治疗或心理咨询可有效减轻患者的负性情绪[7]。

（六）团体心理治疗

团体心理治疗是指多个乳腺癌患者组成一个治疗团体，向她（他）们提供关于乳腺癌的诊治、康复的正确知识信息，给予发泄负性情绪的机会，教给她（他）们应对技巧，使得患者之间形成小组内的凝聚力，相互支持，共同分担苦恼，自我宣泄，并请抗癌明星现身说法，增加康复的信心和抗病的意志力。

（七）家庭心理治疗

癌症是一个家庭事件，不仅给患者个人带来严重的心理创伤，也造成其家庭成员包括配偶、父母及子女的痛苦和压力，由此产生一系列的不良结果，可能进一步对患者的心理产生负面影响，影响其疗效。对患者及其伴侣的心理肿瘤学干预（也包括性康复的咨询和指导）在患者患病的最初 6 个月显得十分重要，对他们提高彼此交流能力、维持良好的夫妻关系、促进患者心理和机体功能的康复有重要的意义。家属在护理患者时的任务是繁重和艰苦的，在调整好自己心理状态的同时，还应做好患者的心理护理。有时患者因心情不好、家属照顾不周，还会迁怒于家属。家属应理解患者这样做是一种发泄痛苦的方式，并非敌意，应该回避争吵，给予理解和帮助，以利于患者的康复。

（八）音乐治疗

通过聆听、欣赏乐曲，引起人体心理生理状态改变和情绪反应，从而对心理状态产生影响。音乐治疗在乳腺癌患者的心理治疗中有重要作用，可改善患者焦虑、紧张、恐惧、抑郁的情绪，提高治疗过程中的疼痛耐受力，增强手术、化疗、放疗等综合治疗后的免疫功能，有助于癌症患者的康复[8, 9]。

（九）药物治疗

通过使用抗抑郁药、抗焦虑药等可减轻患者在乳腺癌诊治过程中出现的抑郁、焦虑、紧张等。但精神药物的使用应视病情而定，对于心理治疗无效的乳腺癌患者或持续疼痛、疲劳及中重度的抑郁、焦虑等，使用精神药物治疗可起到明显的改善作用。常用的抗抑郁药有选择性 5-羟色胺再摄取抑制剂，如帕罗西汀、氟西汀、西太普兰等。常用的抗焦虑药物有苯二氮䓬类药如氯硝西泮、劳拉西泮等。

（李　欣　李　晓　孔令泉）

参 考 文 献

[1] Sharpe M, Strong V, Allen K, et al. Major depression in outpatients attending a regional cancer centre: Screening and unmet treatment needs. Br J Cancer, 2004, 90(2): 314-320.

[2] 王丕琳. 乳腺癌患者的心理康复. 中国康复理论与实践, 2010, 16(6): 549-551.

[3] 杨素香. 乳腺癌患者心理护理的探讨. 赣南医学院学报, 2013, 33(6): 71-73.

[4] Rasic DT, Belik SL, Bolton JM, et al. Cancer, mental disorders, suicidal ideation and attempts in a large community sample. Psychooncology, 2008, 17(7): 660-667.

[5] Lovejoy NC, Tabor D, Matteis M, et al. Cancer-related depression: Part I—Neurologic alterations and cognitive-behavioral therapy. Oncol Nurs Forum, 2000, 27(4): 667-678.

[6] 孔令泉, 李欣, 历红元, 等. 关注乳腺癌患者的心理问题和心理治疗. 中华内分泌外科杂志, 2016, 10(5): 356-359.

[7] Moorey S, Greer S, Watson M, et al. Adjuvant psychological therapy for patients with cancer: outcome at one year. Psychol-oncology, 1994, 3(1): 36-39.

[8] 孔令泉, 吴凯南. 乳腺肿瘤心理学. 北京: 科学出版社, 2016.

[9] Zhou K, Li X, Li J, et al. A clinical randomized controlled trial of music therapy and progressive muscle relaxation training in female breast cancer patients after radical mastectomy: Results on depression, anxiety and length of hospital stay. Eur J Oncol Nurs, 2015, 19(1): 54-59.

第三节　乳腺癌患者的睡眠障碍

一、乳腺癌患者伴发睡眠障碍的概况

睡眠障碍可明显降低癌症患者的生活质量和社会功能，甚至增加癌症患者的死亡率。在国外，癌症患者睡眠障碍的发生率为 25%～60%，乳腺癌患者的睡眠障碍为 60%，是正常人群的 3 倍[1]。笔者等[2] 采用匹兹堡睡眠指数量表（PSQI）对首确诊的 194 例和接受化疗的 114 例原发性女性乳腺癌患者进行测评发现：首确诊乳腺癌患者睡眠障碍的发病率约 50%，而化疗期间达 65.8%（表 5-1），其中主要睡眠问题为入睡时间长、睡眠效率低及日间功能障碍等（表 5-2）。失眠可以是睡眠障碍的首发症状，或长期症状，也可以是症候群之一。失眠的定义为平均每周有 3 个晚上失眠，表现为入睡困难或睡眠中觉醒（>30 分钟），睡眠效率下降（睡眠效率<85%），不同程度地影响日间社会功能，患者为此痛苦[3]。乳腺癌患者的睡眠障碍常与焦虑、抑郁、疲乏、疼痛等症状存在交互作用，造成患者机体免疫力下降，内分泌功能紊乱，影响其治疗与康复，并降低其生活质量[4, 5]，同时造成患者的行为退化及治疗中断，从而导致更多的临床不适，甚至对预后产生不良影响[6]。

表 5-1　首确诊与化疗后 PSQI 得分情况〔例（%）〕

PSQI 得分	首确诊	化疗后	P 值
0～5	97（50.0）	39（34.2）	
6～10	70（36.1）	44（38.6）	
11～15	24（12.4）	25（21.9）	
16～21	3（1.5）	6（5.3）	
6～21	97（50.0）	75（65.8）	0.007

表 5-2　乳腺癌患者首确诊与化疗后睡眠质量对比（$x \pm s$）

睡眠相关条目	首确诊	化疗后	P 值
入睡时间（min）	29.3±27.1	39.5±34.2	0.007
睡眠持续时间（h）	7.0±1.5	6.9±1.7	0.067
睡眠效率（%）	84±16	79±17	0.013
PSQI 得分	6.13±3.81	8.04±4.26	<0.001

二、乳腺癌患者睡眠障碍的相关因素

（一）生理因素

年龄是乳腺癌患者发生睡眠障碍的危险因素之一。我国乳腺癌呈年轻化趋势，有约 57.4%在不到 50 岁就被诊断为乳腺癌，62.9%乳腺癌确诊时尚未绝经[7]。一项纳入 2224 例乳腺癌患者及 8504 例非肿瘤对照组的横断面研究显示，绝经前患者伴随更严重的睡眠障碍及更差的健康相关生活质量[8]。这可能与患者本身激素水平波动较大有关[9]。

（二）心理因素

肿瘤患者在等待确诊期间多会表现出不同程度的焦虑、睡眠障碍，在确诊后会更加明显[10]。机体受到癌症的不良刺激后，通过神经内分泌系统和免疫系统，产生生理、行为和主观的反应，干扰患者的心理健康，影响生活质量。对于乳腺癌患者，即使是预后较好的早期患者，罹患乳腺癌意味着乳房可能被切除和接受化疗，对身体完整感的缺乏和对治疗的恐惧，会严重影响患者的睡眠质量、社交活动、情绪、性生活等，不利于心理健康和预后转归[11]。

（三）环境因素

乳腺癌患者住院期间，完全不同于家庭的环境及周围病友的谈吐可能会影响其睡眠质量。患者在患病前后的习惯改变，如长时间的卧床、室内休息，减少了躯体活动及户外曝光时间，均会改变睡眠觉醒周期，造成睡眠周期紊乱。还有研究表明，病室夜间较长时间的灯光会使褪黑素减少，而它是松果体产生的一种胺类激素，能帮助缩短睡前觉醒时间，改善睡眠质量。当褪黑素减少时，患者的昼夜节律出现改变，会干扰睡眠[12]。

（四）疾病本身和治疗

乳腺癌患者的睡眠质量受到肿瘤本身和围手术期及辅助治疗整个过程的多重因素影响。对于病理分期为III-IV期的患者，分期越高提示肿瘤进展越快、病情越重，影响睡眠的情况越严重[13]。同时，患者术前对手术效果的未知，害怕术中、术后疼痛，术后并发症及系统治疗期间担心自己的经济承受能力、肿瘤复发、治疗副反应等均可使患者出现不良心理反应，表现易激惹、躯体不适、睡眠障碍和食欲减退等情况。

（五）社会支持

社会因素如教育程度、社会支持、家庭成员的理解等对乳腺癌患者睡眠也有影响。调查发现，接受较少教育、缺乏社会支持的乳腺癌患者会有更多的睡眠问题，而社会支持水平越高，对支持利用度越高的乳腺癌患者睡眠质量越好[14]。应正确劝导患者对疾病采取明智关注的态度，且寻求他人的支持和帮助，在遇到困难、逆境时能够主动利用社会和家庭的帮助，提高自身解决问题的能力，积极对抗疾病。屈服是一种消极的应对策略，不仅无助于缓解应激造成的心理压力，更会加重病情，不利于治疗和康复[15]。

三、睡眠障碍的治疗[16]

（一）一般治疗

应仔细询问病史，了解引起失眠的原因，进行适当的睡眠卫生教育，以及刺激控制训练。

1. 睡眠卫生教育

睡眠卫生教育包括：①培养良好的睡眠习惯，保持规律的睡眠日程，仅在需要休息的时候再上床睡觉，白天保证适当的运动并有一定的光照时间[17]；②创造良好的睡眠环境：如保持卧室安静，尽量减少噪音，室内空气清新，光线暗淡，睡前尽量避免服用茶和咖啡因，减少酒精的摄入，睡前不能太饿等。

2. 刺激控制训练

刺激控制训练包括：①只有在有睡意时才上床，当上床20分钟以后仍然不能入睡，可以起来到其他房间或者适当放松，只有当有睡意时方可回到床上；②把床当作睡眠的场所，不能在床上看电视、看书、玩手机或者吃东西；③白天不能卧床不起或者上床休息；④每天早上定时起床，不论是平时还是周末。

（二）心理治疗

一项随机对照研究表明，心理治疗不仅能够改善患者的睡眠时间和睡眠质量，并且有长期持续的作用，特别是对于不愿意服用相关镇静催眠药物的患者。心理治疗包括支持性心理治疗、认知行为治疗、放松治疗、工娱治疗等。

1. 支持性心理治疗

支持性心理治疗主要来自于医生及家属。家属支持是基础。研究表明，乳腺癌患者的心理障碍改善程度，与婚姻状态及社会支持有一定的关系。医务人员在其中起到很大的作用，包括重视疾病带来的心理问题，热情接待患者，认真倾听和诱导，对其痛苦和躯体不适表示同情和关注，详细分析患者的心理状态，深入发现其深层次的原因，解除其心理负担，并运用医学知识对其进行解释和疏导，鼓励患者树立战胜疾病的信心，增强社会适应能力。

2. 认知行为治疗

认知疗法是让患者明确自己对失眠的不良认知，建立良好而健康的价值观念，以缓解负面情绪。而认知行为疗法是一个综合治疗方式，包括行为疗法（睡眠教育、刺激控制、睡眠限制）、认知疗法（认知重塑）。这个方法将治疗分为 4 个阶段：第一阶段是睡眠教育；第二阶段是刺激控制和睡眠限制；第三阶段是认知重塑；最后阶段是总结归纳上述阶段，帮助患者正确对待焦虑和复发等问题。这个方法对医务人员要求比较高，最好有心理精神科医师协助进行，一般基层医院操作起来有一定困难。

3. 放松治疗

放松治疗是通过训练使患者学会有意识的控制自身的心理生理活动，降低唤醒水平，以改善机体功能紊乱。它不仅可以改善患者的睡眠障碍，还可以减少放、化疗过程中导致的情绪障碍及疲乏。可分为肌肉松弛和放松反应训练。肌肉松弛训练是利用在一段时间内放松一组肌肉群，而逐渐引起全身肌肉放松的一种治疗方式，一般的顺序是面部-下巴-颈部-上臂-下臂-手指-胸部-腹部-臀部-大腿-小腿-脚。而放松反应训练是通过一些词汇和画面的引导，在适合的体位下，紧闭双眼，保持身体舒服，慢慢放松全身。对于一些习惯性失眠的患者，与神经生物反馈相结合，效果更加明显。神经生物反馈是利用现代生理科学仪器，将肌电活动、脑电、心率、血压等生物学信息进行处理，通过人体内生理或病理信息的自身反馈，使患者经过特殊训练后，进行有意识的"意念"控制和心理训练，从而消除病理过程、恢复身心健康的新型心理治疗方法。

4. 工娱治疗

工娱治疗是指通过劳动或者工作、文娱及体育活动来促进睡眠的改善，有利于提高患者的生活自理能力及巩固疗效。有研究显示，睡眠教育结合冥想治疗和瑜伽能有效改善患者的睡眠质量。还有一些小样本研究提示按摩、打太极也起到一定的作用。

（三）药物治疗

有研究表明，乳腺癌化疗会引起恶心、潮红及疼痛，所以它比放疗和手术治疗更容易导致睡眠障碍，通常该类患者最常用的药物是劳拉西泮和唑吡坦，但尚无镇静催眠药物和化疗药物治疗相互之间药理作用的研究，长期服用对于肿瘤的复发有无影响也无循证医学依据。目前，帮助改善睡眠的药物有 4 种：苯二氮䓬类、非苯二氮䓬类、抗抑郁药物和抗精神病药物。长期使用均有一定的依赖性，还可能导致基础疾病的症状及病情更加复杂。因此用药选择的原则：①作为急性心理应激引起失眠的临时用药；②对于严重失眠者，可考虑短期服用安眠药物，对合并有焦虑、抑郁患者可合并使用抗抑郁类药物，以解除患者的紧张情绪，打断害怕睡眠的恶性循环；③对于慢性失眠者，应强调作息时间和进行各种松弛治疗，安眠药物尽量不用，以心理治疗为主；④对于需用药者，根据失眠的类型，对于入睡困难者可选用起效快半衰期短的药物（如唑吡坦、劳拉西泮等）；早醒的患者可选用起效慢半衰期短的药物（如右佐匹克隆、艾司唑仑、阿普唑仑等）；对于有情绪障碍者可选用小剂量的抗抑郁药物（米氮平、曲唑酮）；对伴有认知功能障碍及精神症状者可选用小剂量的抗精神病类药物（奥氮平、喹硫平），从小剂量开始，尽量减少不良反应的发生。

（四）综合治疗

失眠产生的原因很多，单靠某一治疗方式很难成功，需要综合的治疗方式：①建立良好的睡眠习惯；②心理行为指导，帮助患者放松自己的心态，正确处理和对待日常生活中的应激事件，建立良好的生活模式；正念减压疗法（mindfulness-based stress reduction，MBSR）可以改善乳腺癌患者术后睡眠质量，缓解负面情绪，提高其生活质量[18]；③合理应用镇静催眠药物，对该类药物的副作用应有足够的认识。

（邹宝山　孔令泉）

参 考 文 献

[1] Dhruva A, Paul SM, Cooper BA, et al. A longitudinal study of measures of objective and subjective sleep disturbance in patients with breast cancer before, during, and after radiation therapy. J Pain Symptom Manage, 2012, 44(2): 215-228.

[2] 邹宝山, 孔令泉. 女性乳腺癌患者首确诊和化疗期间睡眠障碍的发生情况. 沈阳: 中国肿瘤学大会, 2018.

[3] Savard J, Simard S, Blanchet J, et al. Prevalence, clinical characteristics, and risk factors for insomnia in the context of breast cancer. Sleep, 2001, 24(5): 583-590.

[4] Dirksen SR, Epstein DR, Hoyt MA. Insomnia, depression, and distress among outpatients with prostate cancer. ANR, 2009, 22(3): 154-158.

[5] Van Onselen C, Dunn LB, Lee K, et al. Relationship between mood disturbance and sleep quality in oncology outpatients at the initiation of radiation therapy. Euro J Onco Nurs, 2010, 14(5): 373-379.

[6] Kang JI, Sung NY, Park SJ, et al. The epidemiology of psychiatric disorders among women with breast cancer in south korea. Psycho-oncology, 2014, 23(1): 35-39.

[7] Fan L, Strasser WK, Li JJ, et al. Breast cancer in China. Lancet Oncol, 2014, 15(7): e279-e289.

[8] Li J, Humphreys K, Eriksson M, et al. Worse quality of life in young and recently diagnosed breast cancer survivors compared with female survivors of other cancers: A cross-sectional study. Inter J Cancer, 2016, 139(11): 2415-2425.

[9] Matthews EE, Berger AM, Schmiege SJ, et al. Cognitive behavioral therapy for insomnia outcomes in women after primary breast cancer treatment. Oncol Nurs Forum, 2014, 41(3): 241-253.

[10] 张秀红. 肿瘤心理学研究的现状. 现代医学与健康研究电子杂志, 2017, 1(3): 179.

[11] 田静. 乳腺癌术后乳房缺损患者心理健康状况与社会支持度调查分析. 肿瘤预防与治疗, 2012, 25(1): 38-40.

[12] Cho Y, Ryu SH, Lee BR, et al. Effects of artificial light at night on human health: A literature review of observational and experimental studies applied to exposure assessment. Chronobiol Int, 2015, 32(9): 1294-1310.

[13] 沈珊珊, 何金彩, 胥刘秀. 女性乳腺癌患者失眠和生活质量研究. 温州医学院学报, 2013, 43(3): 155-160.

[14] Koopman C, Nouriani B, Erickson V, et al. Sleep disturbances in women with metastatic breast cancer. Breast J, 2002, 8(6): 362-370.

[15] Lukow HR, Godwin EE, Marwitz JH, et al. Relationship between resilience, adjustment, and

psychological functioning after traumatic brain injury. J Head Trauma Rehabil, 2015, 30(4): 241-248.

[16] 孔令泉, 吴凯南. 乳腺肿瘤心理学. 北京: 科学出版社, 2016: 119-122.

[17] Ancoli IS, Rissling M, Neikrug A, et al. Light treatment prevents fatigue in women undergoing chemotherapy for breast cancer. Support Care Cancer, 2012, 20(6): 1211-1219.

[18] 张颖. 正念减压疗法对乳腺癌术后患者睡眠质量的影响. 当代护士, 2017, 9: 73-74.

第四节　乳腺癌患者的认知功能障碍

一、概述

乳腺癌的诊治给患者的身心都带来了许多负面影响。早在 20 世纪 80 年代[1]就有报道，癌症患者完成治疗后主诉注意力、记忆力降低，反应能力变慢，这引发了研究者对癌症患者认知功能的关注。早期的研究多集中在化疗后患者认知功能的评估及其影响因素，并提出"癌症化疗相关认知障碍（chemotherapy related cognitive impairment）"的概念，是指癌症患者在化疗过程中或化疗结束后出现认知功能改变，又称化疗脑（chemobrain）或化疗雾（chemofog）。研究报道[2, 3]，在接受化疗的乳腺癌患者中，14%~85%会在治疗过程中出现中度到重度的认知损伤，这种化疗带来的负面影响，在化疗结束多年后仍然持续存在，严重影响患者的生活质量，主要表现为记忆、注意、执行功能等受损。随后有研究报道，癌症患者认知功能损害在化疗前就已经存在，认知功能损伤可能与肿瘤本身、手术、内分泌治疗、放疗等有关[4, 5]。有研究显示：40%的认知功能损害发生在治疗前，75%发生在治疗中，60%发生在治疗结束后[5]。认知功能障碍作为降低患者生活质量的重要因素已越来越受到重视。

笔者等应用 P300 检测评估乳腺癌患者化疗前后的脑认知功能状况（表 5-3），结果显示，乳腺癌首确诊患者中存在较高比例的脑认知功能障碍（48.8%）；而化疗后更高达 79%，同时化疗后平均随访 2.4 年以上的乳腺癌患者仍有 69.0%存在认知功能障碍，3 组之间具有明显的统计学差异（$P<0.001$）。化疗组（364.74ms±15.73ms）和随访组（364.02ms±17.12ms）的乳腺癌患者中的 P300 潜伏期较首确诊组（355.13ms±19.47ms）明显延长（$P<0.05$）。进一步年龄分层显示：50 岁以下化疗组的 P300 潜伏期较首确诊化疗前患者组明显延长，且随访期间无明显改善；50~59 岁化疗组的 P300 潜伏期较首确诊化疗前患者组亦明显延长，但随访期间明显改善；60 岁以上化疗组、首确诊组及随访组的 P300 潜伏期无明显差别[6, 7]。提示乳腺癌患者化疗所引起的化疗相关认知功能障碍在临床上较为常见，

尤其是 50 岁以下的乳腺癌患者更为显著且不易恢复，需引起临床重视，加强对其的防治。

表 5-3　乳腺癌首确诊、化疗后及随访期间认知功能障碍发生情况［例（%）］

认知障碍分级	首确诊	化疗后	随访
无	91（51.2）	35（21.0）	57（31.0）
轻	58（32.6）	68（40.7）	65（35.3）
轻中度	18（10.1）	38（22.8）	44（24.0）
中度及以上	11（6.1）	26（15.5）	18（9.7）
总计	178	167	184

二、病因

1. 肿瘤

研究发现，乳腺癌患者认知功能损害在治疗前就已存在，并存在脑影像学的改变，提示其可能与肿瘤有关。但相关机制不明，可能与肿瘤本身（如炎症反应激发神经毒性的促炎细胞因子的级联反应等）有关，或是有肿瘤和认知损伤这两者共同致病因素存在的可能（如缺乏共同的 DNA 修复机制等）。

2. 化疗

化疗药物可能通过直接细胞毒性作用及各种间接作用（DNA 损伤、氧化应激等）影响中枢神经系统。经动物研究发现，紫杉醇类、氟尿嘧啶、顺铂、环磷酰胺等化疗药均可减少神经细胞形成，造成大脑白质及海马区细胞的损伤，而导致认知功能损伤[8]。乳腺癌患者中，随着化疗次数的增加，认知功能障碍的程度也逐渐加重，呈线性关系[9]。

3. 内分泌治疗

脑内有广泛分布的雌激素受体，雌激素可以通过血脑屏障，在脑能量代谢、脑内信号传导、神经保护等方面有重要作用[10]。内分泌治疗通过降低雌激素水平或抑制雌激素与受体结合来抑制激素依赖性肿瘤的生长，同时会影响脑功能。随着目前内分泌治疗疗程的逐渐延长，它对认知功能的影响不容忽视。

4. 其他

麻醉药也会一定程度抑制中枢神经系统，影响脑结构和功能，进而影响认知功能，但通常仅在术后早期存在[11]。其他非治疗性因素，如年龄、受教育程度、情绪障碍（焦虑、抑郁）、创伤后应激障碍等，也对乳腺癌患者认知功能损伤的发生与评估有一定影响。

三、表现形式

癌症相关性认知功能障碍（CRCI）最早由学者 Silberfarb 于 1983 年提出[1]，是指癌症患者出现认知功能障碍的情况。早期研究多认为 CRCI 是由于接受化疗药物治疗后而导致的认知功能障碍，所以通常称为"化疗脑"或"化疗雾"。美国癌症学会[12]描述 CRCI 的症状为忘记平时容易回想起来的事情、记不住细节、记不住常用词、难以集中注意力、多任务处理障碍、需要更长的时间去完成一些事情等。乳腺癌患者认知功能的损害表现在注意力、记忆（包括工作记忆、延迟记忆、长期记忆、言语记忆等）、语言能力、处理速度、反应时间、执行功能等方面，其中注意、记忆及处理速度被认为较易受损。这些认知功能障碍部分在化疗后一年内有所恢复，但其影响是长远的，可能持续数十年[13, 14]，病程可能与年龄、后续治疗（内分泌治疗）等多种因素有关。

四、评价方式

1. 主观自评问卷

一般有认知功能自评和情绪状态自评两种形式，主要有欧洲癌症研究与治疗组织（EORTC）研发的癌症患者生命生存质量测定量表。主观自评认知功能障碍切实反映了患者日常生活中主观体验及其对自身认知功能满意度的评价。优点是所需的时间和费用少，从而可以方便获得大样本数据，因此常被研究者采用。但其主观性强，干扰因素多，同时问卷类型繁多，目前无统一的标准，问卷信度和效度的不一致导致无法进行不同研究间的比较。

2. 神经心理测量

主要有简易精神状态量表（MMSE）、韦氏记忆量表（WMS）等。目前国内外的研究大多以神经心理学测验作为 CRCI 的评估方法。优点是操作简单，可行性高；与主观自评问卷研究相比，神经心理学检测客观性和即时性更好。但目前国际仍无统一标准，导致 CRCI 诊断的异质性大。目前客观评价与主观感知评估结果存在不一致性，其联系还有待于进一步研究确认。

3. 脑电生理测量

事件相关电位（ERP）是指当人对某客体进行认知加工（ 如注意、记忆、思维）时，通过平均叠加可从头颅表面记录到的大脑电位。P300 是临床上最常测量的事件相关电位，P300 幅度反映大脑信息加工时有效资源动员的程度，与注意、记忆、认知加工的强度有关。P300 潜伏期反映了大脑对外部刺激进行分类、编码识别的速度，涵盖注意、抽象概括、思维转移能力及执行功能。目前事件相关电位广泛应用于临床上阿尔茨海默病、抑郁症及精神分裂症等疾病的诊断，在 CRCI 的评估上有很大应用前景。

4. 脑影像测量

随着现代技术的发展，CT、MRI、功能性磁共振（fMRI）、正电子发射断层扫描（PET）、磁共振扩散张量成像技术（DTI）等脑影像技术进一步揭示了认知功能障碍的脑结构学和功能学基础。脑影像研究显示，受到化疗影响的脑区域主要在额叶及海马。由于脑影像学研究耗时、耗力、所需费用较高，目前普遍为小样本研究，有关 CRCI 脑结构和功能的变化与认知损伤的具体关系尚未达成共识。

五、治疗

目前国内外不少临床工作者认识到乳腺癌 CRCI 的发生，并采取相关措施进行干预，其中主要包括药物治疗与认知行为治疗。在药物治疗方面，目前进行实验研究的有莫达非尼、二叶银杏等[15, 16]，但尚未发现对化疗后认知恢复明确有效的药物。认知行为治疗分为认知疗法及行为疗法。认知疗法是通过帮助患者改变认知非理性成分，以消除其不良情绪反应和不适应行为，常用方法包括教育、角色转换、认知重建等；行为疗法是以行为学习理论为基础，常用方法包括角色扮演、团体活动等。目前国内外的研究倾向于认为，认知行为训练可以比较有效地改善认知功能[17, 18]，但仍需进一步大样本量数据进行验证。其他方法如冥想、瑜伽及有氧运动等也是缓解认知功能损害的有效措施[19, 20]。

目前虽已有文献报道 CRCI，但临床乳腺外科、肿瘤科、精神科医生往往不够重视其诊断和防治。乳腺癌患者首次确诊时，系统治疗期间及随访期间均应接受神经心理学家的评估，对于乳腺癌 CRCI 进行一定的预防及管理，有助于提高患者生存质量。但目前国内外乳腺癌诊治规范中，对 CRCI 的诊断和治疗尚未提及，其标准的诊断方法也无定论，而其关系患者生活质量，亟待重视解决。

（徐　周　孔令泉）

参 考 文 献

[1] Silberfarb PM. Chemotherapy and cognitive defects in cancer patients. Annual Review of Medicine, 1983, 34: 35-46.

[2] Boykoff N, Moieni M, Subramanian SK. Confronting chemobrain: An in-depth look at survivors' reports of impact on work, social networks, and health care response. J Cancer Surviv, 2009, 3(4):

223-232.

[3] Myers JS. Chemotherapy-related cognitive impairment. Clin J Oncol Nurs, 2009, 13(4): 413-421.

[4] Scherling C, Collins B, Mackenzie J, et al. Pre-chemotherapy differences in visuospatial working memory in breast cancer patients compared to controls: An fmri study. Front Hum Neurosci, 2011, 5: 122.

[5] Wefel JS, Kesler SR, Noll KR, et al. Clinical characteristics, pathophysiology, and management of noncentral nervous system cancer-related cognitive impairment in adults. CA, 2015, 65(2): 123-138.

[6] Bilal Arshad, Kong Lingquan. Cognitive impairments in breast cancer survivors treated with chemotherapy: An event related potentials study. Chongqing: Chongqing Medical University, 2018.

[7] 徐周, 孔令泉, 厉红元, 等. 乳腺癌化疗相关认知功能障碍//第十五届全国乳腺癌会议暨第十三届上海国际乳腺癌论坛论文汇编. 上海: 第十五届全国乳腺癌会议暨第十三届上海国际乳腺癌论坛, 2018.

[8] Seigers R, Schagen SB, Van TO, et al. Chemotherapy-related cognitive dysfunction: Current animal studies and future directions. Brain Imaging Behav, 2013, 7(4): 453-459.

[9] Collins B, MacKenzie J, Tasca GA, et al. Cognitive effects of chemotherapy in breast cancer patients. Psycho-oncology, 2013, 22(7): 1517-1527.

[10] McEwen B. Estrogen actions throughout the brain. Recent Prog Horm Res, 2002, 57: 357-384.

[11] Mason SE, Noel-Storr A, Ritchie CW. The impact of general and regional anesthesia on the incidence of post-operative cognitive dysfunction and post-operative delirium: A systematic review with meta-analysis. J Alzheimers Dis, 2010, 22(Suppl 3): 67-79.

[12] Craig CD, Monk BJ, Farley JH, et al. Cognitive impairment in gynecologic cancers: A systematic review of current approaches to diagnosis and treatment. Support Care Cancer, 2014, 22(1): 279-287.

[13] Koppelmans V, Breteler MM, Boogerd W, et al. Neuropsychological performance in survivors of breast cancer more than 20 years after adjuvant chemotherapy. J Clin Oncol, 2012, 30(10): 1080-1086.

[14] Ruiter MB, Reneman L, Boogerd W, et al. Cerebral hyporesponsiveness and cognitive impairment 10 years after chemotherapy for breast cancer. Hum Brain Mapp, 2011, 32(8): 1206-1219.

[15] Kohli S, Fisher SG, Tra Y, et al. The effect of modafinil on cognitive function in breast cancer survivors. Cancer, 2009, 115(12): 2605-2616.

[16] Barton DL, Burger K, Novotny PJ, et al. The use of ginkgo biloba for the prevention of chemotherapy-related cognitive dysfunction in women receiving adjuvant treatment for breast cancer. Support Care Cancer, 2013, 21(4): 1185-1192.

[17] Kesler S, Hadi SM, Heckler C, et al. Cognitive training for improving executive function in chemotherapy-treated breast cancer survivors. Clin Breast Cancer, 2013, 13(4): 299-306.

[18] ChaiLJ, He Z, Chen J. Intervention on mild cognitive impairment for breast cancer patients. Chin J Pract Nerv Dis, 2017, 20(17): 94-95.

[19] Biegler KA, Chaoul MA, Cohen L. Cancer, cognitive impairment, and meditation. Acta Oncol, 2009, 48(1): 18-26.

[20] Galantino ML, Greene L, Daniels L, et al. Longitudinal impact of yoga on chemotherapy-related cognitive impairment and quality of life in women with early stage breast cancer. Explore(NY), 2012, 8(2): 127-135.

第六章 乳腺癌患者的血糖异常

第一节 乳腺肿瘤糖尿病学概述

乳腺癌是女性最常见的恶性肿瘤之一，糖尿病（diabetes mellitus，DM）也是影响女性健康的重要疾病，二者关系密切，其发病率均呈逐年上升趋势[1-3]。研究显示，我国正常人群 DM 数据已达"警戒水平"，尤其我国近 7 成的 DM 患者未被诊断而无法及早治疗[4]。资料显示，乳腺癌患者中有更高比例的 DM 和 DM 前期，其中大多数不被知晓，严重影响乳腺癌患者的治疗和预后[1-3]。WHO 2006 年将癌症列入慢病管理，2013 年发布全球慢病防控行动计划，我国也积极响应。2016 年，国务院发布《"健康中国 2030"规划纲要》，将癌症列入慢病管理，提出实施慢性病综合防控战略，而 DM 防控是控制慢性病和实现健康中国目标不可缺少的重要内容。当下我国正常人群及乳腺癌患者中 DM 的防治局面不容乐观，相对于较高的患病率，DM 的知晓率、治疗率和控制率仍处于较低的、令人忧虑的水平。DM 可防可控，关键在于早防早治。

我国大庆研究的结果已证实，目前生活方式干预已经成为国际认可的 DM 防控的有效方式，也是未来 DM 有可能逆转的关键性措施[5]。DM 是诱发乳腺癌的危险因素，合并 DM 的乳腺癌患者预后变差[1-3]。作为临床一线的肿瘤科医师和 DM 科医师，应积极配合国家慢病防控战略，把乳腺癌患者中 DM 防控工作做好，将大庆研究的成果落实到具体行动中。因而有必要加强乳腺癌患者中 DM 的筛查诊断，这对乳腺癌患者的治疗和改善预后有重要的临床意义。

一、我国正常人群 DM 数据已达到"警戒水平"

随着经济的发展和人们生活方式的改变及人口老龄化，DM 的发病率在全球均呈逐年增加趋势。根据国际糖尿病联盟（International Diabetes Federation，IDF）统计，20 世纪 90 年代，全球 DM 患者约为 1.00 亿，到 2007 年，迅速增长到 2.46 亿。2010 年全球范围内有 2.85 亿 DM 患者，在未来的 20 年内预期将达到 4.39 亿。在我国从 1979 年至 2010 年，DM 的患病率由 0.67% 迅速增加到 11.6%，31 年间增加了 15 倍以上[1]。2008 年，我国 20 岁以上的成年人 DM 和 DM 前期的患病率分别是 9.7%（女性为 8.8%）和 15.5%（女性为 14.9%）。中国成人 DM 和 DM 前期患者分别有 9240 万和 1.48 亿，已成为全球第一 DM 大国。更为严重的是 60.7% 的 DM 患者未被诊断而无法及早进行有效的治疗和教育[6]。仅 2 年后[4]，我国 18 岁以上成人 DM 患病率上升为 11.6%（女性为 11.0%），已诊断的 DM 患病率仅为 3.5%（女性为 3.4%）。新诊断 DM 患病率为 8.1%（女性为 7.7%）。DM 前期患病率为 50.1%（女性为 48.1%）。据推算，中国成人 DM 患者和 DM 前期患者已分别达到 1.14 亿和 4.93 亿。与高患病率不相称的是，我国成人 2 型 DM（T2DM）的知晓率仅为 30.1%，意味着 7 成患者不知道自己患有 DM。在所有患者中，仅 25.8% 的人接受了降糖药物治疗，其中只有 39.7% 的血糖控制良好。提示我国 DM 数据达到了"警戒水平（alert level）"[4]，DM 已成为影响我国人民健康的重要公共卫生问题。我国 DM 前期人数众多，早期预防 DM 前期对于延缓 DM 与心血管疾病的发生尤为重要。

二、乳腺癌患者中 DM 的伴发情况

1. DM 患者中乳腺癌的发病风险增加

自 1934 年有报道 DM 和癌症的关系以来[7]，已有大量研究显示 DM 与乳腺癌有相关性[8]。美国的一项研究以 116 488 名 30～55 岁的女护士为观察对象，随访 20 年显示，T2DM 患乳腺癌的风险增加 17%，绝经后女性更加明显，校正年龄、肥胖、生育情况和乳腺良性病史等影响因素后，乳腺癌的发病风险仍有上升（RR=1.17，95% CI 1.01～1.35）[9]。最新数据显示，我国 DM 已达到"警戒水平"[4]。因此 DM 中乳腺癌的患病风险即使仅有轻微的增高，也将在总体人群中产生较大的危害，DM 与乳腺癌的关系不容忽视[1]。DM 与乳腺癌的发病有许多相似点，如生活方式和环境危险因素、工作学习压力大、肥胖、不良生活习惯、体力活动减少等，这些 DM 的高危因素大多也是乳腺癌的发病因素；同时 DM 患者的胰岛素抵抗、代谢紊乱、激素分泌失衡、免疫功能降低等，易增加肿瘤和感染性疾病的发生[1]。DM 易发生乳腺癌的机制见图 6-1[1]。

2. 乳腺癌患者中 DM 的发病风险增加

有研究显示，乳腺癌患 DM 的 HR 为 1.60（95%CI 1.27～2.01）[10]。Lipscombe 等[11]研究发现，从确诊乳腺癌 2 年后开始，DM 的发病风险逐年上升，2 年时 HR 为 1.07，10 年时 HR 为 1.21；同时对于接受辅助化疗的乳腺癌患者，确诊最初前 2 年 DM 发病风险达到峰值，HR 为 1.24，接着风险开始下降，但 DM 的发病风险到 10 年时仍然维持较高水平，HR 为 1.08。Rola 等[12]对 2246 例早期原发

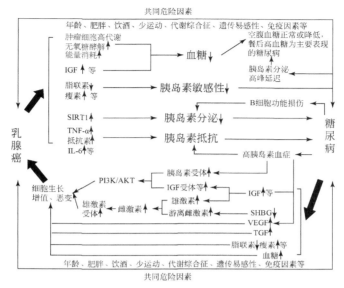

图 6-1　乳腺癌和 DM 相互影响的潜在生物学机制

性乳腺癌患者进行病例对照研究，随访 13 年发现，与死亡相关的 DM 累积发病率为 20.9%（95%CI 18.3%～23.7%）。多因素分析显示，内分泌治疗与 DM 风险增加相关（HR=2.40，95%CI 1.26～4.55，P=0.008）。使用芳香化酶抑制剂导致的风险（HR=4.27，95%CI 1.42～12.84，P=0.01）明显高于使用他莫昔芬导致 DM 的风险（HR=2.25，95%CI 1.19～4.26，P=0.013）。研究者认为，内分泌治疗是乳腺癌幸存者发生 DM 的显著危险因素，但因其生存益处超过了所带来的风险，因此不建议停用，采用针对改变生活方式的预防策略可能会降低相关风险[10]。

3. DM 和 DM 前期对乳腺癌治疗及预后的影响

DM 前期包括空腹血糖受损（impaired fasting glucose，IFG）（空腹血糖 6.1～6.9mmol/L）、糖耐量减低（impaired glucose tolerance，IGT）（餐后 2 小时血糖 7.8～11mmol/L）或两者共存。研究发现，糖耐量异常和胰岛素抵抗都是诱发乳腺癌的高风险因素[13]。Saydah 等[14] 报道，IGT 患者累计癌症相关死亡风险远高于非 DM 和 DM 患者，提示 IGT 是癌症患者的独立预后危险因子。其原因可能是 DM 前期极易漏诊且人们的重视不够；也说明 DM 前期对乳腺癌在治疗及预后上的影响并不比 DM 轻。有报道，乳腺癌患者在确诊后半年内肥胖或一年半内体重增加 5kg 以上者，较体重正常者死亡风险明显增加[15]。肥胖或体重增加有可能导致糖耐量异常，如不及早发现和干预将有可能增加死亡风险而恶化乳腺癌患者的预后。DM 的相关并发症，如 DM 肾病、DM 神经病变、DM 心血管并发症、DM 并发伤口愈合不良及 DM 发生感染的高风险等，对乳腺癌的系统治疗（手术、辅助化疗、放疗和内分泌治疗等）都是不利的危险因素。有报道，35～65 岁合并 DM 的乳腺癌患者接受手术和内分泌治疗的效果比无 DM 的乳腺癌患者更差，并发症更多。同时大于 65 岁合并 DM 的乳腺癌患者，放疗所引起的并发症相对更多，选择保乳手术的人更少。合并 DM 的乳腺癌患者行腋窝淋巴结清扫引起的并发症也更多[1]。

三、乳腺癌患者进行 DM 筛查诊断的意义

虽已有报道，乳腺癌患者中具有较高的 DM 发生率[16]，但是以往有关 DM 及 DM 前期的发生率的报道可能被明显低估，因为在对这些人群 DM 发生率的评估中很少应用餐后 2 小时口服葡萄糖耐量试验（oral glucose tolerance test，OGTT）检测[17]。亚洲 DM 人群单纯餐后 2 小时高血糖而空腹血糖不高较为常见[18]。以餐后高血糖为表现的 DM 和 DM 前期仅能通过 OGTT 餐后 2 小时血糖检测确诊[19]。目前在我国忽视 OGTT 检查，漏诊 50%～70%的新发 DM 和 DM 前期人群[4, 6, 19]，乳腺癌人群中漏诊情况可能更严重[20-23]。乳腺癌患者 OGTT 餐后 2 小时的高血糖状态，尤其是乳腺癌患者系统治疗后糖耐量异常及 DM 的真实发生率则少有报道。

笔者等[20, 23]应用 OGTT 对原发性首确诊（79 例）、化疗后（96 例）及系统治疗后随访（121 例）的乳腺癌患者进行筛查发现：首确诊患者中 DM 的总发生率为 25.3%（已知晓发生率为 5.1%，未知晓发生率为 20.2%）、DM 前期发生率为 50.6%（单纯 IGT 发生率为 44.3%，单纯 IFG 发生率为 1.3%，同时合并 IGT 和 IFG 发生率为 5.1%）；化疗期间 DM 的总发生率为 33.3%（已知晓发生率为 5.2%，未知晓发生率为 28.1%）、DM 前期发生率为 28.1%（单纯 IGT 发生率为 20.8%，单纯 IFG 发生率为 1.0%，同时合并 IGT 和 IFG 发生率为 6.3%）；系统治疗后 DM 的总发生率为 21.8%（已知晓发生率为 4.2%，未知晓发生率为 17.6%）、DM 前期发生率为 43.7%（单纯 IGT 发生率为 32.8%，单纯 IFG 发生率为 3.4%，同时合并 IGT 和 IFG 发生率为 7.56%）。IGT 约占 DM 前期的 80%，约 80%的 DM 及 DM 前期病变的诊断均需经 OGTT 餐后 2 小时血糖检测确诊。此外通过对系统治疗后无 DM 史的女性乳腺癌患者行胰岛素释放试验（IRT）发现，系统治疗后的女性乳腺癌患者存在着明显的 B 细胞功能紊乱和胰岛素抵抗，即使在比例仅为 1/3 的正常糖耐量的乳腺癌患者中，也还有 15%具有异常的胰岛素分泌曲线模型，提示具有高发 DM 的风险[21]。乳腺癌患者有明显的糖代谢紊乱，伴有非常高比例的未知晓的 DM 和以 IGT 为主的 DM 前期，这已成为严重影响乳腺癌患者治疗及预后的重大公共卫生问题。

乳腺癌合并 DM 患者死亡率增高，预后恶化。即使是以 IGT 为主的 DM 前期也是发展为 DM 和引起心脑血管疾病的重要危险因子[11, 16]，并且还是乳腺癌等恶性肿瘤独立的预后危险因子。大量研究显示，对 DM 前期人群进行积极的饮食和运动干预会明显降低 DM 风险[11]。另外，作为全球 T2DM 一级预防的里程碑式大庆 DM 预防研究显示，在中国 IGT 人群中为期 6 年的生活方式干预项目显示出对 CVD 事件的显著降低作用长达 30 年[5]。因而笔者建议，有必要在乳腺癌患者首次确诊、化疗期间及系统治疗后，对无 DM 病史的乳腺癌患者，应定期常规应用 OGTT 和 IRT 或 C 肽释放试验（CPRT）检测筛查[5, 26-30]，对筛查出的以 IGT 为主的胰岛功能紊乱、DM 前期或早期 DM 患者，及时给予饮食及生活方式干预等防治措施，以有利于乳腺癌患者顺利完成综合治疗及改善预后[1]。

（王　泽　孔令泉）

参 考 文 献

[1] 孔令泉, 吴凯南. 乳腺肿瘤糖尿病学. 重庆: 重庆出版社, 2014.

[2] 孔令泉, 卢林捷, 吴凯南. 关注乳腺癌患者中糖尿病的筛查诊断. 中华内分泌外科杂志, 2015, 9(4): 180-184.

[3] 王瑞珏, 卢林捷, 孔令泉, 等. 乳腺癌与 2 型糖尿病相关性研究进展. 中华内分泌外科杂志, 2014, 8(5): 390-392.

[4] Xu Y, Wang L, He J, et al. Prevalence and control of diabetes in Chinese adults. JAMA, 2013, 310(9): 948-959.

[5] Gong QH, Ma JX, Zhang P, et al. Lifestyle intervention reduces the CVD of people with IGT during the 30-year follow-up of Daqing diabetes prevention study in China. ADA, 2018, 78th Scientific Sessions.

[6] Yang W, Lu J, Weng J, et al. Prevalence of diabetes among men and women in China. N Engl J Med, 2010, 362(12): 1090-1101.

[7] Marble A. Diabetes and cancer. New Engl J Med, 1934, 211: 339-349.

[8] Gouveri E, Papanas N, Maltezs E. The female breast and diabetes. Breast, 2011, 20(3): 205-211.

[9] Michels KB, Solomon CG, Hu FB, et al. Type 2 diabetes and subsequent incidence of breast cancer in the Nurses'Health Study. Diabetes Care, 2003, 26(6): 1752-1758.

[10] Hwangbo Y, Kang D, Kang M, et al. Incidence of diabetes after cancer development A Korean national cohort study. JAMA Oncol, 2018, 4(8): 1099-1105.

[11] Lipscombe LL, Chan WW, Yun L, et al. Incidence of diabetes among postmenopausal breast cancer survivors. Diabetologia, 2013, 56(3): 476-483.

[12] Rola H, Hatem H. Diabetes after hormone therapy in breast cancer survivors: A case-cohort study. J Clin Oncol, 2018, 36(20): 2061-2069.

[13] Ulybina I, Imianitov EN, Vasil DA, et al. Polymorphism of glucose intolerance and insulin resistance susceptibility genes in oncological patients. Mol Biol(Mosk), 2008, 42(6): 947-956.

[14] Saydah SH, Loria CM, Eberhardt MS, et al. Abnormal glucose tolerance and the risk of cancer death in the United States. Am J Epidemiol, 2003, 157(12): 1092-1100.

[15] Chen X, Lu W, Zheng W, et al. Obesity and weight change in relation to breast cancer survival. Breast Cancer Res Treat, 2010, 122(3): 823-833.

[16] Zhang PH, Chen ZW, Lv D, et al. Increased risk of cancer in patients with type 2 diabetes mellitus: a retrospective cohort study in China. BMC Public Health, 2012, 28(12): 567.

[17] Arif JM, Saif AM, Karrawi MA, et al. Causative relationship between diabetes mellitus and breast cancer in various regions of Saudi Arabia: an overview. Asian Pac J Cancer Prev, 2011, 12(3): 589-592.

[18] Qiao Q, Nakagami T, Tuomilehto J, et al. Comparison of the fasting and the 2h glucose criteria for diabetes in different Asian cohorts. Diabetologia, 2000, 43(12): 1470-1475.

[19] Jia WP, Pang C, Chen L, et al. Epidemiological characteristics of diabetes mellitus and impaired glucose regulation in a Chinese adult population: the Shanghai Diabetes Studies, a cross sectional 3-year follow-up study in Shanghai urban communities. Diabetologia, 2007, 50(2): 286-292.

[20] Ji GY, Jin LB, Wang RJ, et al. Incidences of diabetes and prediabetes among female adult breast cancer patients after systemic treatment. Med Oncol, 2013, 30(3): 687.

[21] Lu LJ, Ga L, Hu JB, et al. On the status of β-cell dysfunction and insulin resistance of breast cancer patient without history of diabetes after systemic treatment. Med Oncol, 2014, 31(5): 956.

[22] Wang RJ, Lu LJ, Jin LB, et al. Clinicopathologic features of breast cancer patients with type 2 diabetes mellitus in Southwest of China. Med Oncol, 2013, 31(1): 788.

[23] Lu LJ, Wang RJ, Ran L, et al. On the status and comparison of glucose intolerance in female breast cancer patients at initial diagnosis and during chemotherapy through an oral glucose tolerance test. PLoS One, 2014, 9(4): p. e93630.

[24] Levitzky YS, Pencina MJ, D'Agostino RB, et al. Impact of impaired fasting glucose on cardiovascular disease: the Framingham Heart Study. J Am Coll Cardiol, 2008, 51(3): 264-270.

[25] Tuomilehto J, Lindström J, Eriksson JG, et al. Prevention of type 2 diabetes mellitus by changes in lifestyle among subjects with impaired glucose tolerance. N Engl J Med, 2001, 344(18): 1343-1350.

[26] 卢林捷, 王瑞珏, 孔令泉, 等. 首确诊乳腺癌患者经筛查发现伴未知晓糖尿病 1 例报道. 中华内分泌外科杂志, 2014, 8(2): 137.

[27] 卢林捷, 王瑞珏, 孔令泉, 等. 系统治疗后乳腺癌合并未知晓糖尿病 2 例报道. 中华内分泌外科杂志, 2014, 8(3): 123.

[28] 卢林捷, 王瑞珏, 孔令泉, 等. 无糖尿病病史的乳腺癌患者系统治疗后糖耐量异常状况研究. 中国肿瘤临床, 2014, 41(4): 250-253.

[29] 王瑞珏, 卢林捷, 孔令泉, 等. 乳腺癌化疗诱发糖尿病 1 例. 中华内分泌外科杂志, 2014, 8(2): 140.

[30] 罗清清, 卢林捷, 孔令泉, 等. 乳腺癌化疗期间糖耐量异常转为正常 2 例. 中华内分泌外科杂志, 2015, 9(2): 170-171.

第二节　糖尿病和糖尿病前期的诊断与治疗

一、概述

随着人们生活水平提高、生活模式变化及人口老龄化，我国糖尿病（DM）的发病率逐年增加，患病率从 1980 年的 0.67% 飙升至 2013 年的 10.4%。DM 继肿瘤、心脑血管疾病之后已成为第三位严重的非传染性疾病。DM 及其并发症不但直接威胁着患者的健康和生命安全，也造成国家人力及财力的巨大损失。DM 是由多种病因引起的、以慢性高血糖为特征的代谢紊乱综合征。高血糖是由遗传和环境因素相互作用导致的代谢异常。引起血糖增高的病理生理机制是胰岛素分泌缺陷及（或）胰岛素作用缺陷（即胰岛素抵抗）。典型患者临床上可出现多尿、多饮、多食、消瘦等表现[1-4]。

二、DM 及 DM 前期的诊断

根据现有对 DM 病因的认识，将 DM 分为四大类，即 1 型 DM、2 型 DM、其他特殊类型 DM 及妊娠 DM。而乳腺癌患者往往合并 2 型 DM 或 DM 前期。有关 DM 及 DM 前期的诊断标准见表 6-1 和表 6-2。

表 6-1　糖代谢状态分类

糖代谢分类	静脉血浆葡萄糖（mmol/L）	
	空腹血糖（FBG）	糖负荷后 2 小时血糖（2hPBG）
正常血糖（NGR）	<6.1	<7.8
空腹血糖受损（IFG）	6.1～7.0	<11.1
糖耐量低减（IGT）	<7.0	7.8～11.1
糖尿病（DM）	≥7.0	≥11.1

表 6-2　DM 诊断标准（WHO 1999）

诊断标准	静脉血浆葡萄糖水平（mmol/L）*
1.典型 DM 症状（多饮、多尿、多食、体重下降）	≥11.1
加上随机血糖检测	
或加上	
2.空腹血糖检测（FPG）	≥7.0
或加上	
3.葡萄糖负荷后 2 小时血糖检测	≥11.1
无 DM 症状者，需改日重复检查	

注：空腹状态指至少 8 小时没有进食热量。随机血糖指不考虑上次用餐时间。一天中任意时间的血糖，不能用来诊断 IFG 或 IGT。血糖均指血浆葡萄糖氧化酶检查法。

三、治疗

无论是否合并乳腺癌，DM 的治疗原则基本类似。应争取早期诊断及长期治疗。治疗目的：①消除 DM 症状；②避免或延缓各种急慢性并发症的发生，降低病死率，达到接近正常人的平均寿命及生活质量。总的治疗原则：①综合性治疗措施为以饮食控制、运动锻炼、降糖药物（口服药物或胰岛素）为主，DM 教育及血糖监测为保证良好治疗的基础；②高度个体化治疗，同一患者不同时期也有所不同；③控制高血糖、避免低血糖、防止各种并发症发生和发展。《中国 2 型糖尿病防治指南（2017 年版）》提出的 DM 控制目标：空腹血糖 4.4～7.0mmol/L、非空腹血糖 4.4～10.0mmol/L，糖化血红蛋白<7%，血压<130/80mmHg，体重指数<24kg/m²，有氧运动 150 分钟/周。

（一）DM 教育

DM 教育的对象包括 DM 专业人员（医师、护士、营养师等）、一般人群、患者及其家属等。患者首先要认识到 DM 并不可怕，只要和医务人员配合、及时合理治疗、满意控制病情，大多数 DM 患者的寿命和生活质量可以正常或接近正常。DM 患者要学会进行自我血糖监测（self monitoring of blood glucose，SMBG），掌握饮食和运动治疗的实施方法、口服降糖药物的注意事项、注射胰岛素的正确技术等。对 DM 急性并发症，如 DM 酮症酸中毒和低血糖昏迷等，应有足够认识和重视，尽量避免有关诱因，一旦发生能识别其早期症状，及时初步处理后即到医院就诊。

（二）DM 监测

1. 血糖监测

测定静脉血浆葡萄糖或采用便携式血糖仪测定外周全血葡萄糖，反映血糖的瞬间值。有条件的患者，特别是 1 型 DM 患者、血糖不稳定的 2 型 DM 患者、儿童患者和计划妊娠的女性患者，尽可能进行 SMBG，一般情况下每 1～2 周有 1 天测定三餐前及睡前血糖（共 4 次），或测定三餐前及餐后 2 小时和睡前血糖（共 7 次），病情不稳定或有特殊情况时适当增加检测次数；未能进行 SMBG 的患者应定期（至少每月 1 次）到医院检测血糖。

2. 糖化血红蛋白（HbA$_{1c}$）

为血红蛋白非酶糖基化产物，以 HbA$_{1c}$ 为主要成分，反映近 2～3 个月的平均血糖水平。一般建议每年至少检查 2 次，血糖控制不好或改变治疗方式时宜每 3 个月检查 1 次。

（三）饮食治疗

①使体重控制在理想体重±10%范围内；②自我感觉良好，精神饱满，能正常地生活、学习和工作；③配合药物治疗，可使血糖得到较理想的控制，并可预防并发症的发生和发展。一般由营养师或医师完成，食品互换则由患者自己掌握。由于个体差异很大，因此初步制定的饮食方案均为试用方案，以后随访调整极为重要。注意改变不良饮食习惯、建立健康的饮食习惯。如饮食要均衡，不偏食；少吃甜食和食盐；提倡清淡饮食，避免油腻、煎炸、腌制食品；不要吃太饱等。

（四）运动治疗

运动治疗可使 2 型 DM 患者外周组织胰岛素敏感性及葡萄糖利用增加而改善血糖控制，但 2 型 DM 患者往往年龄较大，心血管并发症较多，指导运动前须进行检查和评估。根据不同年龄、性别、体力、有无并发症等具体情况，选择其所喜爱的合适运动。运动最好在餐后进行，注意运动的科学性，循序渐进，逐渐增加运动强度和时间，有规律地长期坚持；宜进行有氧运动，并重视做准备运动和放松运动。

（五）口服降糖药物治疗

1. 双胍类

有二甲双胍（Metformin）和苯乙双胍。但因苯乙双胍有引起乳酸性酸中毒的危险性，在很多国家已被禁用。二甲双胍导致乳酸性酸中毒的发生率低，安全有效，目前国内外多个指南推荐二甲双胍作为 2 型 DM 患者的首选口服降糖药和联合用药中的基础用药。一般二甲双胍治疗 3 个月后，血糖仍控制不佳时，才考虑加用其他药物。使用二甲双胍的禁忌证：①肝、肾、心、肺功能减退及高热患者禁忌，慢性胃肠病、慢性营养不良、消瘦者不宜使用本药；②1 型 DM 不宜单独使用本药；③2 型 DM 合并急性严重代谢紊乱、严重感染、外伤、大手术和妊娠等；④对药物过敏或有严重不良反应者。二甲双胍的不良反应：①消化道反应，如口苦、金属味、食欲减退、恶心、呕吐、腹泻等，从小剂量开始、进餐时服药、逐渐增加剂量可减少消化道不良反应；②皮肤过敏反应，如红斑、荨麻疹等；③二甲双胍虽然很少引起乳酸性酸中毒，但是血清肌酐超过 150μmol/L 时应禁用，以免出现乳酸性酸中毒。临床应用：二甲双胍每片 250mg、500mg 或 850mg，每天 2～3 次，进餐时或餐后服，最佳剂量范围 1000～2250mg。

2. 磺脲类（sulfonylureas）

目前临床上应用的绝大多数是第二代磺脲类药物（如格列本脲、格列吡嗪、格列齐特、格列波脲、格列喹酮、格列美脲等），其特点：①降血糖强度是第一代磺脲类（如甲苯磺丁脲、氯磺丙脲）的数十倍至数百倍，因而剂量减少；②作用时间均为中长效，每天用药 1～2 次；③不良反应明显降低，据报道，第一代磺脲类不良反应发生率为 3%～6%，而第二代为 2%～4%，主要为轻度胃肠道反应、皮疹和低血糖反应，罕有引起骨髓抑制、溶血性贫血和阻塞性黄疸等严重反应者，也不会出现类似于氯磺丙脲引起的皮肤潮红症状，不良反应降低部分与剂量减少有关；④较少受其他药物影响引起低血糖。

3. α-葡萄糖苷酶抑制剂

目前临床应用的有阿卡波糖、伏格利波糖和米格列醇。阿卡波糖每片 50mg，每天 3 次，每次 1～2 片。单独应用治疗轻型伴餐后血糖增高的 2 型 DM 患者，与其他药物联合应用治疗较重型或磺脲类、双胍类药物继发失效的降低餐后血糖升高患者。消化道反应为主要不良反应，由于碳水化合物吸收不良，被肠道菌丛代谢所引起肠鸣、腹胀、恶心、呕吐、食欲不振、腹泻等，长期用药或减少药量可使其减轻。

4. 噻唑烷二酮衍生物

有罗格列酮、吡格列酮等。噻唑烷二酮衍生物可降低胰岛素抵抗性，增强胰岛素作用，故称为胰岛素增敏剂。不良反应：体重增加；水钠潴留、下肢水肿，可能加重心衰；长期使用可降低骨密度，增加骨折风险。心功能 3～4 级的 DM 患者、心脏射血分数＜40%者不宜使用该类药物。不提倡与胰岛素联合使用。罗格列酮用量 4～8mg/d，吡格列酮 15～45mg/d，每日 1 次。

5. 非磺脲类促胰岛素分泌剂

瑞格列奈、那格列奈是氨甲酰苯甲酸衍生物，由于作用时间短，当在餐前服用时，仅在进餐时刺激胰岛素分泌，避免了在空腹期间对 B 细胞的不必要刺激，因此瑞格列奈、那格列奈与其他的磺脲类促胰岛素分泌剂不同。主要用于通过饮食、减轻体重和运动不能满意控制高血糖的 2 型 DM 患者。瑞格列奈的初始剂量为 0.5mg，常用剂量为 1mg，最大剂量 4mg，餐前服药。那格列奈推荐的初始剂量为 60mg，常用剂量为 120mg，餐前服药。胃肠道功能紊乱，如腹泻或呕吐，是常见的不良反应。

6. 二肽基肽酶Ⅳ（DDP-4）抑制剂

主要用于饮食和运动不能满意控制血糖的 2 型 DM 患者。作用机制：肠道 L 细胞分泌的肠促胰岛素（incretin）之一为胰高血糖素肽-1（GLP-1），能促进胰岛素分泌，不过 GLP-1 在体内迅速被二肽基肽酶Ⅳ（DDP-4）水解失活，因而作用时间短。DDP-4 抑制剂能抑制此酶，阻止内源性 GLP-1 降解，从而增强胰腺 B 细胞的胰岛素分泌，降低血糖水平，抑制胰高糖素分泌和肝糖生成。目前临床应用的有西格列汀 $100\sim200$mg/d，每日 1 次，沙格列汀 $5\sim10$mg/d，每日 1 次，维格列汀、阿格列汀、利格列汀、瑞格列汀尚在临床试验中。肾功能不全应减量服用。

7. 达格列净

通过抑制肾小管钠-葡萄糖转运蛋白 2（SGLT2）而发挥作用。它将多余的葡萄糖通过尿液排出体外，从而在不增加胰岛素分泌的情况下改善血糖控制。使用该药物要求患者的肾功能正常，中至重度肾功能不全者禁用。$5\sim10$mg/d，每日 1 次，可单独使用或与包括胰岛素在内的其他 DM 药物联用。有报道，达格列净与膀胱癌和乳腺癌风险增加有关，目前我国尚未批准该类药物上市。

（六）胰岛素治疗

乳腺癌患者在围手术期及放化疗期间往往需要胰岛素治疗。

1. 胰岛素制剂

市面上有许多不同品种的胰岛素制剂，根据其来源和化学结构可分为动物胰岛素、人胰岛素和胰岛素类似物。按其作用特点分为超短效胰岛素类似物、常规（短效）胰岛素、中效胰岛素、长效胰岛素（包括长效胰岛素类似物）和预混胰岛素（包括预混胰岛素类似物）。

2. 胰岛素治疗方案和剂量调节

在一般治疗和饮食治疗的基础上，胰岛素治疗从小剂量开始，每天 $0.2\sim0.3$U/kg，一般每天不超过 20U。可选用不同的胰岛素治疗方案：①早餐前注射 1 次中效；②早餐前及晚餐前分别注射 1 次中效（早餐前剂量为全日量的 2/3）；③早餐前注射 1 次（中效和短效）预混制剂（70%中效、30%短效）；④早、晚餐前分别注射 1 次预混制剂；⑤早、中、晚餐前注射短效，睡前注射中效（强化胰岛素治疗方案）。2 型 DM 患者在口服降糖药的基础上，可改用联合应用胰岛素治疗，即白天用磺脲类药物，睡前注射中效胰岛素 4～8U。以后根据血糖水平逐渐调整剂量，一般根据上午及午餐前血糖调整早餐前短效胰岛素剂量，根据下午及晚餐前血糖调整午餐前短效胰岛素或早餐前中效胰岛素剂量，根据黄昏及睡前血糖调整晚餐前短效胰岛素剂量，根据夜间及早餐前血糖调整晚餐前或睡前中效胰岛素剂量。如血糖增高，相应胰岛素剂量增加 2～4U，反之则减少 2～4U，每 3 天调整 1 次，直到血糖控制至正常范围而又不出现低血糖反应。

（七）胰高血糖素肽-1（GLP-1）

GLP-1 具有多种生物学作用，它可以作用于 B 细胞，增强 B 细胞的增殖和分化，减少其凋亡，促进 B 细胞再生和修复，增加 B 细胞数量，从而增强其反应性，进而增加葡萄糖浓度依赖性胰岛素释放。还可以作用于 A 细胞以葡萄糖浓度依赖性地降低 GLP 的水平，减少餐后 GLP 分泌，进而减少肝糖原的分解而降低血糖水平。作用于下丘脑，激活饱食感神经元，减少进食。同时也可作用于胃部，延缓胃排空，从而减轻患者体重。天然的 GLP-1 很容易降解，阻碍了其临床应用，目前临床主要应用 GLP-1 类似物利拉鲁肽，以及 GLP-1 受体激动剂艾塞那肽，适应于 2 型 DM。主要不良反应为胃肠道恶心、呕吐等，有胰腺炎病史的患者禁用。

（程庆丰）

参 考 文 献

[1] 张素华. 衣食住行与糖尿病防治. 北京: 人民军医出版社, 2012.

[2] 陆再英, 钟南山. 内科学. 7 版. 北京: 人民卫生出版社, 2008.

[3] Wenying Y, Juming L, Jianping W, et al. Prevalence of diabetes among men and women in China. N Engl J Med, 2010, 362(12): 1090-1101.

[4] 中华医学会糖尿病学分会. 中国 2 型糖尿病防治指南(2017 年版). 中华糖尿病杂志, 2018, 10(1): 4-67.

第三节　糖尿病和糖尿病前期对乳腺癌患者的影响

目前，已有研究证实，2 型糖尿病（DM）是乳腺癌的高危因素[1-3]，年龄、性别、肥胖、高糖、高脂肪、低纤维素饮食和缺乏体力活动等不良生活方式均与两者的发病密切相关[4、5]。DM 前期是指患者存在葡萄糖调节受损（IGR），包括空腹血糖受损（IFG）（空腹血糖 6.1～6.9mmol/L）、糖耐量减低（IGT）（餐后 2小时血糖 7.8～11mmol/L）或两者共存。DM 前期提示发生 DM 的内在风险，并且与 DM 有着相似的生物学特性。糖耐量异常向 DM 转化每人年 6%～10%。既有 IGT 又有 IFG，6 年累计 DM 发生率可以高达 65%（与基线时约 5%的正常血糖者相比）。IGT 增加 DM 的风险约 5 倍，同时患有 IGT 和代谢综合征者其发生 DM的风险将更高。2 型 DM 代谢异常、内分泌失衡、免疫功能紊乱，均提示增加乳腺癌的风险。一项回顾性研究分析 DM 对乳腺癌发病及预后的影响，结果显示，同时伴有 DM 的乳腺癌患者，乳腺原发灶肿瘤更大、腋窝淋巴结转移个数更多、浸润转移发生率更高[6]。一项针对绝经后女性的研究结果也显示，高胰岛素血症和胰岛素抵抗是乳腺癌发生的一个独立危险因素，三酰甘油、血糖、体重指数升高等因素均可能通过胰岛素抵抗、雌激素及其受体调节、氧化应激等方式调节乳腺组织的增生及分化，从而促进乳腺癌的发生、发展、侵袭、转移[7]。研究发现，糖耐量异常和胰岛素抵抗都是诱发乳腺癌的高风险因素[8]。在 Saydah 等[9] 的研究中还发现，IGT 患者累计癌症相关死亡风险远高于非 DM 和 DM 患者（见图 6-2），出现此现象的原因可能是因为 DM 前期极易漏诊并且人们的重视不够；同时也说明 DM 前期对乳腺癌在治疗及预后上的影响并不比 DM 轻。DM 及其相关并发症对乳腺癌的系统治疗（手术、辅助化疗、放疗和内分泌治疗）均存在不利影响，国际多项临床研究显示，合并 DM 的乳腺癌患者死亡率增高，预后更差，给乳腺癌患者系统治疗效果及生存质量带来严重危害。

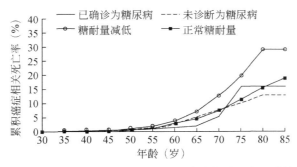

图 6-2　IGT、非 DM 和 DM 患者中累计癌症相关死亡风险比较[9]

一、手术

DM 可增加乳腺癌术后的并发症。一项研究分析了 326 例接受手术治疗的乳腺癌患者，结果显示，合并 DM 的乳腺癌患者术后伤口感染的风险更高。有报道显示，合并 DM 的乳腺癌患者术后 5 年出现患侧上肢功能障碍者也比无 DM 的乳腺癌患者更多[10]。

二、辅助化疗

Srokowski 等[11]报道，对接受化疗的 11 826 例女性乳腺癌患者进行毒性评估，结果显示，DM 对化疗毒性的增强、感染或发热、白细胞减少、贫血及其他不良反应的风险均较非 DM 的乳腺癌患者高。随访 2～12 年，接受化疗的乳腺癌患者中，合并 DM 者较未合并 DM 者的癌症相关死亡率高约 20%，但对未行化疗的乳腺癌患者，两者癌症相关死亡率无明显差异。乳腺癌化疗后，也可引发患者血糖水平异常，其原因可能为：①化疗或肿瘤本身是机体的一种应激反应状态，患者接受化疗前，已经出现糖耐量的异常，在应激反应状态下，其血糖水平升高，表现为 DM。②毒性化疗药物应用，对患者的胰腺 B 细胞产生一定的损伤，进而抑制患者体内胰岛素合成与分泌的过程[12]。③化疗药物在使用后，对患者的肝脏、肾脏功能均造成一定的损害，导致患者机体合成肝糖原的能力减退，胰岛素灭活过程持续减弱，进而影响患者的糖代谢过程[13]。④糖皮质激素联合化疗，止吐效果显著，但可促进患者的糖原异生过程，对葡萄糖氧化磷酸化过程产生抑制，减少葡萄糖在组织中的利用度，有诱发 DM 或导致 DM 患者病情加重的可能，并且抑制患者的肾脏对葡萄糖的再吸收过程，使其血糖升高，部分隐性 DM 患者可转变为显性 DM[14]。

三、内分泌治疗

有报道[15]，绝经期乳腺癌患者雌激素水平下降，导致其出现胰岛素抵抗现象，适当补充雌激素后，患者的胰岛素敏感性大大增强，并可改善其脂质代谢、糖代谢过程，缓解胰岛素抵抗现象。研究显示，他莫昔芬能明显抑制肝脏细胞对血液中葡萄糖的吸收过程，降低肝细胞对胰岛素敏感性，提示乳腺癌患者接受内分泌治疗后，可能使 DM 病情加重[16]。

四、放疗

Chon 等[17]报道，DM 可增加放疗的并发症。例如在宫颈癌放疗中，合并 DM 的患者有直肠阴道瘘和肠梗阻的高发风险；合并 DM 的老年前列腺癌患者放疗过程中，胃肠道和泌尿系统的并发症也更多。大于 65 岁合并 DM 的乳腺癌患者，放疗所引起的并发症比不合并 DM 的乳腺癌患者更多[18]。

综上所述，DM 可能是影响乳腺癌发生发展及预后的危险因素之一，DM 增加乳腺癌的发病和总死亡风险。高血糖可能通过增加乳腺癌细胞的增殖和迁移来影响乳腺癌患者的预后，在伴有 2 型 DM 的乳腺癌患者治疗中应特别注意对其血糖的控制及监测[19]。对于首次明确诊断为乳腺癌的患者，或接受化疗、放疗及内分泌治疗等辅助治疗的患者，临床医师应建议患者完善葡萄糖耐受量试验、HbA_{1c} 检查及胰岛素释放试验等，完善患者血糖水平监测，在诊疗过程中，尽早发现及明确患者是否处于 DM 前期或 DM 状态，以便于为患者后续治疗提供可靠的保障。

（刘家硕　孔令泉）

参 考 文 献

[1] Kyu HH, Bachman VF, Alexander LT, et al. Physical activity and risk of breast cancer, colon cancer, diabetes, ischemic heart disease, and ischemic stroke events: systematic review and dose-response meta-analysis for the global burden of disease study 2013. BMJ, 2016, 354: i3857.

[2] Vissers PA, Cardwell CR, Van DE, et al. The association between glucose-lowering drug use and mortality among breast cancer patients with type 2 diabetes. Breast Cancer Res Treat, 2015, 150(2): 427-437.

[3] FERRONI P, Rinodino S, Buonomo O, et al. Type 2 diabetes and breast cancer. Oxid Medi Cell Longev, 2015: 183928.

[4] Zhang PH, Chen ZW, Lv D, et al. Increased risk of cancer in patients with type 2 diabetes mellitus: a retrospective cohort study in China. BMC Public Health, 2012, 12: 567.

[5] Crispo A, Augustin LS, Grimaldi M, et al. Risk differences between prediabetes and diabetes according to breast cancer molecular subtypes. J Cell Physiol, 2017, 232(5): 1144-1150.

[6] Swain SM, Baselga J, Kim SB, et al. Pertuzumab, trastuzumab, and docetaxel in HER2-positive metastatic breast cancer. New Engl J Med, 2015, 372(8): 724-734.

[7] Gunter MJ, Hoover DR, Yu H, et al. Insulin, insulin-like growth factor-I, and risk of breast cancer in postmenopausal women. J Nat Canc Ins, 2009, 101(1): 48-60.

[8] Ulybina IM, Imianitov EN, Vasil DA, et al. Polymorphism of glucose intolerance and insulin resistance susceptibility genes in oncological patients. Molekuliarnaia Biologiia, 2008, 42(6): 947-956.

[9] Saydah SH, Loria CM, Eberardt MS, et al. Abnormal glucose tolerance and the risk of cancer death in the United States. Am J Epidemiology, 2003, 157(12): 1092-1100.

[10] Wolf I, Sadetzki S, Catane R, et al. Diabetes mellitus and breast cancer. Lancet Oncol, 2005, 6(2):

103-111.

[11] Srokowski TP, Fang S, Hortobagyi GN, et al. Impact of diabetes mellitus on complications and outcomes of adjuvant chemotherapy in older patients with breast cancer. JCO, 2009, 27(13): 2170-2176.

[12] 周会会. 乳腺癌与Ⅱ型DM关系的研究现状. 肿瘤研究与临床, 2015, 27(8): 565-568.

[13] 高梅娟, 张丽杰, 于春梅. 抗DM药物与乳腺癌相关性研究. 中国预防医学杂志, 2016, 17(6): 442-446.

[14] 智亮辉, 王少文, 易小龙. 乳腺癌合并2型DM患者的临床病理特征及预后影响因素分析. 解放军医药杂志, 2013, 25(11): 56-58.

[15] Onitilo AA, Stankowski RV, Berg RL, et al. Breast cancer incidence before and after diagnosis of type 2 diabetes mellitus in women: increased risk in the prediabetes phase. ECP, 2014, 23(2): 76-83.

[16] 潘琦, 邢进, 鲜彤章. 不同糖代谢状态对乳腺癌发生的影响. 中华糖尿病杂志, 2015, (7): 420-424.

[17] Chon BH, Loeffler JS. The effect of nonmalignant systemic disease on tolerance to radiation therapy. Oncologist, 2002, 7(2): 136-143.

[18] Peairs KS, Barone BB, Snyder CF, et al. Diabetes mellitus and breast cancer outcomes: a systematic review and meta-analysis. J Clin Oncol, 2011, 29(1): 40-46.

[19] Shlomai G, Neel B, Leroith D, et al. Type 2 diabetes mellitus and cancer. J Clin Oncol, 2016, 34(35): 4261-4269.

第四节　乳腺癌患者糖尿病和糖尿病前期的筛查诊断

乳腺癌与糖尿病（DM）有共同的危险因素，包括高体重指数（BMI）、中心性肥胖、体力活动少、摄食高热量、高脂肪等[1, 2]。同时乳腺癌患者中多有糖代谢紊乱，其高分泌的胰岛素样生长因子（IGF）、肿瘤坏死因子α（TNF-α）、白介素（IL-6）等与DM的发生有密切关系[3]。化疗和内分泌治疗是乳腺癌患者综合治疗的重要组成部分，而细胞毒性化学药物会损害胰岛B细胞，抑制胰岛素的合成与分泌；内分泌治疗药物减弱雌激素的作用，降低胰岛素的敏感性，导致胰岛素抵抗（IR）[4, 5]。多种因素的结合，大大增加了乳腺癌患者发生DM的风险。有文献报道，乳腺癌患者中，DM患病风险增加了1.6倍[6]，老年乳腺癌患者中DM的发生率高达16%[7]，建议乳腺癌患者中应加强DM的筛查。

糖尿病前期包括单纯空腹血糖受损（IFG）、单纯糖耐量受损（IGT）和IFG合并IGT这三类人群，其出现标志着发生糖尿病、心血管疾病（CVD）的危险性增高。乳腺癌与DM前期密切相关，笔者等研究发现，系统治疗后女性乳腺癌患者 DM 前期的发生率高达 43.7%[8]。DM 由 DM 前期发展而来，药物和生活方式干预能逆转该过程，明显减少其转化为 DM 的可能性，使异常血糖水平恢复正常[9, 10]。大庆 23 年随访研究也证实，中国 IGT 人群接受适当的生活方式干预可降低心血管事件的发生率[11]。故乳腺癌患者中应该加强 DM 前期的筛查，及早发现和干预，避免影响乳腺癌患者的预后，提高生活质量，强化早诊、早治、早康复三大核心，也符合《"健康中国 2030"规划纲要》。

在条件允许的情况下，目前主要对高危人群进行机会性血糖筛查（如在健康体检中或在进行其他疾病的诊疗时）。《中国 2 型糖尿病防治指南（2017 版）》将成年人中糖尿病高危人群[12]的定义为，在成年人群中，具有下列任何一个及以上的 DM 危险因素者：①年龄≥40 岁；②有糖尿病前期（IGT、IFG 或两者同时存在）史；③超重（BMI≥24kg/m²）或肥胖（BMI≥28kg/m²）和（或）中心型肥胖（男性腰围≥90cm，女性腰围≥85cm）；④静坐生活方式；⑤一级亲属中有 2 型糖尿病家族史；⑥有妊娠期 DM 史的女性；⑦高血压［收缩压≥140mmHg 和（或）舒张压≥90mmHg］，或正在接受降压治疗；⑧血脂异常［HDL-C≤0.91mmol/L 和（或）TG≥2.22mmol/L］，或正在接受调脂治疗；⑨动脉粥样硬化性心血管疾病（ASCVD）患者；⑩有一过性类固醇糖尿病病史者；⑪多囊卵巢综合征（PCOS）患者或伴有与胰岛素抵抗相关的临床状态（如黑棘皮征等）；⑫长期接受抗精神病药物和（或）抗抑郁药物治疗和他汀类药物治疗的患者。对于具有至少一项危险因素的高危人群目前采取进一步进行空腹血糖或任意点血糖筛查。其中空腹血糖筛查是常规的筛查方法，如果空腹血糖≥6.1mmol/L 或任意点血糖≥7.8mmol/L 时，则行餐后 2 小时口服葡萄糖耐量实验（OGTT）。

具有以上糖尿病高危风险的乳腺癌患者应该进行 DM 和 DM 前期的筛查。此外，所有乳腺癌患者均应纳入糖尿病高危人群进行常规筛查，这是由于乳腺癌与糖尿病具有共同的危险因素，同时乳腺癌中存在对糖尿病影响的相关作用机制。乳腺癌患者首次确诊、化疗期间及系统治疗后具有非常高比例的胰岛素分泌高峰延迟[3]，而 IGT 与胰岛 B 细胞早时相分泌缺陷关系更密切[13]，这提示乳腺癌患者中存在更高的 IGT。亚洲 DM 人群单纯餐后高血糖较为常见[14]，空腹血糖作为常规筛查手段有漏诊的可能。以往有关 DM 及 DM 前期的发生率的报告有可能被明显低估，是由于对这些人群中较少运用 OGTT。有报道显示，中国 48.6%的新诊断 DM 和 75%DM 前期仅能通过 OGTT 检测确诊[15]，故乳腺癌患者中 OGTT 应作为常规筛查手段。笔者等[16]研究发现，首确诊乳腺癌患者中 DM 和 DM 前期发生率分别为 25.3%和 50.6%，乳腺癌患者化疗期间 DM 和 DM 前期发生率分别为 33.3%和 28.1%，高于 2013 年流行病学调查中国女性人群的 DM 总体发生率（10.2%）和 DM 前期（35%）[17]，其中 DM 的未知晓率高达 80%。乳腺癌患者中存在明显糖代谢紊乱，伴有高比例的未知晓 DM 和 DM 前期，绝大多数需行 OGTT 筛查诊断。故建议首次确诊、系统治疗和随访中的无 DM 症状及病史的乳腺癌患者常规进行 OGTT 筛查，并定期进行血糖、糖化血红蛋白、尿常规等检查[3]。

（田　申　孔令泉）

参 考 文 献

[1] Gold HT, Makarem N, Nicholson JM, et al. Treatment and outcomes in diabetic breast cancer patients. Breast Cancer Res Treat, 2014, 143(3): 551-570.

[2] Kawai M, Minami Y, Kuriyama S, et al. Adiposity, adult weight change and breast cancer risk in postmenopausal japanese women: The miyagi cohort study. British J cancer, 2010, 103(9): 1443-1447.

[3] 孔令泉, 吴凯南. 乳腺肿瘤糖尿病学. 重庆: 重庆出版社, 2014.

[4] Burtness B, Gibson M, Egleston B, et al. Phase ii trial of docetaxel–irinotecan combination in advanced esophageal cancer. Annals of Oncology, 2009, 20(7): 1242.

[5] 赵雄, 范竹萍, 邱德凯, 等. 他莫昔芬对肝细胞胰岛素敏感性的影响. 胃肠病学, 2010, 15(3): 139-142.

[6] Hwangbo Y, Kang D, Kang M, et al. Incidence of diabetes after cancer development: A korean national cohort study. JAMA Oncology, 2018, 4(8): 1099-1105.

[7] Wolf I, Sadetzki S, Catane R, et al. Diabetes mellitus and breast cancer. Lancet Oncol, 2005, 6(2): 103-111.

[8] Ji GY, Jin LB, Wang RJ, et al. Incidences of diabetes and prediabetes among female adult breast cancer patients after systemic treatment. Med Oncol, 2013, 30(3): 687.

[9] Tabák AG, Herder C, Rathmann W, et al. Prediabetes: A high-risk state for diabetes development. Lancet, 2012, 379(9833): 2279-2290.

[10] 罗清清, 卢林捷, 孔令泉, 等. 乳腺癌化疗期间糖耐量异常转为正常二例. 中华内分泌外科杂志, 2015, (2): 170-171.

[11] Li G, Zhang P, Wang J, et al. Cardiovascular mortality, all-cause mortality, and diabetes incidence after lifestyle intervention for people with impaired glucose tolerance in the da qing diabetes prevention study: A 23-year follow-up study. Lancet Diabetes Endocrinol, 2014, 2(6): 474-480.

[12] 中华医学会糖尿病学分会. 中国 2 型糖尿病防治指南(2017 年版). 中华糖尿病杂志, 2018, 10(1): 4-67.

[13] 杨文英. 糖尿病和糖尿病前期的诊断. 中华内分泌代谢杂志, 2005, (4): 401-404.

[14] Qiao Q, Nakagami T, Tuomilehto J, et al. Comparison of the fasting and the 2-h glucose criteria

for diabetes in different asian cohorts. Diabetologia, 2000, 43(12): 1470-1475.

[15] Jia WP, Pang C, Chen L, et al. Epidemiological characteristics of diabetes mellitus and impaired glucose regulation in a chinese adult population: The shanghai diabetes studies, a cross-sectional 3-year follow-up study in shanghai urban communities. Diabetologia, 2007, 50(2): 286-292.

[16] Lu LJ, Wang RJ, Ran L, et al. On the status and comparison of glucose intolerance in female breast cancer patients at initial diagnosis and during chemotherapy through an oral glucose tolerance test. PLoS One, 2014, 9(4): e93630.

[17] Wang L, Gao P, Zhang M, et al. Prevalence and ethnic pattern of diabetes and prediabetes in China in 2013. JAMA, 2017, 317(24): 2515-2523.

第五节　乳腺癌患者糖尿病和糖尿病前期的防治

我国 18 岁以上人群糖尿病（DM）患病率达 10.4%，而乳腺癌患者中 DM 的患病率远高于此数值，并且大部分患者并不知晓，如任由 DM 进展，必将威胁患者健康并影响乳腺癌的疗效，所以重视并有效防治乳腺癌患者中 DM 和 DM 前期甚为重要[1-9]。

一、乳腺癌 DM 前期患者的防治

DM 前期即患者出现轻度血糖代谢异常，但尚未达到诊断 DM 标准的阶段，包括空腹血糖受损和糖耐量异常或二者兼具，此时通过饮食控制和运动可降低 DM 的发生风险。乳腺癌患者较正常人更易并发糖代谢障碍，笔者研究显示[5]，首确诊乳腺癌患者 50.7% 伴有 DM 前期，并且绝大部分并不知晓。如果不采取措施预防 DM 前期向 DM 转化，这对于乳腺癌患者无疑是雪上加霜。因而，对此类患者防治的关键是早期诊断，即在乳腺癌患者首次确诊时，就常规进行 OGTT 检测，筛查患者的糖代谢情况，及早发现并确诊 DM 前期和 DM，且在围手术期、化疗和内分泌治疗及随访时进行监测。

研究显示，DM 前期人群接受适当的生活方式干预可延迟或预防 2 型 DM 的发生。其中美国预防 DM 计划研究中，推荐患者摄入脂肪热量＜25% 的低脂饮食；生活方式干预组中 50% 的患者体重减轻了 7%，74% 的患者可以坚持每周至少 150 分钟中等强度的运动；干预 3 年可使 DM 前期进展为 2 型 DM 的风险下降 58%。因而，乳腺癌 DM 前期患者首选通过饮食控制和运动等生活方式的干预进行防治。《中国 2 型糖尿病防治指南（2017 年版）》倡导，DM 前期患者应通过饮食控制和运动以降低 DM 的发生风险，并定期随访及给予社会心理支持，以确保患者的生活方式改变能够长期坚持下来；定期检查血糖；同时密切关注其他心血管危险因素（如吸烟、高血压、血脂异常等），并给予适当的干预措施。注意改变不良饮食习惯、建立健康的饮食习惯。如饮食要均衡，不偏食；少吃甜食和食盐；提倡清淡饮食，避免油腻、煎炸、腌制食品；不要吃太饱等。详细饮食指南可参考《中国糖尿病医学营养治疗指南（2013）》。具体目标：①使超重或肥胖者 BMI 达到或接近 $24kg/m^2$，或体重至少下降 7%；②每日饮食总热量至少减少 400～500kcal（1kcal=4.184kJ）；③饱和脂肪酸摄入占总脂肪酸摄入的 30% 以下；④中等强度体力活动至少保持在 150 分钟/周。

除了生活方式干预外，DM 前期患者还可通过药物进行防控。研究显示，降糖药物二甲双胍、a-糖苷酶抑制剂、噻唑烷二酮类药物（TZD）、GLP-1 受体激动剂及减肥药奥利司他等治疗可以降低 DM 前期人群发生 DM 的风险。其中，二甲双胍和阿卡波糖在 DM 前期人群中长期应用的安全性证据较为充分。DM 指南中推荐，对于 DM 前期者，只有在强化生活方式干预 6 个月效果不佳且合并有其他危险因素时，方考虑药物干预。但不同于普通人群，对于乳腺癌 DM 前期患者，即将接受包括手术、化疗等长达半年余的治疗，甚至序贯 5 年以上的内分泌治疗，住院化疗期间常伴有恶心、呕吐、进食减少、进食不规律等，极大干扰了患者的生活，并且围手术期输注葡萄糖及手术、化疗、内分泌治疗等刺激，均可影响糖代谢。故笔者认为，对于乳腺癌 DM 前期患者，控制饮食和运动等生活方式干预进行防治的作用有限。其住院期间应进行常规血糖监测，并提早使用二甲双胍或阿卡波糖等进行血糖控制，输注葡萄糖注射液时加用胰岛素拮抗，以降低 DM 前期进展为 2 型 DM 的风险。

二、乳腺癌患者的围手术期间 DM 的治疗

笔者[5]研究发现，各年龄段拟手术乳腺癌患者，包括首次确诊和新辅助化疗后，其 DM 和 DM 前期的伴随率高达 60%～70% 以上，其中 DM 伴随率 25%～30% 以上。DM 并非乳腺癌手术的禁忌证，但这些患者多有代谢紊乱，尤其老年乳腺癌患者中不仅 DM 患病率高，临床症状不明显，而且心、脑血管合并症多，血糖达标率低，抵抗力弱，对手术及麻醉的耐受性差，手术风险增加。此外，高血糖引起术后感染率上升，伤口愈合延迟。因此，为了降低手术并发症，使患者安全渡过围手术期，需要外科、DM 专科医师及麻醉师之间良好的沟通与协作，主要包括以下 3 个方面。

（一）术前处理

1. 术前评估
应监控血糖并全面评估 DM 并发症，包括心血管疾病、自主神经病变及肾病。

对于 DM 患者，尤其是入院通过常规筛查新确诊的 DM 患者，术前应让其了解病情，保持平和心态。入院后除行常规术前检查外，需建立完善的 DM 饮食制度和血、尿糖监测记录；术前除了解一般外科手术危险因素外，还应准确掌握 DM 合并症对主要脏器损害的程度，并积极治疗；应在术前 3～4 天全面检测尿糖、尿酮体、血糖、糖化血红蛋白（HbA$_{1c}$）、糖化白蛋白（glycated albumin，GA）、肝肾功能、电解质及心电图等，了解糖代谢、心肾功能情况。

2. 术前饮食调整及原有慢病的控制

住院饮食最好由医院营养室配餐，合理调整，进行适当的运动，确保血糖稳定。术前 3 天至 1 周，每天应适当增加蛋白质比例，使其占总热量的 20%；补充脂肪，但其摄入量不应超过总热量的 25%；碳水化合物占总热量的比例控制在45%～60%，每日摄入碳水化合物 250～300g，禁食者每天提供 100～150g 葡萄糖，以有充分的肝糖原准备，保证基本能量需要并减少脂肪与蛋白质的分解、预防 DM酮症酸中毒的发生；注意补充维生素，如维生素 B、维生素 C 等，以提高机体恢复及伤口愈合能力，也有助于改善凝血功能；搭配高纤维素食，可减缓糖分的吸收。有高血压、心脏病等慢性疾病且在服药中的 DM 患者，住院时需详细告知经治医师原有疾病及用药情况，原服药物术前一般不需停药。

3. 术前血糖控制

轻症 DM 者，单靠饮食疗法即可控制；饮食疗法未能控制者应改用普通胰岛素治疗；对于口服降糖药血糖控制不佳者，应及时调整为胰岛素治疗。口服降糖药治疗者在接受小手术时术前当晚及手术当天应停用口服降糖药，接受大中型手术者则应在术前 3 天停用口服降糖药，改为胰岛素治疗；原用长效胰岛素者，最好于术前改用短效胰岛素治疗，以方便调节其用量。应用胰岛素泵对 DM 患者进行强化治疗，对围手术期患者可缩短术前控制血糖的时间、降低平均住院日、缩短切口拆线时间、提高一期愈合率，还可节约住院总费用。术前血糖控制标准：通常要求空腹血糖＜7.8mmol/L，餐后血糖＜10mmol/L。但血糖不可低于正常水平，因低血糖会增加心、脑血管事件。当血糖控制不佳时，应推迟手术日期，以免术中或术后发生酮症酸中毒或高渗性非酮症性昏迷。

4. 术前应用抗生素

为预防感染，除对已知 DM 患者术前半小时及术后 24 小时内预防性应用抗生素外，笔者认为，同样应当对新发现的例数更多的未知晓 DM 患者预防性应用抗生素。而对大量的乳腺癌合并 DM 前期患者是否术前应用预防性抗生素目前尚无统一认识。

（二）术中处理

麻醉及手术引起的应激反应可使血糖升高，减少手术风险，原则上不用含糖溶液，以林格液、生理盐水等为主，慎用或不用糖皮质激素；血糖须动态监测、随时调整，维持血糖在 5.0～11.0mmol/L。同时尽量缩短手术时间，仔细止血，术中用抗生素。应选择对糖代谢影响较小的麻醉药物，避免用刺激血糖升高的药物。一般对于仅需单纯饮食治疗或小剂量口服降糖药即可控制血糖的 2 型 DM 患者，在接受小手术时，术中不需用胰岛素。在大中型手术中，需静脉应用胰岛素，并加强血糖监测，血糖控制的目标为 5.0～11.0mmol/L。术中可输注 5%葡萄糖液100～125ml/h，以防止低血糖。

（三）术后处理

（1）新发现的大量 DM 前期患者，术中、术后监测血糖，输注的葡萄糖水中须加用胰岛素拮抗。

（2）在患者恢复正常饮食以前仍予葡萄糖、胰岛素静脉输注，并继续血糖监测，根据血糖调整胰岛素剂量，当每天能摄入碳水化合物 120g 时，可停止静脉输葡萄糖液，并恢复术前 DM 治疗方案。

（3）术后需要重症监护或机械通气的患者，如血浆葡萄糖＞10.0mmol/L，通过持续静脉胰岛素输注将血糖控制在 7.8～10.0mmol/L 比较安全。中小手术后一般的血糖控制目标为空腹血糖＜7.8mmol/L，随机血糖＜10.0mmol/L。对既往血糖控制良好者可考虑更严格的血糖控制，同样应注意防止低血糖发生。

（4）老年乳腺癌 DM 患者容易合并心血管疾病或其他器官功能的减退，且对低血糖的反应性和耐受性较差，易出现严重低血糖现象。此类患者需密切监测血糖，慎重调整胰岛素剂量，并注意输液量及输液速度，避免液体超负荷而导致心力衰竭等。

总之，乳腺癌合并 DM 患者的外科治疗，仍应遵循乳腺癌的常规术前准备、术中及术后处理，围手术期加强对 DM 的处理是手术成功的关键之一。DM 患者围手术期的治疗原则是合理足量应用胰岛素，控制血糖平稳，避免血糖波动过大，给予充足的热量，预防电解质紊乱，使用抗生素以预防感染。注意应用胰岛素时，要小心谨慎，逐渐加量，以免发生严重低血糖。

三、乳腺癌患者不同阶段 DM 治疗原则及代谢特点

乳腺癌患者无论处于何治疗阶段，DM 的治疗原则基本类似。应争取早期诊

断及长期治疗。治疗目的：①消除 DM 症状；②避免或延缓各种急慢性并发症的发生，降低病死率，达到或接近同期同类型乳腺癌的平均寿命及生活质量。总的治疗原则：①综合性治疗措施以饮食控制、运动锻炼、降糖药物（口服药物或胰岛素）为主，DM 教育及血糖监测则是保证良好治疗的基础；②高度个体化治疗，同一患者不同时期也可有不同；③控制高血糖、避免低血糖、防止各种并发症发生和发展。乳腺癌 DM 患者，因肿瘤因素和 DM 因素相互影响，且乳腺癌的手术治疗、化疗、内分泌治疗均会对患者糖代谢产生影响，因而具有一定的特殊性。本章节将阐述乳腺癌不同治疗对血糖的特殊影响，以引起临床的重视并做到精准化治疗。

（一）乳腺癌患者化疗期间 DM 代谢特点

乳腺癌化疗期间常引起糖耐量异常及血糖异常升高，其常见原因：①化疗期间很多患者及其家属甚至部分医生存在错误认识，认为乳腺癌患者已为恶性肿瘤，可以不必限制饮食、甚至过度加强营养。部分患者摄入高能量饮食或输注大量葡萄糖，可加重胰岛素功能紊乱致血糖升高。②化疗药杀伤肿瘤细胞的同时可损害胰腺 B 细胞，抑制胰岛素的合成及分泌，使 DM 患者体内原本相对不足的胰岛素分泌更少，导致血糖升高。③化疗辅助药物，常见为糖皮质激素，如地塞米松，短时间大剂量冲击疗法用来预防紫杉类等药物的过敏反应、水钠潴留及减轻化疗毒副反应。该类药物可促进糖原异生，抑制葡萄糖的氧化磷酸化，降低组织对葡萄糖的利用，导致血糖增高。④肝肾功能异常，肝肾是糖代谢和药物清除的重要器官，肝脏功能受损可使肝糖原合成能力减弱，肝糖原贮存减少，糖异生及胰岛素灭活减弱，导致肝对进餐后高血糖及空腹时低血糖的调节作用减弱，使血糖较易波动，血糖升高。⑤肿瘤及化疗本身也是一种应激状态，引发血糖升高。

此外，笔者等国内外首次较大样本量对乳腺癌患者首次确诊及化疗期间（第 5 或第 6 疗程化疗前）应用 OGTT 筛查发现[5]：乳腺癌患者化疗期间 DM 的总发生率为 33.3%，虽高于首次确诊时的 DM 的总发生率（25.3%），但无统计学差异（$P>0.05$）；然而化疗期间 DM 前期比例（28.1%）较首次确诊时（50.6%）明显减少，正常糖耐量者（38.5%）较首次确诊时（24.1%）明显增加，且二者均具有统计学意义（$P<0.05$）。对此，笔者推测：化疗和（或）手术后使肿瘤致 DM 的因素解除，有可能使处于 DM 前期或可逆的 DM 早期患者转变为糖耐量正常患者。如果化疗期间注意到化疗诱发 DM 因素的防治，将可能使糖耐量正常者的比例进一步增加。当然这一现象是否能准确反映乳腺癌患者首次确诊时、化疗期间的糖耐量状况，尚需大样本量的研究论证。

（二）乳腺癌患者内分泌治疗期间 DM 代谢特点

他莫昔芬（TAM），是目前绝经前乳腺癌患者最重要的内分泌治疗用药，可干扰胰岛素样生长因子(IGF)信号通路，下调 IGF-I 受体和胰岛素受体底物(insulin receptor substrate，IRS) 酪氨酸磷酸化水平，产生胰岛素抵抗，增加 DM 的风险或加重 DM 的程度。同时 TAM 可诱发非酒精性脂肪肝，最早在用药 3 个月后即可出现，大多数患者在用 TAM 2 年内发生。非酒精性脂肪肝可导致肝细胞对葡萄糖的吸收降低，葡萄糖转运和肝糖原合成减少，肝内异生增加，胰岛素调节肝糖代谢失常，最终干扰患者的糖代谢。因此，笔者建议乳腺癌患者应用 TAM 期间，前 2 年每 3 个月腹部超声检查 1 次，密切关注有无非酒精性脂肪肝的发生，同时需定期监测血压、体重指数、腰臀比、血脂、血糖及肝功能，对有非酒精性脂肪肝发生、血脂异常者应考虑行 OGTT 和 IRT，对应用 TAM 2 年以上患者更应定期密切监测非酒精性脂肪肝的发生、血糖、血脂、糖化血红蛋白、糖化白蛋白、OGTT 和 CPRT（或 IRT）等，以早期发现未知晓 DM 和 DM 前期及胰岛功能紊乱者，并对已知晓的 DM 患者及时调整降糖药物剂量及方案。有报道显示，乳腺癌患者应用芳香化酶抑制剂患 DM 的风险明显高于 TAM，需进一步研究。

（三）乳腺癌患者随访期间 DM 代谢特点

笔者应用 OGTT 筛查了系统治疗后乳腺癌患者的糖耐量研究[6]，发现系统治疗后女性乳腺癌患者 DM 总发生率（包括已知晓发生率和未知晓发生率）和 DM 前期发生率分别为 23.62%（已知晓发生率为 4.72%，未知晓发生率为 18.9%）和 43.3%，明显高于中国正常女性人群的 DM 总发生率（8.7%）及 DM 前期的发生率（14.8%），其中 DM 的未知晓率高达 80%。约 80% 的 DM 及 74.5%DM 前期均需经 OGTT 餐后 2 小时血糖检测确诊。在 121 例无 DM 病史的乳腺癌患者中，DM 和 DM 前期的发生率分别为 19.8% 和 45.5%，明显高于中国正常女性无 DM 病史人群的 DM 总发生率（5.4%）及 DM 前期的发生率（15.4%）[5]，提示系统治疗后的乳腺癌患者存在明显的糖代谢紊乱，伴有非常高比例的未知晓的 DM 和 DM 前期。因而，对于系统治疗后的乳腺癌患者 DM 的防治应特别重视。确有必要加强此类人群中 DM、DM 前期及胰岛功能紊乱的筛查。

总之，在乳腺癌各治疗期间，均有必要进行 OGTT 和 CPRT（或 IRT）检测或筛查 DM 和 DM 前期并了解胰岛 B 细胞功能,及早发现及精确诊断乳腺癌 DM、DM 前期及胰岛功能紊乱的患者。对已确诊的 DM 患者，通过健康宣教，加强乳腺癌患者自我监督，纠正不良生活方式和行为，限制过多的热量摄入；改变饮食组分，建议低糖低脂的平衡膳食，减少含糖饮料及饱和脂肪和反式脂肪的摄入并增加膳食纤维含量；鼓励适量的有氧运动，控制体重。患者住院期间需密切监测血糖、糖化血红蛋白、尿糖、尿酮体等变化，通过合理的降糖措施，包括饮食调整、适当的运动、使用胰岛素、调整降糖药量，使乳腺癌患者能够安全地进行治疗，最终尽可能降低 DM 对乳腺癌患者预后的影响，达到接近同期同类型乳腺癌患者的平均寿命及生活质量。

（卢林捷　肖　俊　孔令泉）

参 考 文 献

[1] 中华医学会糖尿病学分会. 中国 2 型糖尿病防治指南(2017 年版). 中华糖尿病杂志, 2018, 10(1): 4-67.

[2] 中华医学会糖尿病学分会. 中国糖尿病医学营养治疗指南(2013). 糖尿病天地, 2016, 10(7): 73-88.

[3] 孔令泉, 吴凯南. 乳腺肿瘤糖尿病学. 重庆: 重庆出版社, 2014.

[4] 孔令泉, 卢林捷, 吴凯南. 关注乳腺癌患者中糖尿病的筛查诊断. 中华内分泌外科杂志, 2015, 9(4): 180-184.

[5] Lu LJ, Wang RJ, Ran L, et al. On the status and comparison of glucose intolerance in female breast cancer patients at initial diagnosis and during chemotherapy through an oral glucose tolerance test. PLoS One, 2014, 9(4): e93630.

[6] 卢林捷, 王瑞珏, 孔令泉, 等. 无糖尿病病史的乳腺癌患者系统治疗后糖耐量异常状况研究. 中国肿瘤临床, 2014, 41(4): 250-253.

[7] Lu LJ, Gan L, Hu JB, et al. On the status of β-cell dysfunction and insulin resistance of breast cancer patient without history of diabetes after systemic treatment. Med Oncol, 2014, 31(5): 956.

[8] 申耀宗. 糖尿病患者围手术期的风险与处理. 中国实用外科杂志, 1999, 19(3): 135-136.

[9] 吴玉团, 孔令泉, 厉红元, 等. 乳腺癌患者化疗性脂肪肝和乙肝病毒再激活的防治. 中华内分泌外科杂志, 2017, 11(5), 426-429.

第七章 乳腺癌患者的代谢综合征

乳腺癌是女性发病率最高的恶性肿瘤，且发病率呈上升趋势。代谢综合征（metabolic syndrome，MS）是以肥胖和胰岛素抵抗为中心的多种代谢性危险因素在个体内集结的状态，主要包括肥胖、高血糖、高胰岛素血症、血脂异常和高血压等代谢性疾病状态[1]。2009年国际糖尿病联盟（IDF）与其他相关组织联合发布了新版MS的诊断标准，规定具有以下5项危险因素中的3项及以上者可诊断为MS[2]：①腹围升高。不同地区或种族的人群标准不同，中国人群为女性≥80cm，男性≥85cm。②三酰甘油（TG）升高。TG≥150mg/dl（1.7mmol/L），或已确诊并治疗者。③高密度脂蛋白胆固醇（HDL-C）降低。HDL-C＜40mg/dl（1.03mmol/L）（男），HDL-C＜50mg/dl（1.3mmol/L）（女），或已确诊并治疗者。④血压升高。收缩压≥130mmHg或（和）舒张压≥85mmHg，或已确诊并治疗者；⑤空腹血糖（FPG）升高。FPG≥100mg/dl（5.6mmol/L），或已确诊并治疗者。有学者根据《中国健康与营养调查》（CHNS）2009年的数据对7488名中国成年人（年龄≥18岁）进行分析发现，中国成年人（年龄≥18岁）MS的年龄标准化发病率为18.2%[3]。研究显示，MS与乳腺癌的发生和预后密切相关，乳腺癌患者中伴有较高比例的MS[4]。关注二者的关系，提高医患对MS与乳腺癌的认识，对乳腺癌的防治及预后有重要意义。

一、乳腺癌患者中代谢综合征的伴发情况

（一）MS与乳腺癌的发生

乳腺癌患者中MS的发生率远高于普通人群，笔者等[5]对重庆医科大学附属第一医院605例首确诊原发性乳腺癌患者和3212例来自重庆市体检中心的健康体检人群回顾性对比研究发现，乳腺癌患者中MS的发生率为32.6%，显著高于普通体检人群的18.2%（P＜0.001）；进一步年龄分层显示：60岁以上和60岁以下乳腺癌患者中MS的发生率分别为58.3%和24.9%，显著高于对应年龄段普通人群MS的发生率（37.9%比13.0%，P＜0.001）。Agnoli等[6]对意大利22 494例女性进行15年随访研究发现，MS使绝经后女性的乳腺癌风险增加，但未增加绝经前

女性的乳腺癌风险。Bhandari 等[7]进行的一项纳入 97 277 例成年女性（年龄≥18岁）的系统评价及 Meta 分析发现，MS 可使成年女性患乳腺癌的风险增加 47%。MS 导致乳腺癌发生的可能机制：①胰岛素抵抗是 MS 的中心环节，胰岛素抵抗者的正常细胞对胰岛素的反应性降低，而胰岛素是唯一的降血糖物质，胰岛 B 细胞通过分泌更多的胰岛素来代偿，从而使血清胰岛素浓度增加，造成高胰岛素血症。胰岛素是刺激细胞增殖的主要激素，可直接促进乳腺组织和肿瘤细胞的增殖，促进乳腺癌的发展。②肥胖的绝经后乳腺癌患者，脂肪组织是雌激素产生的主要来源，雌激素可以由乳腺组织中的脂肪细胞合成，因此肥胖可以使雌激素浓度增加，促进乳腺的细胞增殖。③MS 可改变机体的微环境，使体内胰岛素样生长因子 1（IGF-1）、瘦素（leptin）、脂联素（adiponectin）、血清性激素结合蛋白（SHBG）、过氧化物酶体增殖物激活受体（PPAR）、纤溶酶原激活物抑制剂-1（PAI-1）、抵抗素（resistin）和炎症细胞因子等分泌和代谢紊乱，使细胞的增殖及调控发生异常，从而增加乳腺癌风险。此外，在乳腺癌的治疗过程中，不同的治疗方案也可能引起癌症治疗诱发的代谢综合征。

（二）乳腺癌化疗所致 MS

化疗是乳腺癌综合治疗的有效手段之一，可提高乳腺癌的总生存率。研究发现，化疗可引起肿瘤患者机体的代谢状态发生重大改变，诱发雌激素和睾酮水平下降，这与中心性肥胖、血脂异常和胰岛素抵抗有关，从而增加 MS 的发生风险[8]。这种代谢变化的可能机制：化疗导致肿瘤患者机体脂质代谢紊乱，以及化疗期间患者过度饮食进补，同时体力活动的减少增加了脂肪的堆积，从而引起肥胖，而肥胖是机体代谢紊乱最重要的驱动因素之一；此外，机体激素代谢的紊乱是代谢状态发生改变的另一个重要因素。研究发现，约有 12% 的患者化疗后体重指数增加，5% 的患者化疗后腹围增加，腹部肥胖（内脏脂肪）被认为可促进机体炎症和胰岛素抵抗的发生，与 MS 密切相关[9]。Christina 等[9]对 86 例绝经前和绝经后的乳腺癌患者进行研究发现，化疗可使绝经前和绝经后乳腺癌患者的 MS 因素及总体评分显著增加。Derya 等[8]对 104 例乳腺癌患者第 1 周期和第 6 周期化疗时代谢性指标进行比较研究发现，化疗增加了 MS 的发生风险。化疗后乳腺癌患者的体重、腰臀比和三酰甘油水平显著增加，而高密度脂蛋白和载脂蛋白水平则显著下降；此外，促卵泡激素和促黄体激素水平显著增加，而雌激素水平下降，形成化疗诱导绝经的代谢紊乱状态[8]。因此，临床关注化疗对患者代谢状态的影响，对代谢性疾病的防治意义重大，有助于提高乳腺癌患者的生存质量和总生存率。

（三）乳腺癌内分泌治疗与 MS

内分泌治疗是激素受体阳性乳腺癌综合治疗的重要手段之一，可有效提高激素受体阳性乳腺癌患者的总生存率。目前，最常用的内分泌治疗药物包括他莫昔芬、芳香化酶抑制剂和氟维司群等，通过抑制雌激素的生成或阻断雌激素和受体的结合，从而发挥抑制乳腺癌增殖的作用。目前，关于内分泌治疗与 MS 的关系的研究较少，尚无证据表明，内分泌治疗会增加 MS 的风险，但已有研究发现，不同内分泌治疗药物对患者血脂水平有不同程度的影响。

（四）乳腺癌的其他治疗与 MS

外科手术可引起癌症治疗诱发的代谢综合征，其主要可能是手术可直接损害内分泌器官，从而诱发内分泌失调。例如，脑肿瘤手术治疗后，由于手术损伤了患者体内下丘脑-垂体轴的平衡，导致一些激素和代谢的变化，最终导致代谢综合征的发生[10]。但是，手术治疗对乳腺癌患者代谢综合征的影响尚有待进一步研究。此外，放疗以一种依赖于剂量的方式杀伤肿瘤细胞的同时，造成直接的器官损害。当放射照射内分泌器官时，可能造成内分泌器官损伤，影响正常的内分泌和代谢功能；放疗的直接血管毒性，也可能与下丘脑、垂体、甲状腺和性腺等内分泌器官的损害有关，从而造成代谢综合征[11]。

二、乳腺癌患者伴代谢综合征的预后及其防治

研究证明，体重指数增高与绝经后女性乳腺癌的不良预后有关，减轻体重有利于改善绝经后女性乳腺癌的预后。超重或肥胖的激素受体阳性的乳腺癌患者死亡风险增加，而超重或肥胖对激素受体阴性乳腺癌患者的死亡风险无显著影响[12]。Schrauder 等[13]进行的队列研究发现，乳腺癌伴有糖尿病者发生远处转移的概率是不伴有糖尿病者的 2 倍，在 5 年随访期中，乳腺癌伴有糖尿病者比不伴糖尿病的乳腺癌患者的死亡率增加 2 倍。Berrino 等[14]对意大利 2092 例早期乳腺癌患者随访 2.8 年后的数据进行分析发现，血脂异常和乳腺癌的复发风险相关，包括 HDL-C 降低和 TG 升高均使乳腺癌的复发风险增加。高血压是 MS 的一个重要组分，它不仅使心脑血管病的发病率增加，而且还与乳腺癌患者的不良预后相关。有研究分析显示，高血压使乳腺癌的死亡率增加 14%。意大利的一项研究显示，高血压可使乳腺癌的复发风险增加 46%[14]。Stocks 等[15]研究发现，血压增高与癌症患者死亡风险增加有关。乳腺癌患者的预后不仅与确诊时乳腺癌的类型、分期、患者年龄及治疗手段等密切相关，还与患者的自身代谢状态有关。

乳腺癌患者有较高的 MS 发生率，应引起临床重视，及时采取有效的手段进行防治，主要治疗措施是针对 MS 的各相关因素进行防治。治疗时考虑患者的代谢性因素对病情的影响，纠正代谢障碍将有利于改善患者的生活质量和提高预后。肥胖（尤其是腹部肥胖）是影响乳腺癌发生和预后的重要代谢性因素，而根据世界癌症研究基金会（WCRF）和美国癌症研究所（AICR）对肿瘤的预防建议，通过改变生活方式、饮食习惯及参加体力活动，可减少肥胖的发生、降低患癌风险[16]。因此，应加强对乳腺癌患者中 MS 的筛查和诊治，通过有计划地调整改变生活方式和饮食习惯、参加体力活动等对乳腺癌患者进行管理，必要时给予相应的药物治疗，可降低或控制 MS 的发生和发展，有助于改善患者的预后[4, 5]。

（吴玉团　肖　俊　孔令泉）

参 考 文 献

[1] 罗清清, 孔令泉. 乳腺癌患者中代谢综合征发病状况的临床初步研究. 重庆: 重庆医科大学, 2016.

[2] Alberti KG, Eckel RH, Grundy SM, et al. Harmonizing the metabolic syndrome. Circulation, 2009, 120(16): 1640-1645.

[3] Xi B, He D, Hu Y, et al. Prevalence of metabolic syndrome and its influencing factors among the Chinese adults: the China Health and Nutrition Survey in 2009. Prev Med, 2013, 57(6): 867-871.

[4] 吴玉团, 罗清清, 孔令泉, 等. 代谢综合征与乳腺癌的关系. 现代肿瘤医学, 2016, 24(22): 3673-3677.

[5] Wu YT, Luo QQ, Li X, et al. Clinical study on the prevalence and comparative analysis of metabolic syndrome and its components among Chinese breast cancer women and control population. J Cancer, 2018, 9(3): 548-555.

[6] Agnoli C, Grioni S, Sieri S, et al. Metabolic syndrome and breast cancer risk: a case-cohort study nested in a multicentre italian cohort. PloS one, 2015, 10(6): e0128891.

[7] Bhandari R, Kelley GA, Hartley TA, et al. Metabolic syndrome is associated with increased breast cancer risk: a systematic review with meta-analysis. Int J Breast Cancer, 2014: 189384.

[8] Bicakli DH, Varol U, Degirmenci M, et al. Adjuvant chemotherapy may contribute to an increased risk for metabolic syndrome in patients with breast cancer. J Oncol Pharm Pract, 2016, 22(1): 46-53.

[9] Dieli CM, Wong L, Waliany S, et al. An observational study to examine changes in metabolic syndrome components in patients with breast cancer receiving neoadjuvant or adjuvant chemotherapy. Cancer, 2016, 122(17): 2646-2653.

[10] Pietila S, Makipernaa A, Sievanen H, et al. Obesity and metabolic changes are common in young childhood brain tumor survivors. Pediatr Blood Cancer, 2009, 52(7): 853-859.

[11] Meacham LR, Chow EJ, Ness KK, et al. Cardiovascular risk factors in adult survivors of pediatric cancer—a report from the childhood cancer survivor study. Cancer Epidemiol Biomarkers Prev, 2010, 19(1): 170-181.

[12] Minicozzi P, Berrino F, Sebastiani F, et al. High fasting blood glucose and obesity significantly and independently increase risk of breast cancer death in hormone receptor-positive disease. Eur J Cancer, 2013, 49(18): 3881-3888.

[13] Schrauder M, Fasching P, Häberle L, et al. Diabetes and prognosis in a breast cancer cohort. J Cancer Res Clin Oncol, 2011, 137(6): 975-983.

[14] Berrino F, Villarini A, Traina A, et al. Metabolic syndrome and breast cancer prognosis. Breast Cancer Res Treat, 2014, 147(1): 159-165.

[15] Stocks T, Van HM, Manjer J, et al. Blood pressure and risk of cancer incidence and mortality in the Metabolic Syndrome and Cancer Project. Hypertension, 2012, 59(4): 802-810.

[16] Bruno E, Gargano G, Villarini A, et al. Adherence to WCRF/AICR cancer prevention recommendations and metabolic syndrome in breast cancer patients. Int J Cancer, 2016, 138(1): 237-244.

第八章 乳腺癌患者的肥胖管理

肥胖症（obesity）是指体内脂肪积聚过多和（或）分布异常，是一种由遗传和环境等多因素引起的慢性代谢性疾病。2010 年《第三次国民体质监测公报》显示,中国成年人和老人超重率分别为 32.1%和 39.8%,肥胖率分别为 9.9%和 13.0%。肥胖已成为目前全球的公共健康问题。

一、肥胖与恶性肿瘤的相关性

肥胖症是一组多因素引起的异质性疾病，主要是能量摄入超过能量消耗以致体内脂肪过多蓄积。其病因和发病机制尚不完全清楚，目前认为是遗传、环境及生活方式等多种因素相互作用的结果。研究表明，肥胖［体重指数（BMI）的增加］与癌症的发生和死亡密切相关[1-4]。与正常体重人群相比，肥胖女性死于癌症风险增加88%，肥胖男性增加52%[5]。有报道显示，肥胖和超重的绝经后女性患乳腺癌的风险显著增加[2, 3]。美国一项对 35 万女性的前瞻性研究显示，BMI≥30kg/m^2 的乳腺癌患者比 BMI<25kg/m^2 的患者诊断时恶性程度更高,10 年后进展为远处转移的风险增加 46%，30 年后死亡风险增加 38%，但 BMI 与局部复发风险无关。有报道显示，BMI 对无病生存率没有影响，但可显著并独立地影响总体生存率。肥胖患者就诊时分期常较正常体重患者晚，肿块直径≥1cm、淋巴结分期为 N2～N3 的患者也较多见。Pfeiler 等证实，肥胖与乳腺癌淋巴管浸润呈正相关。有研究显示，肥胖的绝经后乳腺癌患者较正常体重绝经后患者的肿瘤体积大且与肿瘤分期呈正相关。在美国，目前约 20%的癌症死亡与超重或肥胖相关，紧追头号危险因素吸烟的 30%。科学家预计，随着控烟运动的深入和全球人群肥胖的流行，到 2030 年，肥胖可能会超过吸烟成为癌症的头号危险因素[6]。因此，尤需重视肥胖与肿瘤的相关性。

二、肥胖的相关风险

肥胖可引起多种代谢紊乱和疾病，长期肥胖可合并高血压、血脂异常、2 型糖尿病、心脑血管疾病、非酒精性脂肪肝、代谢综合征、多囊卵巢综合征、女性不育、男性性腺功能低下、睡眠呼吸暂停综合征、哮喘/气道高反应性、骨性关节病、抑郁等。此外，肥胖者肿瘤发病率高于健康人群。1992 年，Eliot 等发现，将小鼠乳腺癌细胞 SP1 注射进肠系膜脂肪、卵巢脂肪和乳腺脂肪内均生长良好，但注射进皮下组织或者腹腔者长势很差，提示脂肪组织对 SP1 发挥了积极的激素依赖的正向调节作用。另一实验将小鼠脂肪细胞 3T3-L1 和人乳腺癌细胞 SUM159PT 共同注射进小鼠皮下，观察肿瘤细胞的特性，发现脂肪细胞促进了肿瘤细胞的发展[7]。除了体内实验，排除其他局部或者全身因素的影响，建立体外细胞模型，Manabe 等发现鼠的成熟脂肪细胞而非前脂肪细胞，可促进一些 ER（+）的乳腺癌细胞生长。同一年，有报道从成熟小鼠脂肪细胞 3T3-L1 中提取的条件培养液（富含丰富的脂肪因子）能显著地提高 ER（+）或（−）乳腺癌细胞的生长、活力和侵袭能力[7]。Dirat 等[8] 利用 2D-共培养系统（一个允许可溶性小分子通过的小室把脂肪细胞和乳腺癌细胞隔离开）来模拟二者的相互影响，发现乳腺癌细胞使小鼠和人的脂肪细胞发生了特征性的改变：失去成熟脂肪细胞终分化的标记物，过表达炎性因子和细胞外基质成分，去脂化等。其团队将这一改变了的脂肪细胞命名为肿瘤相关脂肪细胞。这种形态变小、失去脂滴的成纤维样的脂肪细胞不仅存在于乳腺癌周围，还发现存在于其他侵袭性肿瘤如卵巢癌、结肠癌、前列腺癌和黑色素瘤中[9]。因此肥胖可能促进乳腺癌的发生和发展，并影响其预后。

三、肥胖的临床表现

肥胖可发生于任何年龄，女性较多见，而且女性肥胖多发生在分娩或绝经后。单纯性肥胖者多有进食过多和（或）运动减少史。单纯性肥胖患者的体重增加缓慢（女性分娩后肥胖除外），短时间内快速长胖，应考虑继发性肥胖。轻度肥胖多无自觉症状，中重度肥胖可导致一系列影响生活质量的临床表现，如不耐热、活动能力降低、活动时气促、打鼾、关节痛、肌肉酸痛等。肥胖者的特征是身材浑圆，脸部上窄下宽，双下颏，颈粗短，向后仰头枕部皮褶明显增厚。胸圆，肋间隙不可见，乳房因皮下脂肪厚而增大。站立时腹部向前凸出而高于胸部平面，脐孔深凹。短时间明显肥胖者在下腹部两侧、双大腿和上臂内侧上分及臀部外侧可见紫纹或白纹。儿童肥胖者外生殖器埋于会阴皮下脂肪中而使阴茎变小变短。手指、足趾粗短，手背因脂肪增厚而使掌指关节骨突处皮肤凹陷，骨突变得不明显。

四、肥胖的诊断

目前国内外对于肥胖的诊断标准尚未统一（表 8-1）。2003 年中国《中国成人超重和肥胖症预防与控制指南（试用）》以 BMI≥24kg/m² 为超重，≥28kg/m² 为肥胖；男性腰围≥85cm 和女性腰围≥80cm 为腹型肥胖。2010 年中华医学会糖尿病学分会建议代谢综合征中肥胖的定义为 BMI≥25kg/m²。对于成人，WHO 将 BMI 在 25～29.9kg/m² 定义为超重；BMI≥30kg/m² 者定义为肥胖[6]。BMI 和腰围是诊断和评估肥胖严重程度的最重要的指标。随着 BMI 及腰围的增加，肥胖相关并发症的风险也升高[10]。正常成人腰臀比（waist/hip ratio，WHR）男性<0.90，女性<0.85，超过此值为中央性（又称腹内型或内脏型）肥胖。理想体重（kg）等于身高（cm）减 105；或等于身高（cm）减 100 后再乘以 0.9（男性）或 0.85（女性）。实际体重超过理想体重的 20% 者为肥胖；超过理想体重 10% 又不到 20% 者为超重。单纯性肥胖症是在排除了继发性肥胖症后才能被诊断，需与继发性肥胖症如皮质醇增多症、胰岛素瘤、甲状腺功能低下、垂体瘤、下丘脑综合征、多囊卵巢综合征（POCS）等相鉴别，而继发性肥胖症多有原发病的临床表现和实验室检查特征。药物引起的继发性肥胖症有相关药物服用史。

表 8-1　超重和肥胖的诊断标准

分级	BMI（kg/m²）		
	欧美人群[a]	亚洲人群[b]	中国人群[c]
正常	18.5～24.9	18.5～22.9	18.5～23.9
超重	25～29.9	23～27.4	24～27.9
肥胖Ⅰ级	30～34.9	27.5～32.4	≥28
肥胖Ⅱ级	35～39.9	32.5～37.4	
肥胖Ⅲ级	≥40	≥37.5	

a 1999 年美国国立卫生研究院《成人超重与肥胖诊断、评估与治疗临床指南》。
b 2004 年世界卫生组织（WHO）推荐的亚洲人群 BMI 诊断标准。
c 2003 年中国《中国成人超重和肥胖症预防与控制指南（试用）》。

五、乳腺癌患者的肥胖管理

超重和肥胖的预防尤为重要，应加强相关宣教。积极进行公共健康教育，营造良好的生活环境，促进健康饮食习惯和规律体力活动。肥胖是慢性疾病，治疗上强调以饮食治疗、运动的行为干预为主的综合治疗，使患者自觉地长期坚持，且不应依赖药物，以避免发生其不良反应。肥胖治疗是一个长期过程，应根据患者具体情况，制订个体化的治疗方案。

（一）乳腺癌患者围手术期及放化疗期间的肥胖管理

目前尚无相关循证医学证据表明乳腺癌患者围手术期及放化疗期间的肥胖治疗对于其预后的获益程度，应以合理的营养来促进围手术期的顺利恢复和改善放化疗相关并发症。

（二）乳腺癌患者肥胖的长期治疗

1. 饮食治疗

减少能量的摄入是饮食治疗的关键。富含营养素的膳食结构可提高患者的依从性，改善饮食习惯，减轻代谢性疾病的危险因素并结合运动和行为疗法[10]。对于初期的体重减轻，体力活动的增加和常规锻炼不是必须的，但这有助于维持减轻的体重及预防体重反弹[11]。

2. 运动治疗

运动是减重治疗中不可或缺的一部分，可通过减少脂肪成分、增加肌肉含量使机体保持在更健康的状态；初始体育运动的患者，运动量和强度应逐步递增，最终目标要求中等运动强度、每周运动总时间 150 分钟以上，每周运动 3～5 天。同时应指定抗阻力训练，以帮助保留无脂体重的同时促进减脂，目标为每周 2～3 次，由使用主要肌肉的单一肌肉训练组成。对所有超重或肥胖的患者应该鼓励增加非锻炼的、活跃的休闲活动以减少久坐。但需根据患者的体能，制定个体化的治疗方案。

3. 行为方式干预

超重和肥胖患者的生活方式治疗，应包括加强对其热卡饮食计划和增加体育运动的依从性的相关干预（包括体重的自我监督、食物摄入和设定体育运动明确合理的目标等）。行为方式干预旨在通过各种方式，增加肥胖患者的依从性，主要通过自我管理、目标设定、教育、解决问题的策略、刺激控制、减轻压力、心理评估、咨询和治疗、认知调整、社会支持等。

4. 药物治疗

肥胖的药物治疗应在行为调整、体力活动和饮食治疗的干预措施基础上进行。通过这些生活方式干预，患者将获得更大程度的整体体重减轻效果和更好的减重维持效果。指南指出，BMI≥27kg/m² 且有至少一项体重相关合并症（如糖尿病、高血压、阻塞性睡眠呼吸暂停综合征等），或者 BMI≥30kg/m² 才考虑药物的治疗。目前，美国食品药品管理局（FDA）共批准了 6 种药物用于治疗肥胖，包括奥利司他、非处方型奥利司他、氯卡色林、芬特明/托吡酯、环丙甲羟二氢吗啡酮/安非他酮、利拉鲁肽。对于满足条件并在体重管理计划中开始用药的患者，临床应密切随访。而对于那些药物治疗反应良好、在治疗 3 个月后原体重减轻至少 5%的患者需坚持药物治疗。但减肥药物无效或出现了明显不良反应时，则应及时停药，改用其他药物或其他治疗手段[12]。

5. 手术治疗

对于 BMI≥40kg/m^2、无其他合并症者，适合肥胖外科手术治疗。对于 BMI ≥35kg/m^2、同时有 1 个或以上相关合并症（如糖尿病、高血压、阻塞性睡眠呼吸暂停综合征）者有肥胖外科治疗的指征。对于 BMI 为 30.0～34.9kg/m^2 合并糖尿病或 MS 者，有手术意愿的也可考虑行外科手术治疗。

（朱远辉 孔令泉）

参 考 文 献

[1] Rickie B, Nancy B, James P. Obesity and cancer. Prim Care Clin Office Pract, 2009, 36(3): 509-531.

[2] Kawai M, Minami Y, Kuriyama S, et al. Adiposity, adult weight change and breast cancer risk in postmenopausal Japanese women: the Miyagi Cohort Study. Br J Cancer, 2010, 103(9): 1443-1447.

[3] Yu ZG, Jia CX, Ceng CZ, et al. Risk factors related to female breast cancer in regions of Northeast China: a 1∶3 matched case-control population-based study. Chin Med J(Engl), 2012, 125(5): 733-740.

[4] Nelson LR, Bulun SE. Estrogen production and action. J Am Acad Dermatol, 2001, 45(3 Suppl): 116-124.

[5] Renehan AG, Tyson M, Egger M, et al. Body-mass index and incidence of cancer: a systematic review and meta-analysis of prospective observational studies. Lancet, 2008, 371: 569-578.

[6] Ryan DH, Kushner R. The state of obesity and obesity research. JAMA, 2010, 304(16): 1835-1836.

[7] Iyengar P, Combs TP, Shah SJ, et al. Adipocyte-secreted factors synergistically promote mammary tumorigenesis through induction of anti-apoptotic transcriptional programs and proto-oncogene stabilization. Oncogene, 2003, 22(4): 6408-6423.

[8] Dirat B, Bochet L, Dabek M, et al. Cancer-associated adipocytes exhibit an activated phenotype and contribute to breast cancer invasion. Cancer Res, 2011, 71(7): 2455-2465.

[9] Nieman KM, Romero IL, Van Houten B. Adipose tissue and adipocytes support tumorigenesis and metastasis. Biochim Biophys Acta, 2013, 1831(10): 1533-1541.

[10] Garvey WT, Mechanick JI, Brett EM, et al. American Asssociation of Clinical Endocrinologists and American College of Endocrinology make comprehensive clinical practice guidelines for

medical care of patients with obesity. Endocr Pract, 2016, 22(Suppl 3): 1-203.

[11] Mathus L, Toouli J, Fried M, et al. World Gastroenterology Organisation global guidelines on obesity. J Clin Gastroenterol, 2012, 46(7): 555-561.

[12] Apovian CM, Aronne LJ, Bessesen DH, et al. Pharmacological management of obesity: an endocrine Society clinical practice guideline. J Clin Endocrinol Metab, 2015, 100(2): 342-362.

第九章　乳腺癌患者的高尿酸血症

一、高尿酸血症的定义

高尿酸血症（hyperuricemia）是嘌呤代谢障碍引起的代谢性疾病，分为原发性和继发性两大类，在正常嘌呤饮食下，血尿酸水平＞420μmol/L（7mg/dl）为高尿酸血症[1, 2]。

二、乳腺癌与高尿酸血症之间的关系

尿酸（uric acid）作为嘌呤代谢的终产物，主要由细胞代谢分解的核酸和其他嘌呤类化合物及食物中的嘌呤经酶的作用分解而来，人体中的尿酸80%来源于内源性嘌呤代谢，20%来源于富含嘌呤或核酸蛋白食物。尿酸由饮食摄入和体内分解的嘌呤化合物在肝脏中产生，约2/3尿酸通过肾脏排泄，剩余1/3由消化道排泄。尿酸经肾小球滤过、近端肾小管重吸收、分泌和分泌后再吸收，未吸收部分从尿液中排出[3]。高尿酸血症作为代谢综合征（MS）的一个重要组成成分，可增加乳腺癌、前列腺癌和其他恶性肿瘤的发病风险[4, 5]。尿酸具有抗氧化作用，它在正常水平时具有抗肿瘤的防御作用，在血尿酸过高人群中观察到癌症的发生率和死亡率升高，低血尿酸人群中可观察到癌症发生率增加[6]。血尿酸浓度超过饱和浓度时，尿酸盐晶体析出可直接黏附、沉积于多关节及周围软组织、肾小管和血管等多部位，趋化中性粒细胞、巨噬细胞等炎症细胞，释放白介素1B（IL-1B）、白介素-6（IL-6）及金属蛋白酶等多种炎症因子引起慢性炎症反应，使机体组织处于慢性炎症微环境中，后者常与肿瘤的发生发展密切相关[7-9]。有相关研究表明，脂联素、瘦素、C反应蛋白是慢性炎症微环境的重要组成部分，它们在乳腺癌的发生发展中有重要作用。多项研究显示，高尿酸血症可能通过影响体内脂联素、瘦素及C反应蛋白水平，而介导乳腺癌的发生发展[10, 11]。研究表明，乳腺癌患者循环脂联素水平升高可以降低癌症发病风险和改善预后，脂联素的缺乏会促进PI3K/Akt的磷酸化和信号传递的过度活化从而导致乳腺癌细胞增殖[12]。瘦素水平的增高与癌症风险增加及不良预后相关，在乳腺癌患者中可观察到瘦素水平增加，增加的瘦素可明显促进乳腺癌生长[13]。瘦素可使肾脏尿酸排泄受损并下调肝脏黄嘌呤氧化还原酶表达，影响尿酸的生成和排泄，从而导致高尿酸血症。此外，一项国外研究表明，血尿酸浓度升高与体内高水平的 C 反应蛋白等促炎介质相关，而 C 反应蛋白水平与乳腺癌的发病风险和死亡率呈正相关，同时血尿酸水平与乳腺癌早期和晚期死亡率呈正相关[14]。一项队列研究表明，血尿酸水平升高与乳腺癌及女性生殖道癌症的发病率呈正相关[15]。血尿酸水平可以预测乳腺癌的发展和死亡。一项纳入 443 名女性乳腺癌的研究中，经过平均 56 个月的随访后，分析患者存活率，并评估血尿酸浓度与乳腺癌患者预后的相关性，研究结果提示血尿酸浓度与患者年龄、体重指数、ER 状态和 PR 状态有关。单变量分析提示血尿酸水平升高的患者总生存率明显降低，多变量分析提示高尿酸水平是预测乳腺癌患者死亡的独立预后因素，但未能用来预测患者的局部复发率或远处转移。血尿酸水平升高与乳腺癌患者生存率呈负相关[16]。乳腺癌患者化疗时会杀死大量癌细胞和损伤部分组织细胞，细胞代谢分解的核酸及嘌呤类化合物增多，可能是诱发乳腺癌伴随高尿酸血症的一个潜在因素。此外，如乳腺癌化疗后出现急性肿瘤溶解综合征（ATLS）时可表现为高尿酸血症。

三、临床表现

单纯血尿酸升高临床表现多不明显，随着尿酸盐结晶在机体组织中沉积造成损害出现痛风时，常伴关节剧痛症状。长期的高尿酸血症会引起或加重全身多脏器损伤，最常见为并发肾脏疾病，血脂紊乱、血糖异常、高血压等[17]。

四、治疗方法

（一）非药物治疗

高尿酸血症一旦确诊，应对患者进行宣教及积极生活方式干预，需长期、综合的全程管理。予以高尿酸血症相关的知识宣传，普及高尿酸血症危害。给予健康生活方式的科学指导，制定个体化的生活方式干预非常必要。乳腺癌治疗过程中尽量避免使用引起血尿酸升高药物。高尿酸血症患者应控制每日总热量摄入，严格控制高嘌呤食物摄入，主要以均衡饮食、低嘌呤食物摄入为主（表 9-1）。肥胖患者应积极控制体重，可有效降低高尿酸血症的发生，建议体重指数控制在 $18.5 \sim 23.9 kg/m^2$。鼓励患者规律适量运动，避免剧烈运动。有吸烟或被动吸烟因素的患者应当及时戒烟或避免被动吸烟[2]。

表 9-1　高尿酸血症的食物建议

饮食建议	食物种类
鼓励食用	新鲜蔬菜；低脂、脱脂牛奶，低热量酸奶等制品；鸡蛋
限制食用	富含嘌呤的海鲜、牛肉、羊肉、猪肉；甜点、调味剂；红酒、果酒、黄豆
避免食用	啤酒、白酒、黄酒；动物内脏；可乐，橙汁、苹果汁等果味饮料

（二）药物治疗

高尿酸血症非药物治疗控制不佳时采用药物治疗，血尿酸水平应控制在 < 360μmol/L；出现痛风石、慢性痛风性关节炎，或痛风性关节炎频发者血尿酸水平控制目标 < 300μmol/L，但不建议血尿酸水平降至 180μmol/L 以下。目前临床用于控制尿酸药物包含抑制尿酸合成药和增加尿酸排泄的药物。研究表明，持续降尿酸治疗比间断服用药物降尿酸治疗能更有效控制高尿酸血症伴有并发症情况，建议在血尿酸水平达标后持续使用，定期监测[2]。研究表明，90% 以上的高尿酸血症为肾脏排泄减少所致，因此，增加尿酸排泄药物适用人群更加广泛[18]。但患者治疗方案仍需个体化、长程管理，根据血尿酸水平监测逐步调整治疗剂量，避免短期内血尿酸水平剧烈波动诱发痛风及相关并发症急性发作。同时需根据患者病因、相关合并症及肝肾功能等具体情况进行药物选择及调整[19]。

1. 抑制尿酸合成的药物

抑制尿酸合成药物通过抑制黄嘌呤氧化酶活性，从而减少尿酸合成，包括黄嘌呤氧化酶抑制剂别嘌呤醇和新型选择性黄嘌呤氧化酶抑制剂非布司他。均需从小剂量开始，根据血尿酸浓度控制情况，逐渐加量，注意药物不良反应，定期监测肝肾功能（表 9-2）。

2. 增加尿酸排泄药物

增加尿酸排泄药物主要代表有苯溴马隆和丙磺舒，苯溴马隆主要通过抑制肾小管尿酸转运蛋白-1（URAT-1），减少肾小管尿酸重吸收从而促进尿酸排泄，降低血尿酸水平。常从小剂量开始，根据患者血尿酸水平调整治疗剂量，使用此类药物治疗期间应注意多饮水和适当碱化尿液，其不良反应有胃肠不适、腹泻、皮疹、肝肾功能损害[20, 21]。丙磺舒不宜与非甾体类（NSAIDS）药物同服联用，在乳腺癌伴高尿酸血症时一般不使用该药物降低血尿酸水平，丙磺舒在伴有肿瘤的高尿酸血症者或使用细胞毒的抗癌药时均不宜使用（表 9-2）[19]。

3. 新型降尿酸药物

新型降尿酸药物包括尿酸酶和选择性尿酸重吸收抑制剂，尿酸酶可催化尿酸为易溶解的尿囊素，进而排出体外，可降低血尿酸浓度。主要包括：①重组黄曲霉素尿酸氧化酶：拉布立酶，主要用于化疗引起的高尿酸血症。②聚乙二醇化重组尿酸氧化酶如普瑞凯希，主要用于重度高尿酸血症、难治性痛风，尤其是肿瘤溶解综合征导致的高尿酸血症。

表 9-2　高尿酸血症治疗药物

分类	药物名称	起始剂量	维持剂量/最大剂量	不良反应	禁忌证
抑制尿酸合成药物	别嘌呤醇	50mg，bid/tid	100～200mg，bid/tid、≤600mg/d	胃肠道症状、皮疹、肝功能损害、骨髓抑制、别嘌醇超敏反应综合征	别嘌醇过敏，严重肝肾功能不全，三系明显降低，有可能怀孕的女性、孕妇、哺乳期女性
	非布司他	40mg，qd	40mg，qd 或 80mg，qd	肝功能异常、恶心、关节疼痛、皮疹	正在接受硫唑嘌呤或巯嘌呤
增加尿酸排泄药物	苯溴马隆	50mg，qd	50～100mg，qd	胃肠道不适、腹泻、皮疹、罕见肝功损害	对苯溴马隆过敏者，严重肝肾功能损害者，严重肾结石，有可能怀孕的女性、孕妇、哺乳期女性
	丙磺舒	250mg，bid	250mg，bid 或 500mg，bid	肝肾功能损害	本品及磺胺类药过敏者，肝肾功能不全，伴有肿瘤的高尿酸血症或使用细胞毒的抗癌药物

（罗　欢）

参 考 文 献

[1] 葛均波, 徐永健. 内科学. 8 版. 北京: 人民卫生出版社, 2014.

[2] 高尿酸血症相关疾病诊疗多学科共识专家组. 中国高尿酸血症相关疾病诊疗多学科专家共识. 中华内科杂志, 2017, 56(3): 235-248.

[3] Lee SJ, Terkeltaub RA. New developments in clinically relevant mechanisms and treatment of hyperuricemia. Current Rheumatology Reports, 2006, 8(3): 224-230.

[4] Hammarsten J, Damber J E, Peeker R, et al. A higher prediagnostic insulin level is a prospective risk factor for incident prostate cancer. Cancer Epidemiology, 2010, 34(5): 574-579.

[5] Siddiqui AA. Metabolic syndrome and its association with colorectal cancer: a review. Am J Med Sci, 2011, 341(3): 227-231.

[6] Strasak AM, Lang S, Kneib T, et al. Use of penalized splines in extended Cox-type additive hazard regression to flexibly estimate the effect of time-varying serum uric acid on risk of cancer incidence: a prospective, population-based study in 78 850 men. Annals of Epidemiology, 2009, 19(1): 15-24.

[7] Oh J, Won HY, Kang SM. Uric acid and cardiovascular risk. The New Eng J Med, 2009, 360(5):

539-540.

[8] Chhana A, Lee G, Dalbeth N. Factors influencing the crystallization of monosodium urate: a systematic literature review. BMC Musculoskeletal Disorders, 2015, 16: 296.

[9] Martillo MA, Nazzal L, Crittenden DB. The crystallization of monosodium urate. Current Rheumatology Reports, 2014, 16(2): 400.

[10] Rose DP, Haffner SM, Baillargeon J. Adiposity, the metabolic syndrome, and breast cancer in African-American and white American women. Endocrine Reviews, 2007, 28(7): 763-777.

[11] Wang Y, Lam JB, Lam KS, et al. Adiponectin modulates the glycogen synthase kinase-3beta/beta-catenin signaling pathway and attenuates mammary tumorigenesis of MDA-MB-231 cells in nude mice. Cancer Res, 2006, 66(23): 11462-11470.

[12] Lam JB, Chow KH, Xu A, et al. Adiponectin haploinsufficiency promotes mammary tumor development in MMTV-PyVT mice by modulation of phosphatase and tensin homolog activities. PLoS One, 2009, 4(3): e4968.

[13] Vona L, Howard M, Rose DP. Adiposity, type 2 diabetes and the metabolic syndrome in breast cancer. Obesity Reviews, 2007, 8(5): 395-408.

[14] Panis C, Victorino VJ, Herrera AC, et al. Differential oxidative status and immune characterization of the early and advanced stages of human breast cancer. Breast Cancer Res and Treat, 2012, 133(3): 881-888.

[15] Strasak AM, Rapp K, Hilbe W, et al. The role of serum uric acid as an antioxidant protecting against cancer: prospective study in more than 28 000 older Austrian women. Annals of Oncology, 2007, 18(11): 1893-1897.

[16] Yue CF, Feng PN, Yao ZR, et al. High serum uric acid concentration predicts poor survival in patients with breast cancer. Clinica Chimica Acta, 2017, 473: 160-165.

[17] 中华医学会风湿病学分会. 2016 中国痛风诊疗指南. 中华内科杂志, 2016, 55(11): 892-899.

[18] Dincer HE, Dincer AP, Levinson DJ. Asymptomatic hyperuricemia: to treat or not to treat. Cleve Clin J Med, 2002, 69(8): 594.

[19] 中华医学会内分泌学分会. 高尿酸血症和痛风治疗的中国专家共识. 中华内分泌代谢杂志, 2013, 29(11): 913-920.

[20] Lee MH, Graham GG, Williams KM, et al. A benefit-risk assessment of benzbromarone in the treatment of gout. Was its withdrawal from the market in the best interest of patients?. Drug Saf, 2008, 31(8): 643-665.

[21] Jansen TL, Reinders MK, Van Roon EN, et al. Benzbromarone withdrawn from the European market: another case of "absence of evidence is evidence of absence"?. Clin Exp Rheumatol, 2004, 22(5): 651.

第十章　乳腺癌患者伴随的甲状腺疾病

第一节　乳腺肿瘤甲状腺病学概述

乳腺癌与甲状腺疾病都是现代女性的常见病。机体是一个复杂的统一体，为了适应内外环境的变化，内分泌腺体之间必然有着复杂的联系，而腺体之间的相互作用，也影响着它们的功能活动。乳腺和甲状腺同属于内分泌激素反应性器官，内分泌功能变化与乳腺及甲状腺疾病的发生关系密切。我国中医很早就注意到乳腺与甲状腺疾病的相关性，一些古老的中医药方剂，如小金丹、夏枯草等的应用指征同时包括乳癖（乳腺良性肿块）、乳岩（乳腺癌）、瘿瘤（甲状腺肿瘤、甲状腺肿）等。在我国很多医院，乳腺和甲状腺外科归属于同一个科室。乳腺癌与甲状腺疾病的相关性在 19 世纪也引起了西方学者的关注，陆续有文献报道乳腺癌患者中甲状腺疾病发生率明显高于普通人群，而某些甲状腺疾病也被认为与乳腺癌的发病具有相关性[1-4]。有研究显示，乳腺癌患者中有较高的甲状腺功能异常和甲状腺癌的发生率，但多无明显的症状而未被关注，这难免会影响乳腺癌的治疗和预后[1-11]。笔者等在临床研究中也观察到，乳腺癌患者伴发较高比例的甲状腺功能异常、甲状腺炎、甲状腺结节及甲状腺肿瘤等；同时乳腺癌患者确诊后尤其是化疗期间甲状腺结节超声检查 TI-RADS 分类易被降期而被误诊为良性，可能与化疗期间下丘脑-垂体-甲状腺轴被抑制致 TSH 分泌降低、从而抑制了甲状腺结节的生长有关[2-4]。然而，目前乳腺癌患者中的甲状腺疾病问题尚未引起医师和患者的足够重视，这将影响乳腺癌患者的治疗和预后。因此，有必要加强二者相关性的研究。

一、甲状腺功能异常和甲状腺癌患者中乳腺癌的发病风险增加

Kuijpen 等[12]研究发现，甲减及低水平 FT4 绝经后女性中患乳腺癌的风险增加（OR=2.3）。Hardefeldt 等[13]报道，自身免疫性甲状腺炎患者中乳腺癌风险增加（OR=2.92），甲状腺自身抗体的存在与乳腺癌的发生风险呈正相关（OR=2.02）。有学者[6]综合评估了合并甲状腺良性或恶性疾病患者中患乳腺癌的风险，筛选了来自意大利中部及南部共 3921 例患有甲状腺疾病的女性患者，并分组为无结节性

甲状腺疾病组、伴结节性甲状腺疾病组及伴分化型甲状腺癌组，以年龄分层，分别研究各组中乳腺癌的发生情况，并与正常人群中乳腺癌发生率对比，结果显示：患有甲状腺良性或恶性疾病的女性患者中乳腺癌的发生风险显著增高（OR=3.33），尤其在年轻女性患者中表现明显（OR=15.24）。Simon 等[14]研究发现，有甲状腺癌病史的女性中患乳腺癌的风险显著增高（OR=2.7），且这种风险的增高主要表现在经产妇中（OR=3.4）。Van Fossen 等[15]报道，女性甲状腺癌患者中患乳腺癌风险较普通人群增加 0.67 倍，而男性甲状腺癌患者发生乳腺癌风险较普通人群增加 20 倍。

二、乳腺癌患者中甲状腺功能异常和甲状腺癌的发病风险增加

有研究发现，乳腺癌患者中原发性甲状腺功能减退的发生率为 21.3%（242/1136），明显高于普通人群[16]。笔者等[8]同期检测并比较了 112 例原发性乳腺癌与 235 例良性乳腺疾病患者首次入院时的甲状腺功能变化，发现首确诊乳腺癌患者中甲状腺功能降低的发生率为 21.4%，乳腺良性疾病甲状腺功能降低发生率仅 7.2%，乳腺癌患者中游离三碘甲状腺原氨酸（free triiodothyronine，FT_3）水平明显低于良性乳腺疾病患者（P=0.042）。一项研究发现，自身免疫性甲状腺疾病在乳腺癌患者中的发生率为 43.9%，明显高于良性乳腺疾病组（19%）及健康人群组（18.4%）[17]。Park 等[18]对 518 例乳腺癌术后患者行甲状腺超声检查，发现有 42 例（8.1%）患者有可疑甲状腺病变，再行超声下针吸细胞学检查，对其中 18 例有细胞形态异常者行甲状腺手术切除病检，结果发现除 5 例为单纯性甲状腺肿外，其余 13 例（2.5%）均为甲状腺癌，其中同时伴乳腺癌和甲状腺癌者 6 例（1.2%），其余 7 例（1.3%）平均在乳腺癌术后 33 个月被确诊为甲状腺癌，提示乳腺癌患者伴发甲状腺癌的风险较高。

三、甲状腺功能异常和甲状腺癌对乳腺癌治疗及预后的影响

甲减是由于各种原因致甲状腺激素合成、分泌或生物效应不足所导致的低甲状腺激素血症或甲状腺激素抵抗而引起的全身性低代谢综合征。其主要病理改变为黏液水肿，各组织间隙内（如皮肤、心肌、脑组织、骨骼肌等）含有大量的黏液性物质。它是由于酸性粘多糖分解减慢所致，可引起器官、组织受损及功能障碍。有研究认为，乳腺癌与甲减存在一定的相关性，甚至有人认为甲减是乳腺癌发生的危险因素，与乳腺癌预后不良有关，可促进肿瘤生长转移[7]。无症状的轻度甲减一般不会引起严重的围手术期问题，但中至重度甲减患者，由于全身组织

器官功能减退，若未进行系统的甲状腺替代治疗，即使小剂量的麻醉药，也可能引起严重的呼吸循环抑制，围手术期易发生心肺功能不全、甲状腺功能减退性昏迷等并发症，影响患者的康复甚至危及生命。Nagi 等[19]通过研究乳腺癌化疗患者出现体重增加、疲乏或昏睡的原因发现，化疗结束后患者 T_3 树脂摄取水平明显降低，甲状腺球蛋白明显增高，认为以上症状可能是由化疗所致的甲减引起，并推测化疗有使亚临床甲减患者甲状腺功能进一步减低的效应。低 T_3 综合征，也称为甲状腺功能正常的病态综合征（euthyroid sick syndrome，ESS），指非甲状腺疾病原因引起的伴有低 T_3 的综合征。肿瘤、心理疾病、严重的全身性疾病和创伤等都可致甲状腺激素水平的改变，它反映了机体内分泌系统对疾病的适应性反应。有研究显示乳腺癌患者中存在较高比例的低 T_3 的综合征[11]。甲状腺危象是甲状腺功能控制不佳的甲亢患者受到应激刺激后出现的一种严重并发症，可由感染、手术、外伤等引起，病情严重者可迅速出现心力衰竭、肺水肿、脑水肿和昏迷,甚至死亡[8-10]。

甲状腺癌导致的锁骨上或颈部淋巴结转移、肺转移等远处转移病灶，将严重影响对乳腺癌病情和分期的判断及治疗。如为乳腺癌远处转移则患者的病情已属晚期；如为甲状腺癌转移，施行甲状腺癌根治术后再进行同位素 ^{131}I 治疗和甲状腺癌的内分泌治疗，患者仍有较大的治愈机会。

综上所述，乳腺癌患者中具有较高的甲状腺功能异常、甲状腺结节和甲状腺癌的发生率[2, 3, 4, 20, 21]。大多临床表现不明显、易被漏诊。因此，乳腺癌患者首确诊及治疗随访期间应注意定期行甲状腺功能检测和甲状腺彩超检查，以早期发现和治疗乳腺癌患者伴发的甲状腺疾病。此外，甲状腺癌患者也应定期行乳腺彩超及钼钯检查，以利于乳腺癌的早期发现和早期诊治。

（黎　颖　孔令泉）

参 考 文 献

[1] 赵春霞, 卢林捷, 孔令泉, 等. 乳腺原位癌并发甲状腺微小乳头状癌一例. 中华内分泌外科杂志, 2015, 9(5): 440.

[2] 孔令泉, 赵春霞, 厉红元, 等. 关注乳腺癌患者甲状腺疾病的筛查与诊治. 中华内分泌外科杂志, 2017, 11(1): 4-7.

[3] 孔令泉, 吴凯南. 乳腺肿瘤甲状腺病学. 北京: 科学出版社, 2016.

[4] Shi YL, Li X, RanL, et al. Study on the status of thyroid function and thyroid nodules in chinese breast cancer patients. Oncotarget, 2017, 24, 8: 80820-80825.

[5] ARER IM, Yabanoglu H. Retrospective analysis of patients with synchronous primary breast and thyroid carcinoma. Eur J Breast Health, 2018, 14(2): 80-84.

[6] Dong L, Lu J, Zhao B, et al. Review of the possible association between thyroid and breast carcinoma. Breast Cancer Res, 2018, 16(1): 130.

[7] 孔令泉, 赵春霞. 伴甲亢的乳腺癌的处理.//吴凯南主编. 实用乳腺肿瘤学. 北京: 科学出版社, 2016.

[8] 黄剑波, 金梁斌, 孔令泉, 等. 乳腺癌患者治疗期间甲状腺功能的变化研究. 重庆医科大学学报, 2014, 39(1): 57-60.

[9] 黄剑波, 邢雷, 孔令泉, 等. 合并甲亢的乳腺癌患者微创术后发生甲状腺危象及化疗后甲低1例分析. 重庆医科大学学报, 2012, 37(4): 379-380.

[10] 黄剑波, 汲广岩, 孔令泉, 等. 合并原发性甲亢的乳腺癌患者围手术期及化疗期间甲状腺危象的防治. 重庆医学, 2012, 41(27): 2873-2874.

[11] Huang JB, Ji GY, Xing L, et al. Implication from thyroid function decreasing during chemotherapy in breast cancer patients: chemosensitization role of triiodothyronine. BMC Cancer, 2013, 13: 334.

[12] Kuijpens JL, Nyklictek I, Louwman MW. Hypothyroidism might be related to breast cancer in post-menopausal women. Thyroid, 2005, 15(11): 1253-1259.

[13] Hardefeldt PJ, Eslick GD, Edirimanne S. Benign thyroid disease is associated with breast cancer: a meta-analysis. Breast Cancer Res Treat, 2012, 133(3): 1169-1177.

[14] Simon MS, Tang MT, Bernstein L, et al. Do thyroid disorders increase the risk of breast cancer? Cancer Epidemiol Biomarkers Prev, 2002, 11(12): 1574-1578.

[15] Van Fossen VL, Wilhelm SM, Eaton JL. Association of thyroid, breast and renal cell cancer: a population-based study of the prevalence of second malignancies. Ann Surg Oncol, 2013, 20(4): 1341-1347.

[16] Cristofanilli M, Yamamura Y, Kau SW, et al. Thyroid hormone and breast carcinoma. Primary hypothyroidism is associated with a reduced incidence of primary breast carcinoma. Cancer, 2005, 103(6): 1122-1128.

[17] Gogas J, Kouskos E, Tseleni-Balafuta, et al. Autoimmune thyroid disease in women with breast carcinoma. Eur J Surg Oncol, 2001, 27(7): 626-630.

[18] Park JS, Oh KK, Kim EK, et al. Sonographic detection of thyroid cancer in breast cancer patients. Yonsei Med J, 2007, 48(1): 63-68.

[19] Kumar N, Allen KA, Richardi D, et al. Fatigue, weight gain, lethargy and amenorrhea in breast cancer patients on chemotherapy: is subclinical hypothyroidism the culprit? Breast Cancer Res Treat, 2004, 83(2): 149-159.

[20] Cordel E, Reix N, Moliere S, et al. Hyperthyroidism and breast cancer: Is there a link?. Gynecol Obstet Fertil Senol, 2018, 46(4): 403-413.

[21] Kumar NB, Fink A, Levis S, et al. Thyroid function in the etiology of fatigue in breast cancer. Oncotarget, 2018, 9(39): 25723-25737.

第二节 乳腺癌患者甲减的诊断和处理

甲状腺功能减退症（简称甲减），是由于各种原因致甲状腺激素合成、分泌或生物效应不足所导致的低甲状腺激素血症或甲状腺激素抵抗而引起的全身性低代谢综合征。主要临床表现为各组织器官功能减退、代谢减慢及黏液性水肿。有研究认为，甲减与乳腺癌存在一定的相关性，甚至是乳腺癌发生的危险因素[1-3]，与乳腺癌预后不良有关，可促进肿瘤生长转移。乳腺癌伴甲减患者的症状和体征一般表现不明显或不典型，容易漏诊。而甲减对乳腺癌患者的围手术期处理、化疗及预后有一定影响，因而有必要了解乳腺癌患者中甲减的诊断和处理，以提高其生活质量和改善预后。

一、乳腺癌患者中甲减的诊断

1. 病史

如甲状腺手术、^{131}I 治疗、桥本甲状腺炎病史和家族史等。

2. 临床表现

典型患者表现为畏寒、乏力、手足肿胀感、嗜睡、记忆力减退、少汗、关节疼痛、体重增加、便秘、女性月经紊乱或月经过多、不孕。累及心脏时可出现心包积液和心力衰竭。重症患者可发生黏液性水肿昏迷。有报道[4]显示，乳腺癌化疗患者出现体重增加、疲乏或昏睡等症状可能与化疗所致的甲减有关，并推测化疗有使亚临床甲减患者甲状腺功能进一步减低的效应。

3. 体格检查

典型患者可有表情呆滞、反应迟钝、声音嘶哑、听力障碍，面色苍白、颜面和（或）眼睑水肿、唇厚舌大常有齿痕，皮肤干燥、粗糙、脱皮屑、皮肤温度低、水肿、手脚掌皮肤可呈姜黄色，毛发稀疏干燥，脉率缓慢。少数病例出现胫前黏液性水肿。

4. 实验室检查

血清促甲状腺激素（TSH）和总 T_4（TT_4）、游离 T_4（FT_4）是诊断甲减的第一线指标。原发性甲减血清 TSH 增高，TT_4 和 FT_4 均降低。TSH 增高，TT_4 和 FT_4 降低的水平与病情程度相关。血清总 T_3（TT_3）、游离 T_3（FT_3）早期正常，晚期减低。亚临床甲减仅有 TSH 增高，TT_4 和 FT_4 正常[5]。

笔者等曾一周内遇到两例乳腺疾病患者（经核心穿刺活检明确 1 例为乳腺癌，1 例为乳腺病）无明显甲减症状，经常规检测甲状腺功能发现 FT_3、FT_4、TT_3、TT_4 明显降低，TSH＞100IU/L，因而被迫于手术前日停手术，以纠正患者的严重甲减。因而，多数乳腺癌患者伴甲减的症状体征并不明显，需注意行甲状腺功能和相关抗体的检查，尤其是对有脉率缓慢或心动过缓的原发性乳腺癌患者更应加强甲减的筛查诊断。

二、乳腺癌患者中甲减的处理

甲减治疗主要为甲状腺素替代治疗。但乳腺癌伴甲减患者围手术期及化疗期间的治疗有其特殊性，需引起重视。

1. 伴甲减的乳腺癌患者围手术期的处理

（1）原则上中至重度甲减患者的非急症手术应暂缓，待甲减症状消失，血 T_3、T_4 和 TSH 浓度恢复正常后再施行手术。

（2）正在药物控制甲减者，术前应根据患者具体情况选择适当甲状腺素片用量。

（3）术前应重点对心脏、呼吸等重要脏器的功能进行评估。

（4）适当补充肾上腺皮质激素。

（5）术前慎用镇静药或仅用抗胆碱药。

（6）术中应加强监测，根据术中情况适当减少麻醉药的用量。

（7）急诊手术前准备时可静注左甲状腺素。

（8）围手术期甲状腺功能减退性昏迷的处理：①甲状腺激素治疗；②补充肾上腺皮质激素；③纠正低体温；④维持血循环稳定；⑤改善肺通气与换气，辅助呼吸或控制呼吸；⑥抗感染、纠正低血糖和水电解质酸碱平衡紊乱等对症支持治疗。

2. 伴甲减的乳腺癌患者化疗期间的处理

乳腺癌患者化疗期间可出现疲乏、昏睡、体重增加及闭经等症状，Kumar 等认为以上不良反应可能与化疗所致的甲状腺功能低下有关。关于化疗可能导致甲减的观点在笔者等的研究中得到了进一步证实[6, 7]。乳腺癌化疗导致的甲减将有可能引起患者出现不良反应，若能在化疗期间及时纠正甲减，将有助于减少甲减所致的副反应，提高患者化疗耐受性及生活质量[8]。

甲状腺激素可促进乳腺癌细胞生长，化疗药物除杀伤肿瘤细胞外，导致的甲状腺功能减低将会使乳腺癌细胞停滞于 G0 期，从而对化疗杀伤作用不敏感[9]。结合大量基础与临床依据，笔者等提出新内分泌化疗（内分泌激素化疗增敏疗法）和仿绒毛膜细胞癌化疗学（仿绒学）假说，即通过添加甲状腺激素等内分泌激素，改变患者化疗期间的甲状腺功能低下及内分泌激素等低下状态，促使乳腺癌细胞增殖活跃，从而提高其化疗敏感性，最终提高化疗疗效[10]。化疗所致甲减虽为短期变化，但及早纠正可能对改善患者生活质量及提高化疗疗效具有重要临床意义[6, 9, 11]。

3. 伴甲减的乳腺癌患者随访期间的处理

除伴甲减的乳腺癌患者系统治疗后应定期检测甲状腺功能并调节甲状腺素的用量外，因甲状腺炎患者演变为甲减的比例较高，故无甲减表现的乳腺癌患者系统治疗后随访过程中，尤其是伴有甲状腺炎的患者也应注意了解有无甲减的临床表现，并应定期监测甲状腺功能，以早期发现甲减并根据病情给予相应的甲状腺素替代治疗，从而提高患者的生存质量和改善预后。

（李　红　李　姝　孔令泉）

参 考 文 献

[1] Sandhu MK, Brezden C, Lipscombe LL, et al. Autoimmune hypothyroidism and breast cancer in the elderly. Breast Cancer Res Treat, 2009, 115(3): 635-641.

[2] Mittra I, Hayward JL. Hypothalamic-pituitary-thyroid axis in breast cancer. Lancet, 1974, 1(7863): 885-889.

[3] Martinez IO, Garcia SS, Regadera J, et al. Hypothyroidism enhances tumor invasiveness and metastasis development. PloS One, 2009, 4(7): e6428.

[4] Kumar N, Allen KA, Riccardi D, et al. Fatigue, weight gain, lethargy and amenorrhea in breast cancer patients on chemotherapy: Is subclinical hypothyroidism the culprit? Breast Cancer Res Treat, 2004, 83(2): 149-159.

[5] 中华医学会内分泌学分会编写组. 甲状腺疾病诊治指南——甲状腺功能减退症. 中华内科杂志, 2007, 46(11): 967-971.

[6] Huang J, Jin L, Ji G, et al. Implication from thyroid function decreasing during chemotherapy in breast cancer patients: Chemosensitization role of triiodothyronine. BMC cancer, 2013, 13: 334.

[7] Shi Y, Li X, Ran L, et al. Study on the status of thyroid function and thyroid nodules in chinese breast cancer patients. Oncotarget, 2017, 8(46): 80820-80825.

[8] 孔令泉, 赵春霞. 伴甲低(甲减)乳腺癌的处理//吴凯南主编. 实用乳腺肿瘤学, 北京: 科学出版社, 2016: 625-631.

[9] Huang JB, Ji GY, Xing L, et al. Chemosensitization role of endocrine hormones in cancer chemotherapy. Chin Med J, 2013, 126(1): 175-180.

[10] Huang J, Ji G, Xing L, et al. Neo-endocrinochemotherapy: A novel approach for enhancing chemotherapeutic efficacy in clinic?. Med Hypotheses, 2013, 80(4): 441-446.

[11] 黄剑波, 金梁斌, 孔令泉, 等. 乳腺癌患者治疗期间甲状腺功能的变化研究. 重庆医科大学学报, 2014, 39(1): 57-60.

第三节 乳腺癌患者甲亢的诊断和处理

甲状腺功能亢进（hyperthyroidism），简称甲亢，是由各种原因引起血循环中甲状腺素异常增多而出现以全身代谢亢进为特征的疾病总称[1, 2]。临床症状主要表现为甲状腺肿大、体重减轻、食欲亢进及心动过速等。有研究指出[3-5]，甲亢患者有更高的乳腺癌风险，乳腺癌首确诊患者甲状腺功能较乳腺良性患者呈偏亢进状态。约 1%的乳腺癌患者同时或既往患有原发性甲状腺功能亢进。甲亢对乳腺癌患者的围手术期处理、化疗及预后可能有一定影响，因而有必要了解乳腺癌患者中甲亢的诊断和处理，以利于提高患者的生活质量和改善预后。

一、乳腺癌患者中甲亢的诊断

1. 临床甲亢的诊断

（1）临床高代谢的症状和体征（淡漠型甲亢的高代谢症状不明显，仅表现为明显消瘦或心房颤动，尤其在老年患者）。

（2）甲状腺体征：甲状腺肿和（或）甲状腺结节，少数病例无甲状腺体征。

（3）血清激素 TT_4、FT_4、TT_3、FT_3 增高，TSH 降低。

2. 一些特殊类型的甲亢

（1）T_3 型甲亢仅有 TT_3、FT_3 升高，TT_4、FT_4 正常，TSH 减低，^{131}I 摄取率增加；T_4 型甲亢仅有 TT_4、FT_4 升高。

（2）亚临床甲亢：血清 TSH 水平低于正常值下限，TT_3、TT_4 在正常范围，不伴或伴有轻微的甲亢症状。首先要排除上述引起 TSH 降低的因素，并且在 2～4 个月内再次复查，以确定 TSH 降低为持续性而非一过性。

3. 甲状腺危象（甲亢危象）

甲亢危象是甲状腺功能控制不佳的甲亢患者在接受应激刺激后出现的一种严重并发症，可由感染、手术、外伤等引起，主要表现为术后高热、心动过速、烦躁、谵妄、大汗、呕吐、腹泻等反应，病情严重者可迅速出现心力衰竭、肺水肿和昏迷，甚至死亡[1, 2]。甲亢危象的诊断主要靠临床表现综合判断。临床高度疑似本症及有危象前兆者应按甲亢危象处理。甲亢危象的病死率在 20%以上。某些乳腺癌患者伴甲亢的临床表现不明显或不典型，需注意行甲状腺功能和相关特异性抗体检查，尤其是对有心动过速或表现为明显消瘦或心房颤动的原发性乳腺癌患者更应加强甲亢的筛查诊断。

二、乳腺癌患者中甲亢的处理

合并原发性甲亢的乳腺癌患者，若围手术期未有效控制甲状腺功能，有发生甲状腺危象甚至危及生命的风险[6]。有报道显示，因甲状腺功能控制不佳患者在麻醉前出现甲状腺危象[7]，应当引起重视。

1. 伴甲亢的乳腺癌患者围手术期的处理

（1）乳腺癌手术前经内科治疗已经控制的原发性甲亢，术前及术中严格控制心率，对于出现窦性心动过速者，应高度警惕甲状腺危象[8]。术后继续内科治疗。

（2）内科治疗没有控制或未经治疗的原发性甲亢，于乳腺癌手术前最好积极行甲亢治疗或先行新辅助化疗，待甲亢得到有效控制后，再行乳腺癌手术治疗[9, 10]。

（3）发生甲状腺危象者：可予以降温、镇静、抑制甲状腺激素的合成与释放药物、抗交感神经药物、肾上腺皮质激素、预防感染、吸氧、纠正水和电解质紊乱及心衰等治疗。

2. 伴甲亢的乳腺癌患者化疗期间的处理

笔者在临床中发现合并原发性甲亢的乳腺癌患者在新辅助化疗期间甲状腺功能迅速降至正常或变成甲减，而未发生甲亢危象。据此，笔者建议早期乳腺癌确诊时，甲亢控制不佳或甲状腺功能异常增高也可作为乳腺癌患者接受新辅助化疗的指征，在施行新辅助化疗的同时积极控制甲状腺功能，多数患者的甲状腺功能可在新辅助化疗结束前被控制在正常水平，最终避免围手术期甲亢危象的发生[9, 10]。因此，对于有明显甲亢症状的乳腺癌患者，在接受正规的抗甲亢治疗的同时，可进行相应的化疗，但化疗期间需密切监测甲状腺功能、基础代谢率和生命体征，给予相应的对症支持治疗。

3. 伴甲亢的乳腺癌患者随访期间的处理

甲状腺功能控制正常的伴有甲亢的乳腺癌患者在乳腺癌系统治疗后的随访期间，有部分患者会出现甲亢复发，因此在对伴有甲亢的乳腺癌患者随访中，肿瘤科医师或外科医师也应注意患者有无甲亢症状的发生并定期监测甲状腺功能，以早期发现并及时给予相应治疗。

（李　红　孔令泉）

参 考 文 献

[1] 陈孝平, 汪建平, 秦新裕, 等. 外科学. 8 版. 北京: 人民卫生出版社, 2010: 240-242.

[2] 葛均波, 徐永健, 梅长林, 等. 内科学. 8 版. 北京: 人民卫生出版社, 2013: 685-687.

[3] 赵春霞, 孔令泉. 乳腺癌患者首次确诊、化疗期间及系统治疗后甲状腺结节及甲状腺功能状况研究. 重庆: 重庆医科大学, 2017.

[4] Sogaard M, Farkas DK, Ehrenstein V, et al. Hypothyroidism and hyperthyroidism and breast cancer risk: A nationwide cohort study. Eur J Endocrinol, 2016, 174(4): 409-414.

[5] Cordel E, Reix N, Moliere S, et al. hyperthyroidism and breast cancer: Is there a link?. Gynecol Obstet Fertil Senol, 2018, 46(4): 403-413.

[6] 覃咸雄, 彭世军, 李靖. 乳腺癌伴甲亢患者围术期及化疗期间甲状腺危象的防治体会. 检验医学与临床, 2014, 1: 92-93.

[7] Hirvonen EA, Niskanen LK, Niskanen MM. Thyroid storm prior to induction of anaesthesia. Anaesthesia, 2004, 59(10): 1020-1022.

[8] Bennett MH, Wainwright AP. Acute thyroid crisis on induction of anaesthesia. Anaesthesia, 1989, 44(1): 28-30.

[9] 黄剑波, 邢雷, 孔令泉, 等. 合并甲亢的乳腺癌患者微创术后发生甲状腺危象及化疗后甲低 1 例分析. 重庆医科大学学报, 2012, 37(04): 379-380.

[10] 黄剑波, 汲广岩, 孔令泉, 等. 合并原发性甲亢的乳腺癌患者围术期及化疗期间甲状腺危象的防治. 重庆医学, 2012, 41(27): 2873-2874.

第四节　乳腺癌患者甲状腺结节与甲状腺癌的诊断和处理

一、甲状腺结节定义

甲状腺结节是指甲状腺细胞在局部异常生长所引起的散在病变。虽能触及，但超声检查未能证实的不能诊断为甲状腺结节。未能触及，而在影像学检查中偶然发现的结节称为甲状腺意外结节。有报道显示，乳腺癌患者中甲状腺结节（甲状腺癌）的发生率明显高于普通人群[1-5]，建议乳腺癌患者定期行甲状腺彩超和甲状腺功能检查，以尽量做到早发现、早诊断、早治疗。乳腺癌患者并发良恶性甲状腺结节的临床处理不同，对患者生存质量及预后等也有显著的差异。

二、甲状腺结节的临床表现及诊断

1. 甲状腺结节的临床表现

大多数甲状腺结节患者无明显临床症状，部分伴甲状腺功能异常者可出现相应的临床表现，少数患者由于结节压迫周围神经及器官组织，出现声音嘶哑、憋气感、呼吸困难或吞咽困难等压迫症状。若短期内发生的甲状腺结节增大伴疼痛，则可能是腺瘤囊性变出血所致；若过去存在甲状腺结节，近期突然快速、无痛性增大，应考虑癌肿可能。甲状腺癌患者结节质硬，表面不平，吞咽时活动度低。晚期可有声音嘶哑、呼吸困难、吞咽困难症状；颈交感神经受压，可产生 Horner 综合征；颈丛浅支受侵犯时可出现耳、枕、肩等处疼痛；可有颈淋巴结和远处脏器转移。

2. 甲状腺结节的实验室检查

甲状腺结节患者均应检测血清促甲状腺激素（TSH）水平。有研究显示，甲状腺结节患者如伴有 TSH 水平低于正常值，其结节为恶性的比例低于伴有 TSH 水平正常或升高者[6-8]。部分乳腺癌伴甲状腺癌患者血 TSH、TPOAb、TGAb 偏高，甲状腺髓样癌患者中血清降钙素升高。血清甲状腺球蛋白（Tg）测定主要用于甲状腺癌根治术后有无复发的判断。

3. 辅助检查

高分辨率超声检查是评估甲状腺结节的首选方法。超声检查内容包括甲状腺结节的大小、数量、位置、质地（囊性或实性）、形状、边界、包膜、钙化、血供及与周围组织的关系等，同时评估颈部区域淋巴结及淋巴结的大小、形态和结构特点。此外，甲状腺放射性核素扫描（ECT）、CT 等检查可作为甲状腺结节的辅助检查方法。

4. 细针针吸细胞学活检

细针针吸细胞学活检（FNAB）诊断甲状腺癌的敏感度为 83%（65%～98%），特异度为 92%（72%～100%），阳性预测率为 75%（50%～96%），假阴性率为 5%（1%～11%）。超声引导下 FNAB 的取材成功率及诊断准确率较高，已成为诊断甲状腺癌的重要方法。

5. 甲状腺癌分子标志物检测

有研究表明，经 FNAB 仍不能确定良恶性的甲状腺结节，可对穿刺标本进行某些甲状腺癌的分子标志物检测，如 BRAF 突变、Ras 突变、RET/PTC 重排等，能够提高准确率。

三、甲状腺结节的诊治原则

（一）甲状腺结节的手术适应证

手术适应证主要为：①单发实性结节的直径超过 1cm；②单发实性结节的直径不到 1cm 但伴有钙化、血流异常或淋巴结肿大；③单发囊肿直径 2～3cm 或以上；④多发结节中最大结节的直径超过 2cm 或结节中有钙化、血流异常或淋巴结肿大；⑤甲状腺结节伴有既往颈部放射接触或治疗史；⑥年龄小于 20 岁或大于 70 岁者；⑦男性甲状腺结节患者；⑧胸骨后甲状腺肿大者；⑨甲状腺结节近期突然增大者；⑩甲状腺结节伴有压迫、声音改变、吞咽困难和刺激性咳嗽等。

（二）考虑为良性甲状腺结节的治疗方法

多数良性甲状腺结节不需要特殊治疗，仅需定期随访。少数情况下可选择手术治疗、TSH 抑制治疗、^{131}I 治疗等治疗手段[6]。

1. 良性甲状腺结节的非手术治疗[6]

（1）TSH 抑制治疗：其原理是应用左甲状腺素片将血清 TSH 水平抑制到正常低限甚至低限以下，以通过抑制 TSH 对甲状腺细胞的促生长作用，达到缩小甲状腺结节的目的。患者在服用该药 3 个月后复查，如结节增大，则不管 TSH 受抑是否足够，均有手术指征。但若结节变小或无变化，可仍予以 TSH 抑制治疗，3 个月后再次复查，如观察 6 个月结节不变小，则有手术指征。

（2）^{131}I 治疗：主要用于治疗有自主摄取功能并伴有甲亢的良性甲状腺结节，对虽有自主摄取功能但不伴有甲亢的结节，^{131}I 可作为治疗选择之一。出现压迫症状或位于胸骨后的甲状腺结节，不推荐 ^{131}I 治疗。^{131}I 治疗后，约 10%患者于 5 年内发生甲减，因此，建议治疗后每年至少检测一次甲状腺功能，如发现甲减，应及时给予左甲状腺素片替代治疗。

2. 良性甲状腺结节的手术治疗[6]

（1）考虑为良性甲状腺结节的手术适应证：①出现与结节明显相关的局部压迫症状；②合并甲状腺功能亢进且内科治疗无效者；③肿物位于胸骨后或纵隔内；④结节进行性生长，临床有恶变倾向或合并甲状腺癌高危因素；⑤因外观或思想顾虑过重影响正常生活而强烈要求手术者，可作为手术的相对适应证。

（2）考虑为良性甲状腺结节的手术原则：在彻底切除甲状腺结节的同时，尽量保留正常甲状腺组织。全/近甲状腺切除术仅在结节弥漫性分布于双侧甲状腺，导致术中难以保留较多正常甲状腺组织时使用，其他情况下应慎用。

（3）术后甲减的防治：患者术后有可能发生不同程度的甲减，接受甲状腺全切术者，术后即应开始左甲状腺素片替代治疗，此后应定期检测甲状腺功能，保持 TSH 水平在正常范围；保留部分甲状腺者，术后也应定期检测甲状腺功能，如发现甲减，应及时给予左甲状腺素片替代治疗。良性甲状腺结节术后不建议采用 TSH 抑制治疗来预防结节复发。

（三）考虑为甲状腺癌的治疗方法

甲状腺癌的治疗以手术为主，包括甲状腺切除术及颈淋巴结清扫。术后辅以放射性核素治疗和内分泌治疗。而有关乳腺癌患者首次确诊时伴分化型甲状腺癌的处理时机等问题，目前临床尚无统一意见。对于同期患乳腺癌和分化型甲状腺癌的患者，临床上有同时行乳腺癌和甲状腺癌根治手术[9]；也有先施行乳腺癌根治术，在乳腺癌化疗或放疗后再施行分化型甲状腺癌根治手术及放射性核素治疗等后续治疗。此外，应注意对乳腺癌伴甲状腺癌患者出现可疑锁骨上或颈部淋巴结转移、肺转移等远处转移病灶时，需明确是乳腺癌远处转移还是甲状腺癌远处转移，若为乳腺癌远处转移，则治疗以晚期乳腺癌治疗方案为主；若为甲状腺癌远处转移，则可施行甲状腺癌根治术后辅以放射性核素治疗和甲状腺内分泌治疗仍有机会获得治愈。

四、随访

临床应对合并乳腺癌的分化型甲状腺癌患者长期随访，其目的在于对临床治愈者进行监控，以早期发现复发和转移；对分化型甲状腺癌复发或带瘤生存者，动态观察病情的进展和治疗效果，调整治疗方案；监控 TSH 抑制治疗的效果；对分化型甲状腺癌患者的某些伴发疾病进行动态观察。

五、乳腺癌患者系统治疗后甲状腺结节与甲状腺癌的诊断及防治

有研究报道[5.10]，乳腺癌患者患甲状腺癌的概率比正常人群偏高，Sadetzki 等[11] 报道，乳腺癌患者并发异时性甲状腺癌的发生率为 1.34%。超声能有效地筛查甲状腺及乳腺多原发癌，尤其在首发乳腺癌后 1 年内，因此，笔者建议乳腺癌患者系统治疗后在定期行乳房彩超检查同时，也应行甲状腺彩超和甲状腺功能检查，如每 6～12 个月检查 1 次，若发现异常，应缩短检查间隔。对超声发现的可疑甲状腺结节，应行甲状腺超声造影，或超声引导下甲状腺结节穿刺活检，对诊断甲状腺癌者应予以甲状腺癌根治术等处理。

（史艳玲　孔令泉）

参 考 文 献

[1] 孔令泉, 吴凯南. 乳腺肿瘤甲状腺病学. 北京: 科学出版社, 2017.

[2] 孔令泉, 赵春霞, 厉红元, 等. 关注乳腺癌患者甲状腺疾病的筛查与诊治. 中华内分泌外科杂志, 2017, 11(1): 4-7.

[3] 赵春霞, 卢林捷, 孔令泉, 等. 乳腺原位癌并发甲状腺微小乳头状癌1例. 中华内分泌外科杂

志, 2015, 9(5): 440.

[4] Turken O. Breast cancer in association with thyroid disorders. Breast Cancer Res, 2003, 5(5): 110-113.

[5] Shi YL, Li X, Kong LQ. Study on the status of thyroid function and thyroid nodules in chinese breast cancer patients. Oncotarget, 2017, 24, 8(46): 80820-80825.

[6] 甲状腺结节和分化型甲状腺癌诊治指南. 中国肿瘤临床, 2012, 39(17): 1249-1272.

[7] Fiore E, Vitti P. Serum TSH and risk of papillary thyroid cancer in nodular thyroid disease. J Endocrinol Meta, 2012, 97(4): 1134-1145.

[8] McLeod DS, Watters KF, Carpenter AD, et al. Thyrotropin and thyroid cancer diagnosis: a systematic review and dose response meta-analysis. J Clin Endocrinol Metab, 2012, 97(8): 2682-2692.

[9] 李华云, 陈苏. 1 例乳腺癌并发甲状腺癌患者的术后护理. 当代护士, 2015, 8: 137-138.

[10] Park JS, Oh KK, Km EK, et al. Sonographic screening for thyroid cancer in females undergoing breast sonography. Am J Roentgenol, 2006, 186: 1025-1028.

[11] Sadetzki, Calderon MR, Peretz C, et al. Secondary primary breast cancer and thyroid cancers. Cancer Causes Control, 2003, 14(4): 367-375.

第十一章 乳腺癌患者的肝功能异常

第一节 乳腺肿瘤肝病学概述

乳腺癌是女性最常见的恶性肿瘤之一，也是女性癌症相关死亡的首位因素。同时，乙型肝炎病毒（HBV）感染呈世界性流行，不同地区 HBV 感染的流行强度差异很大，我国属于 HBV 中高流行地区[1]。乳腺癌与 HBV 感染在我国均较为常见，两者常并存[2, 3]。已有研究发现丙型肝炎病毒（HCV）感染是乳腺癌的危险因素。HBV 与 HCV 同为肝炎病毒，笔者等研究发现 HBV 感染可能是乳腺癌发生的危险因素，尤其可能是我国乳腺癌发病年龄提前的重要因素之一[4]。肝脏作为人体最重要的合成代谢旺盛的器官，易受乳腺癌相关治疗的影响而出现肝功能异常。合并肝疾病或肝功能异常的患者，更易受其影响，导致乳腺癌治疗的延迟或中断而影响患者预后[5]。然而，乳腺癌与 HBV、HCV 等肝炎病毒感染的相关性，化疗期间 HBV、HCV 病毒再激活，以及乳腺癌综合治疗对肝功能的影响与防治临床尚不够重视，有必要加强此方面的相关研究[2]。

一、HBV 感染可能是乳腺癌发病的危险因素之一

HCV 感染在欧美等国发病率较高，被认为是乳腺癌的危险因素之一[6-8]，而在我国 HBV 较 HCV 更为常见。2009 年，我国 1～59 岁人群 HBV 表面抗原（hepatitis B surface antigen，HBsAg）携带率为 7.18%，属 HBV 中、高流行地区[9-11]。HBV 感染后部分肝细胞功能受损，有可能导致雌激素在肝灭活减弱，使体内雌激素含量相对增加，而雌激素与乳腺癌的发病密切相关[4, 12, 13]，因此理论上推测 HBV 感染可能与乳腺癌的发病有一定的相关性，但目前关于 HBV 感染与乳腺癌关系的研究尚少。

笔者等[4]对重庆大学附属第一医院 2452 例乳腺癌及 1926 例乳腺良性疾病患者回顾性研究发现，乳腺癌患者 HBsAg 阳性率为 8.2%，HBV 核心抗体（HBcAb）阳性率为 66.4%。乳腺癌患者中 HBcAb 阳性率显著高于乳腺良性疾病患者（P＜0.05），进一步年龄分层分析显示，在≤29 岁组、40～49 岁组及≤40 岁组均存在统计学差异，提示 HBV 既往感染或潜伏感染可能是乳腺癌危险因素，同时也可

能是我国女性乳腺癌发病年龄较年轻及发病高峰较欧美地区提前的原因之一。与欧美等国相比，我国因饮食结构中含有槲皮素、大豆异黄酮等保护因素及环境因素、基因差异等原因，乳腺癌发病率较西方国家低[14]。近年随着我国经济的发展，部分城市人群的生活及饮食方式变化，肥胖及糖尿病患者群等增加均促进了乳腺癌的发生[15]，乳腺癌的保护因素与危险因素的失衡致使乳腺癌的发生逐年增加和年轻化，根据病因进行乳腺癌的防治有可能取得突破性进展。然而，自从我国将 HBV 疫苗纳入新生儿计划免疫以来，仍有较大比例的接种 HBV 疫苗失败或 HBsAb 逐渐消退的情况，同时仍有较高比例的 HBsAg 携带者和 HBcAb 阳性者[4]。故笔者认为，应从新生儿期开始加强 HBV 筛查和疫苗接种成效的监控，有可能部分预防或延缓乳腺癌的发生。

二、重视乳腺癌患者围手术期肝功能损伤的防治

　　肝脏作为人体最大的合成代谢器官，极易受乳腺癌术中及术后各种因素的影响而出现肝功异常。即使之前肝功能正常，术中或术后也可因溶血、输血、缺血性肝炎、感染等因素导致肝功能障碍。因此，围手术期对病情进行严密监测和正确处理肝功能的异常，对避免术后肝损害有重要作用。对于术前肝功能正常者，应注意避免诱发肝功异常的因素。部分乳腺癌患者伴有不同程度的肝功能损害，轻者仅检测指标的异常，重者可出现黄疸、腹水甚至肝性脑病等肝功能衰竭表现。手术创伤、麻醉药物及其他因素影响会导致患者的肝损害加重。因此，正确的评估与妥善治疗肝功能异常是伴肝功能损害者围手术期处理的要点。对于术前即存在急慢性肝病者，术前需全面评估肝功能，围手术期采取改善凝血功能、营养状况及控制感染、腹水等措施；术中注意避免麻醉药物、感染及缺血等原因导致的肝功能损害；术后严密监测肝功能，避免一切加重肝损害的诱因，采取各种措施积极改善肝功能[5]。

三、加强乳腺癌患者化疗期间药物性肝损伤的防治

　　化疗在乳腺癌的综合治疗中有重要作用。通常乳腺癌的化疗是多种药物联合，长程应用的过程，大多有不同程度的肝毒性，因而药物性肝损害是化疗常见不良反应之一。而肝病或 HBV 阳性者，无论肝功能正常与否，肝脏均存在不同程度的病理损害[4, 5, 16]。药物性肝损伤（drug induced liver injury，DILI）是指由药物或其代谢产物引起的肝细胞毒性或肝脏对药物及其代谢产物的过敏反应所致的肝损害，其临床表现可以从无任何症状发展到急性肝衰竭甚至死亡。抗肿瘤药物相

关的 DILI，已成为临床用药及药物研发过程中非常重要的一个问题[17,18]。

四、关注乳腺癌患者化疗期间及化疗后 HBV 再激活的防治

在我国乳腺癌患者合并 HBV 感染现象较为普遍，而 HBV 阳性者，无论肝功能正常与否，肝脏均存在不同程度的病理损害。接受化疗后，不仅可以导致肝功能损害，还可以使 HBV DNA 复制增加，引起化疗期间或化疗后 HBV 再激活，使肝功能损害加重，甚至肝衰竭、危及患者生命。HBV 再激活可致不能及时或中断化疗，也常导致乳腺癌的复发转移。因此，随着化疗在肿瘤治疗中的广泛应用，HBV 再激活已成为临床常见问题，但尚未引起临床的足够重视[4,19]。

我国《慢性乙型肝炎防治指南（2010 年版）》推荐对接受化疗或免疫抑制剂治疗的患者治疗前应常规行 HBV 筛查（至少包括 HBsAg、HBcAb），对 HBsAg 阳性患者治疗前 1 周应开始预防性使用抗病毒药物治疗，以减少 HBV 再激活的风险。对 HBsAg 阴性、抗 HBc 阳性患者，在给予长期或大剂量免疫抑制剂或细胞毒药物治疗时，应密切监测 HBV DNA 和 HBsAg，若出现阳转应及时给予抗病毒治疗[9]。《慢性乙型肝炎防治指南（2015 年版）》进一步指出[1]：慢性 HBV 感染患者在接受肿瘤化疗或免疫抑制治疗，尤其是接受大剂量类固醇治疗过程中，有 20%～50% 的患者可有不同程度的乙型肝炎再活动，重者出现急性肝衰竭甚至死亡。高病毒载量是发生 HBV 再激活最重要的危险因素。预防性抗病毒治疗可以明显降低 HBV 再激活，并建议选用强效低耐药的抗病毒药物治疗。免疫抑制药物分为高、中、低风险三类。高风险免疫抑制剂是指引起 HBV 再激活的可能性超过 10%，如蒽环霉素衍生物（如多柔比星、表柔比星等）或类固醇激素如泼尼松 10～20mg/d（即地塞米松 1.5～3mg/d）持续 4 周以上或更高剂量者。中风险免疫抑制剂是指引起 HBV 再激活的可能性在 1%～10%，如类固醇激素泼尼松＜10mg/d（即地塞米松＜1.5mg/d）但持续 4 周以上者。低风险类免疫抑制剂是指可能引起 HBV 再激活的可能性在 1%以下，如咪唑硫嘌呤、氨甲蝶呤等，或口服类固醇激素少于 1 周。对于所有因其他疾病而接受化疗、免疫抑制剂治疗的患者，在起始治疗前都应常规行 HBV 筛查（包括 HBsAg、HBcAb 和 HBV DNA），并评估接受免疫抑制剂的风险程度。若 HBsAg 阳性或 HBsAg 阴性、HBcAb 阳性患者使用高/中风险免疫抑制剂，需给予核苷（酸）类似物预防性抗病毒以预防 HBV 再激活，抗病毒治疗需至少维持至结束免疫抑制剂治疗后 6 个月。对 HBsAg 阳性/HBcAb 阳性或 HBsAg 阴性/HBcAb 阳性患者使用低风险免疫抑制剂，不建议常规使用预防性抗病毒治疗。对于 HBsAb 和 HBcAb 双阳性者在接受一些高风险、中风险免疫抑制剂尤其是高风险药物时仍有部分患者出现 HBV 再激活导致肝炎复发，因此仍建

议对于这些患者除了应密切监测 HBV 血清学标志物和 HBV DNA 外，还应兼顾使用的免疫抑制剂药物的特性和 HBV 感染后的肝疾病状态等，综合评估并给予患者制定安全有效的治疗措施。在化疗和免疫抑制剂治疗停止后，应当继续治疗 6 个月以上。核苷（酸）类似物停用后可出现复发，甚至病情恶化，应注意随访和监测[1]。

　　目前关于 HBV 再激活筛查及防治指南均为肝病学相关指南，而现今乳腺癌主要由肿瘤科或外科医生进行治疗，在目前的乳腺癌诊治指南与规范中均未提及关于乳腺癌患者 HBV 诊治方面的问题，故 HBV 再激活等相关诊治的推广普及范围有限，虽然欧美等 HBV 低流行地区化疗前常规筛查 HBV 仍存在争议，但我国为 HBV 中高流行地区，伴有较高 HBV 感染率的乳腺癌患者化疗所致 HBV 再激活问题仍需引起足够的重视，因此笔者建议，在我国等 HBV 中高流行地区应对化疗前进行 HBV 筛查及相关处理列入乳腺癌的诊治规范，以利于我国乳腺癌化疗患者 HBV 再激活筛查及防治指南的推广普及[4, 5]。

五、重视乳腺癌患者化疗和内分泌治疗期间脂肪性肝病的防治

　　有研究显示，化疗及内分泌治疗药物的毒副反应可导致患者肝损害，表现为转氨酶升高等一系列肝炎症状，影响其生活质量，以致有些患者不能完成治疗，目前已引起临床的重视。但化疗和（或）内分泌治疗所致的脂肪性肝病，简称脂肪肝，仍常被忽视[20-26]。脂肪性肝病是肿瘤患者化疗期间和化疗后内分泌治疗期间的常见并发症。脂肪肝被认为是代谢综合征的一种表现，与肥胖、胰岛素抵抗和血脂异常密切相关[27]。关于脂肪肝的预后，过去认为该病的预后良好。近来研究发现，脂肪肝可发展为肝硬化。重度脂肪肝患者中可见肝纤维化，1.5%～8%为肝硬化，脂肪肝已是公认的隐源性肝硬化的常见原因[28]。另外，脂肪肝的存在还可能对判断治疗后的乳腺癌患者是否发生肝转移产生一定干扰。因此，临床应对乳腺癌患者化疗及内分泌治疗等综合治疗后引起的脂肪肝做到早预防、早发现、早诊断、早治疗，防止病情进一步恶化。

（田　申　孔令泉）

参 考 文 献

[1] 中华医学会肝病学分会, 中华医学会感染病学分会. 慢性乙型肝炎防治指南(2015 年版). 中华实验和临床感染感染病杂志(电子版), 2015, 9(5).

[2] 孔令泉, 吴凯南. 乳腺肿瘤肝病学. 北京: 科学出版社, 2017.

[3] 吴玉团, 孔令泉, 厉红元, 等. 乳腺癌患者化疗性脂肪肝和乙肝病毒再激活的防治. 中华内分泌外科杂志, 2017, 11(5):426-429.

[4] 卢林捷, 孔令泉. 乙型肝炎病毒感染与乳腺癌关系的初步临床研究. 重庆: 重庆医科大学, 2015.

[5] 孔令泉, 卢林捷. 伴发肝病及肝功能异常乳腺癌患者的处理//吴凯南主编. 实用乳腺肿瘤学. 北京: 科学出版社, 2016.

[6] Su FH, Chang SN, Chen PC, et al. Association between chronic viral hepatitis infection and breast cancer risk: a nationwide population-based case-control study. BMC Cancer, 2011, 11: 495.

[7] Larray D, Bozonnat MC, Kain I, et al. Is chronic hepatitis C virus infection a risk factor for breast cancer? World J Gastroenterol, 2010, 16(29): 3687-3691.

[8] Omland LH, Farkas DK, Jepsen P, et al. Hepatitis C virus infection and risk of cancer: a population-based cohort study. Clin Epidemiol, 2010, 2: 179-186.

[9] 贾继东, 李兰娟. 慢性乙型肝炎防治指南(2010 年版). 中华内科杂志, 2011, 19(1): 168-179.

[10] Cui Y, Jia J. Update on epidemiology of hepatitis B and C in China. J Gastroenterol Hepatol, 2013, 28(Suppl 1): 7-10.

[11] Ott JJ, Stevens GA, Groeger J, et al. Global epidemiology of hepatitis B virus infection: new estimates of age-specific HBsAg seroprevalence and endemicity. Vaccine, 2012, 30(12): 2212-2219.

[12] Park S, Kim JH, Koo J, et al. Clinicopathological characteristics of male breast cancer. Yonsei Med J, 2008, 49(6): 978-986.

[13] Carlsson G, Hafstrom L, Jonsson PE. Male breast cancer. Clin Oncol, 1981, 7(2): 149-155.

[14] Anothaisintawee T, Wiratkapun C, Lerdsitthichai P, et al. Risk factors of breast cancer: a systematic review and meta-analysis. Asia-Pacific J Public Health, 2013, 25(5): 368-387.

[15] Zeng H, Zheng R, Zhang S, et al. Female breast cancer statistics of 2010 in China: estimates based on data from 145 population-based cancer registries. J Thoracic Dis, 2014, 6(5): 466-470.

[16] 石虹, 王吉耀, 刘天舒, 等. 慢性乙型肝炎患者血清生化指标与肝组织病理学炎症及纤维化程度的关系. 复旦学报(医学版), 2007, 34(2): 246-249.

[17] 任军, 周心娜. 抗肿瘤药物肝损伤研究进展. 中国药物应用与监测. 2012, 9: 309-312.

[18] Wang Z, Liang X, Yu J, et al. Non genetic risk factors and predicting efficacy for docetaxel-drug-induced liver injury among metastatic breast cancer patients. J Gastroenterol Hepatol, 2012, 27(8): 1348-1352.

[19] Sun WC, Hsu PI, Yu HC, et al. The compliance of doctors with viral hepatitis B screening and antiviral prophylaxis in cancer patients receiving cytotoxic chemotherapy using a hospital-based screening reminder system. PLoS One, 2015, 10(2): e0116978.

[20] Yang YJ, Kim KM, An JH, et al. Clinical significance of fatty liver disease induced by tamoxifen

and toremifene in breast cancer patients. Breast, 2016, 28: 67-72.

[21] 袁媛, 刘瑜, 谢欣哲. 乳腺癌经西药治疗所致脂肪肝临床特征及中医证候分析. 中医学报, 2015, 30(209): 1402-1404.

[22] 孙明芳, 谢晓冬. 化疗及内分泌治疗对乳腺癌患者肝脏脂肪变性影响的研究进展. 大连医科大学学报, 2010, 32(3): 352-355.

[23] Zheng QF, Xu F, Nie M, et al. Selective estrogen receptor modulator-associated nonalcoholic fatty liver disease improved survival in patients with breast cancer. Medicine, 2015, 94(40): 1-8.

[24] Cole LK, Jacobs RL, Vance DE. Tamoxifen induces triacylglycerol accumulation in the mouse liver by activation of fatty acid synthesis. Hepatology, 2010, 52(4): 1258-1265.

[25] 赵斐, 展玉涛. 他莫昔芬诱发非酒精性脂肪性肝病的研究进展. 现代药物与临床, 2015, 30(8): 1041-1045.

[26] 唐武兵, 杨文, 伍楚蓉. 双环醇片预防乳腺癌化疗及内分泌治疗后并发脂肪肝的效果. 广东医学, 2014, 35(17): 2753-2755.

[27] Timothy H, Quentin M, Christopher PD. Nonalcoholic fatty liver disease: new treatments. Curr Opin Gastroenterol, 2015, 31(3): 175-183.

[28] Teli MR, James OF, Burt AD, et al. The natural history of nonalcoholic fatty liver: A follow up study. Hepatology, 1995, 22: 1714-1719.

第二节　乳腺癌患者药物性肝损伤的防治

一、化疗药物性肝损伤的诊断与防治

化疗在乳腺癌的综合治疗中有重要作用, 可显著改善患者预后。通常乳腺癌的化疗是多种药物联合, 长疗程使用。几乎所有的化疗药物都有肝毒性。肝是药物代谢的主要场所, 成为抗肿瘤药物损伤的主要器官之一。我国是乙肝大国, 乙肝患病率约 7.18%, 在已知的影响因素中, 乙肝病毒（HBV）是影响化疗肝毒性的显著因素。具有肝病或肝炎病毒阳性者, 无论肝功能正常与否, 其肝脏均已存在不同程度的病理损害[1-4], 常因化疗药加重药物性肝损害。免疫功能抑制加重 HBV 复制或再激活, 使肝功能损害加重, 甚至出现肝衰竭, 无法及时化疗或化疗中断, 导致乳腺癌复发转移, 危及患者生命[4]。药物性肝损伤（DILI）是指由药物或其代谢产物引起的肝细胞毒性或肝脏对药物及其代谢产物的过敏反应所致的肝损害, 其临床表现可以从无任何症状发展到急性肝衰竭（acute liver failure, ALF）甚至死亡。DILI 的发病率为 1.4%～8.1%, 抗肿瘤药是引起 DILI 的最常见原因[5]。有研究分析了我国 647 例应用多西他赛化疗的转移性乳腺癌患者，其中 50.85%发生了肝功能异常，10.36%发生了 DILI，其危险因素中包含既往 HBV 感染史[6]。笔者等[3]对重庆医科大学附属第一医院 897 例接受化疗的早期乳腺癌患者分析发现，26.2%出现肝功能异常，9.0%的患者合并 HBV 感染。合并乙肝者化疗期间 34.6%出现肝功能异常，4.9%发生 HBV 再激活。

（一）药物性肝损伤的危险因素

1. 年龄

高龄是发生 DILI 的危险因素。一般老年人肝细胞内微粒体酶系统的活性降低，对某些化疗药物的代谢能力下降。有些化疗药物主要经肾排出，老年人的肾小球滤过作用常减退，可导致药物在肝内聚集增加，使老年人较易发生 DILI[4]。各类药物使用过程中，不同年龄段的人反应不同，也并非单纯年纪越大者肝损伤的风险越高。

2. 性别

自身免疫性 DILI 多见于女性[7]。

3. 营养状态

营养不良，尤其是低蛋白血症，可使肝内具有保护作用的因子如谷胱甘肽等减少，增加机体对药物肝毒性的易感性。

4. 肝脏的原有疾病

肝脏基础性疾病可以增加 DILI 的发病风险[8]，如肝硬化患者对许多药物的代谢作用均降低，致药物易蓄积在肝内，造成肝损害。对于慢性病毒性肝炎病史或乳腺癌肝转移患者，化疗致肝毒性的风险增加。我国是 HBV 感染高发区，在应用抗肿瘤药物时更需注意，对于 HBV 表面抗原阳性的乳腺癌患者，即使治疗前肝功正常，也应于化疗前一周开始抗病毒预防治疗。同时笔者还发现，即使乙肝表面抗原阴性但核心抗体及 E 抗体阳性的乳腺癌患者，化疗期间也会发生较高比例的肝功异常，应引起临床的重视[3]。

5. 应用药物

多种化疗药都会产生肝毒性，包括细胞毒药物和靶向药物。抗肿瘤药物间互相作用也可能影响化疗 DILI 的发生，如抗微管药多西他赛与 DNA 合成酶类抑制剂（卡培他滨或吉西他滨）联用可使 DILI 发病风险增加 1.47 倍[6]。

6. 遗传因素

DILI 可能是一个复杂的与遗传有关的疾病，其中多个基因可能与肝损伤有关。包括细胞色素 P450、谷胱甘肽转移酶、超氧歧化酶、乙酰基转移酶 2 及白细胞介素等[5]。

（二）抗肿瘤药物引起药物性肝损伤的机制

DILI 分为可预测性和不可预测性两种。可预测性 DILI 主要是药物的直接毒性作用所致；不可预测性 DILI 根据其发生机制又可以分为代谢异常和过敏反应两类，即代谢特异体质和过敏特异体质。目前认为 DILI 的产生机制可分为 3 步模型：①最初的细胞损伤，包括药物及其代谢产物直接引起细胞应激、线粒体抑制或代谢异常、特异免疫反应；②线粒体功能损伤；③细胞凋亡及细胞坏死[9]。在此过程中，坏死的肝细胞释放炎症因子，发生炎症反应，循环作用刺激重复以上步骤，形成炎症级联放大，进一步促进调节干细胞死亡通路[10]。

（三）药物性肝损伤的分类

1. 按肝细胞受损的类型分类

DILI 可分为肝细胞损伤型、胆汁淤积型和混合型。临床上可通过计算 R 值大致判断其类型。R=（ALT/ULN）/（ALP/ULN）。其中，ALT 为丙氨酸氨基转移酶，ULN 为正常值上限，ALP 为碱性磷酸酶。ALT>2ULN 且 R≥5 时为肝细胞损伤型；ALT>2ULN 且 R≤2 时为胆汁淤积型；ALT>2ULN 且 2<R<5 时为混合型[5, 10]。笔者等对重庆医科大学附属第一医院化疗期间出现肝功损伤的原发性乳腺癌患者分析发现，去除其他可能致肝损伤的因素后，合并乙肝的乳腺癌患者肝损伤类型（肝细胞损伤型 21.7%、混合型 65.2%、胆汁淤积型 13.0%）与乙肝标志物全阴者（肝细胞损伤型 11.7%、混合型 44.1%、胆汁淤积型 44.1%）相比，具有明显的统计学差异（P=0.02）[3]。

2. 按病情严重程度分类

轻度：ALT 或 ALP 升高，但血浆总胆红素（TBIL）<2.5mg/dl，国际标准化比值（INR）<1.5。

中度：ALT 或 ALP 升高，且 TBIL≥2.5mg/dl，或 INR≥1.5。

中重度：ALT、ALP、TBIL 和 INR 升高，且因 DILI 延长了住院时间。

重度：ALT 或 ALP 升高，且 TBIL≥2.5mg/dl，伴肝衰竭（INR≥1.5、腹水、肝性脑病）和（或）DILI 引起的其他器官（如肾脏、肺等）衰竭。

严重致死：因 DILI 引起的死亡或行肝移植者。

（四）药物性肝损伤的临床表现和诊断

抗肿瘤药物性肝损伤最常见的临床表现有发热、皮疹、黄疸和肝区疼痛等，其中黄疸和肝区疼痛常见于胆汁淤积型肝损伤。不同年龄组病例的肝损伤类型分布也不同，年轻患者易发生肝细胞型肝损伤，老年患者易于发生胆汁淤积型肝损伤[11]。笔者等研究发现，与乙肝标志物阴性患者相比，乙肝表面抗原阳性的乳腺癌患者化疗期间更易发生肝细胞型肝损伤[3]。与肝细胞型比较，胆汁淤积型相对预后良好，但由于胆管细胞的再生过程慢于肝细胞再生，因此该型缓解时间较慢，常需数月。病死率最低的为混合型患者，临床表现同时具有急性肝炎和胆汁淤积。

目前尚无统一的 DILI 诊断标准。DILI 的诊断为排他性诊断，如发现患者肝酶异常，需先全面了解病史、用药史（包括中药）、饮食，并仔细查体，再根据 ALT 与 ALP 计算出 R 值，根据 R 值来判断 DILI 类型[10]。对疑似肝细胞损伤型或混合型 DILI 患者，应先排除急性甲型、乙型、丙型、丁型、戊型病毒性肝炎及自身免疫性肝炎。对已排除典型病毒性肝炎的 DILI 患者，如有非典型淋巴细胞增多或淋巴结肿大，应排除急性巨细胞病毒、EB 病毒及单纯疱疹病毒等感染。对疑似胆汁淤积型 DILI 患者，应行超声或 CT 等腹部影像学检查，以排除胆道疾病。对于疑难病例，施行肝活检有助诊断。

（五）化疗药物性肝损伤的防治

1. 化疗药物性肝损伤的预防

为有效预防抗肿瘤药物所致 DILI，临床医师需熟悉所用抗肿瘤药物的用药指征或联合方案的肝毒性，要有"防大于治"的理念，原则上需掌握以下各点[5, 10]：①详细了解患者的病史，包括既往史、用药史，对肝功能状况有全面的评估。包括肝炎相关检测、肝基础病变的评估和治疗情况。②肝功能达到以下标准才可考虑化疗：血清胆红素≤1.5ULN，ALT、AST 和 ALP≤2.5ULN，但若有肝转移，ALP、AST 和（或）ALT≤5ULN。③尽可能避免与有肝毒性的药物联合应用。④根据患者个体情况选择合适的化疗药物及剂量。对有肝基础疾病的高危人群应慎用肝毒性药物，对于既往治疗后出现肝损伤的患者应根据肝损伤的程度调整所用的药物及剂量。⑤化疗期间注意合并用药对肝的影响。⑥化疗期间和化疗后密切监测肝功能，一旦出现肝功能异常，应及时停用相关药物并积极护肝治疗。⑦对于有 DILI 高危因素的患者可考虑给予必要的保肝药物，并严密监测肝功能。⑧对于发生 DILI 者，应及时给予临床评价与诊断，考虑停用化疗药、减量或换药，并积极保肝治疗，密切观察病情变化。

2. 化疗药物性肝损伤的干预

在化疗过程中，应在 DILI 发生早期进行干预，可参考药物警戒定律，即海曼法则（Hy's Law）[12]，包括以下 3 方面：①药物导致肝损伤，通常表现为 ALT 和 AST≥3ULN；②少数患者会出现总胆红素≥2ULN，但无胆道阻塞、胆囊或胆道疾病及肿瘤引起的 ALP 增高等；③没有其他原因可以解释转氨酶和胆红素的同时升高。

3. 化疗药物性肝损伤的停药原则

抗肿瘤 DILI 的停药基本原则，可参照 FDA 2013 年 DILI 指南中有关临床试验中的基本停药原则：①ALT 或 AST＞8 ULN；②ALT 或 AST＞5 ULN，持续 2 周；③ALT 或 AST＞3 ULN，且总胆红素＞2 ULN 或 INR＞1.5；④ALT 或 AST＞3 ULN，伴逐渐加重的疲劳、恶心、呕吐，右上腹痛或压痛，发热，皮疹和（或）嗜酸性粒细胞＞5%。

4. 化疗药物性肝损伤的治疗原则

应根据 DILI 的临床类型选择适当的药物治疗，主要包括：①轻-中度肝细胞损伤型和混合型 DILI，炎症较轻者可适用水飞蓟素，炎症较重者可试用双环醇和甘草酸制剂（甘草酸二铵肠溶胶囊或复方甘草酸苷等）；②胆汁淤积型 DILI 可选用熊去氧胆酸或腺苷蛋氨酸；③重型患者应尽早选用 *N*-乙酰半胱氨酸；④异甘草酸镁可用于治疗 ALT 明显升高的急性肝细胞损伤型和混合型 DILI；⑤不推荐预防性应用保肝药物来预防或减少 DILI 的发生，也不推荐 2 种以上保肝药物联用治疗 DILI。在传统抗肿瘤药物的应用中，DILI 是常见的不良事件，在临床实践中，需要把握海曼法则[15]，谨慎排他诊断，严格掌握防治和停药原则，做到防患于未然。

二、中草药致药物性肝损伤的诊断与防治

（一）概述

近年来随着人们接触化学制剂、各种药物的增多，药物性肝损伤发生率在逐渐增加，有资料显示占所有住院急性肝炎病例的 10%，其中 30% 为中草药所致急性肝损伤[13]。中药在我国抗肿瘤临床治疗中广泛使用，由于人们对中草药的误解，过低估计了中药可能造成的毒副作用，从而在化疗期间及系统治疗后的随访期间大量服用中药，忽略了对肝、肾功能的监测，而导致药物性肝损伤的发生。传统的观念认为中药为天然制品，无毒无害。然而，中药组方往往数味甚至十几味，成分复杂，即使单味中药也往往含有多种化学成分，在进入人体后，这些化学成分相互作用与影响，在不同服用人群的不同身体素质条件下，发生治疗作用的同时也可能发生毒副作用。中药致不良反应的主要原因：部分植物药中含有杀虫剂、化肥、真菌、毒素、重金属等；有的中草药中含有对人体有害的毒性成分，如马兜铃酸、黄药子、贯众、黄芩、首乌等；长期较大剂量服用更易发生中毒，当进入人体后，又因为人体的生理、病理状态的不同而

发生各种变化，或发生治疗作用，或发生可知或不可知的毒副作用，从而导致肝损伤等各种不良反应[4, 14]。

（二）中药致药物性肝损伤的相关因素

有学者[15]分析认为中药致 DILI 与下述因素有关：①对中医药的认识存在误区；②未遵循中医药辨证论治的法则应用中药或中成药；③忽视中药的炮制配伍技巧；④药物制剂及原生药的质量控制不佳；⑤药用品种的混乱；⑥乱用、误用或剂量过大和疗程过长等。

（三）临床表现和诊断

中药所致的肝损伤没有特异性，其临床表现与常见肝病相似，可出现急性肝细胞损害、胆汁淤积、胆管损害、肝硬化、暴发性肝衰竭或肝肿瘤等各种病理变化，停药后，多数肝损害是可逆的。急性肝损害常见临床症状包括乏力、食欲不振、厌食、腹胀、恶心呕吐、尿黄、肝区不适等，少数可有皮疹、发热，严重者出现肝性脑病，消化道大量出血或伴肾衰竭甚至死亡。慢性患者常有食欲不振、乏力，肝硬化患者可出现消瘦、腹泻、腹水、脾大与消化道出血等，体征可见巩膜皮肤黄染、肝脾肿大伴压痛等。乳腺癌患者中伴随较高比例的 HBV 感染和肝疾病，且化疗期间和化疗后可发生 DILI 和 HBV 再激活而致肝损伤，某些中药也可导致 DILI，因而服用中药期间应注意监测肝功能和超声检查，以早期发现 DILI。

（四）治疗

治疗的关键是及时停用和防止再使用引起肝损伤的药物，同时也应尽量避免使用与致病药物在生化结构和（或）药物作用属于同一类的药物。误服大量肝毒性药物的患者，宜尽早洗胃、导泻，并加用吸附剂，以清除胃肠内残留的中草药物，必要时采取血液透析、利尿等措施，以促进其排泄和清除。

（五）预防

应完善和规范中药的生产、加工炮制、保存等标准。提高临床医师用药水平，在剂量、疗程、配伍、给药途径等环节应有严格的规定，以防止因使用不当而致中毒。遵循中医辨证施治的治疗原则，依法遣方用药，因人、因时、因证、因方用药，讲究配伍精准、个体差异、中病即止，提高用药安全性。对已有多个报道，或经动物试验证实有肝损害的药物，在临床应尽量不用或少用，在的确需要使用时，要严格限制使用剂量与疗程，并密切观察肝功能的变化。对有过敏史、年老体弱、肝肾功能不良的患者应特别注意。用药期间尤其是应用新药治疗时，应严格监测毒副反应，定期对血象、尿液、肝功能等进行检查。一旦发现皮疹、黄疸，应立即停药，并查肝功能。对有药物性肝损害病史者，应避免再度给予相同或化学结构类似的药物。

三、内分泌治疗致药物性肝损伤的诊断与防治

内分泌治疗在乳腺癌的综合治疗中有重要作用，激素受体阳性者在手术、化疗和（或）放疗等系统治疗后，应接受内分泌治疗 5 年以上，可明显提高患者的生存率。内分泌治疗可拮抗雌激素受体或降低雌激素的表达，使雌激素水平在肝脏表达减少，从而抑制了雌激素对脂蛋白分解的作用，易导致脂肪在肝细胞内的大量堆积诱发脂肪肝。重度的脂肪变性会引起明显的肝功能障碍，最终发展为肝细胞坏死[16]。有报道，服用他莫昔芬的乳腺癌患者脂肪肝的发病率高达 62.5%，不同年龄及体重患者脂肪肝的发病率均有不同，且发病年龄与脂肪肝发病率呈正相关[17]。因此，内分泌治疗期间应避免接触肝毒物质，慎重使用可能有肝毒性的中西药物和保健品，严禁过量饮酒[18]。医生应对长期服用他莫昔芬等内分泌治疗的患者予以重视，加强临床监测，定期行肝功能和超声检查。

（武　赫　黎　颖　孔令泉）

参 考 文 献

[1] 孔令泉, 卢林捷. 伴发肝病及肝功能异常乳腺癌患者的处理//吴凯南主编. 实用乳腺肿瘤学. 北京: 科学出版社, 2016.

[2] 卢林捷, 孔令泉. 乙型肝炎病毒感染与乳腺癌关系的初步临床研究. 重庆: 重庆医科大学, 2015.

[3] 武赫, 孔令泉. 乳腺癌患者化疗期间肝功能损伤的初步临床研究. 重庆: 重庆医科大学, 2018.

[4] 吴玉团, 孔令泉, 厉红元, 等. 乳腺癌患者化疗性脂肪肝和乙肝病毒再激活的防治. 中华内分泌外科杂志, 2017, 11(5)426-429.

[5] 孔令泉, 吴凯南. 乳腺肿瘤肝病学. 北京: 科学出版社, 2017.

[6] Wang Z, Liang X, Yu J, et al. Non genetic risk factors and predicting efficacy for docetaxel-drug-induced liver injury among metastatic breast cancer patients. J Gastroenterol Hepatol, 2012, 27(8): 1348-1352.

[7] Lohse AW, Mieli G. Autoimmune hepatitis. J Hepatol, 2011, 55(1): 171-182.

[8] Russo MIV, Watkins PB. Are patients with elevated liver tests at increased risk of drug—induced

liver injury. Gastroenterology, 2004, 126(5): 1477-1480.

[9] Russmann S, Kullak GA, Grattagliano I. Current concepts of mechanisms in drug—induced hepatotoxicity. Curr Med Chem, 2009, 16(23): 3041-3053.

[10] 刘秀峰, 秦叔逵. 抗肿瘤药物肝损伤的危害与防治. 临床肿瘤学论坛, 2015, (50): 11-12.

[11] Chalasani N, Bjorusson E. Risk factors for idiosyncratic drug—induced liver injury. Gastroenterology, 2010, 138(7): 2246-2259.

[12] Temple R. Hy's law: predicting serious hepatotoxicity. Pharmacoepidemiol Drug Saf, 2006, 15(4): 241-243.

[13] 张亦瑾, 魏丽荣, 王笑梅. 警惕中药致药物性肝损伤. 临床医学工程, 2010, 17(11): 59-61.

[14] 姚光弼. 重视中药和草药引起的肝损害. 肝脏, 2005, 10(1): 1.

[15] 刘平, 袁继丽. 重视中药的肝损伤问题. 中国新药与临床杂志, 2007, 26(5): 388-391.

[16] The breast International group(BIG)1-98 collaborative group. A comparison of letrozole and tamoxifen in postmenopausal women with early breast cancer. N Engl J Med, 2005, 353(26): 2747-2757.

[17] Farel GC. Drugs and steatoheatitis. Sem in Liver Disease, 2002, 22(2): 185-194.

[18] Zeng MD, Fan JG, Lu LG, et al. Guidelines for the diagnosis and treatment of nonalcoholic fatty liver diseases. J Dig Dis, 2008, 9: 108-112.

第三节　乳腺癌患者化疗期间乙肝病毒再激活的防治

全球约有 2.5 亿慢性乙型肝炎病毒（Hepatitis B virus，HBV）感染者，主要集中于中低收入国家。我国是 HBV 中高流行区，1～59 岁人群 HBV 表面抗原（HBV surface antigen，HBsAg）携带率为 7.18%[1]。乳腺癌是全球女性最常见的恶性肿瘤，发病率呈逐年递增趋势，尤其在 HBV 感染高发地区[2]。化疗作为延长乳腺癌患者生存期的重要手段，已广泛应用于临床。化疗药物大多有不同程度的肝毒性，尤其是对合并 HBV 感染的患者更容易引起肝损害[3]。孔令泉等[4]研究发现，HBV 既往感染或潜伏感染可能是乳腺癌危险因素，同时也可能是我国女性乳腺癌发病年龄较年轻及发病高峰较欧美地区提前的原因之一。有研究发现，合并 HBV 感染的乳腺癌患者在化疗过程中或结束后可出现 HBV 再激活，可致化疗延迟或提前终止，对患者的预后造成不良影响。随着化疗在乳腺癌治疗中的广泛应用，HBV 再激活已成为临床常见问题，应引起人们的重视。

一、乳腺癌化疗相关 HBV 再激活的定义

HBV 再激活是指 HBV 携带者（HBsAg 阳性）或 HBV 感染恢复期（HBsAg 阴性、HBcAb 阳性）患者接受细胞毒化疗或免疫抑制剂治疗，血清 HBV 复制增加，甚至出现肝组织损伤。美国肝脏病学会将其定义：HBsAg 阳性患者血清 HBV DNA 由基线阴性转为阳性（绝对值≥200IU/ml）或 HBV DNA 较基线水平升高≥2log10IU/ml，HBsAg 阴性、HBcAb 阳性患者血清 HBsAg 或 HBV DNA 由基线阴性转为阳性[5]。

二、乳腺癌化疗相关 HBV 再激活的发病机制

其发病机制主要有两方面：一是化疗药物导致的 HBV 与机体之间的免疫失衡。若机体感染 HBV，cccDNA 将持续存在于肝组织内，即使处于 HBV 感染恢复期，仍有微量 cccDNA 永久存在于肝组织和外周血单核细胞内。当机体接受化疗或免疫抑制剂治疗时，机体免疫功能失去平衡，抑制 HBV 复制的获得性免疫功能受到抑制，HBV 大量复制，感染肝细胞数量增加，导致血清 HBV DNA 升高、抗 HBc-IgM 阳性、HBeAg 阳性或血清 HBsAg、HBV DNA 由阴性转为阳性。当化疗或免疫抑制剂治疗停用后，机体免疫功能恢复，获得性免疫抑制 HBV 复制的同时介导肝细胞破坏，出现急性肝损害、慢性肝炎甚至肝硬化[6]。二是化疗药物对 HBV 的直接激活，化疗药可通过由过氧化物酶体增殖物激活受体γ共激活因子-1α（PGC-1α）介导的氧化应激在转录水平上上调 HBV 的表达，导致 HBV DNA 复制增加[7]。

三、乳腺癌化疗相关 HBV 再激活的危险因素

（一）病毒因素

HBV 病原学状态及化疗前 HBV DNA 载量是 HBV 再激活的危险因素之一。血清 HBV DNA 高载量常反映肝组织内 HBV DNA 大量复制，HBsAg 阳性患者血清 HBV DNA 载量常高于 HBsAg 阴性患者，因此当机体处于免疫抑制状态时，HBsAg 阳性患者更易出现 HBV 再激活及肝损害。研究显示，接受化疗的 HBsAg 阳性乳腺癌患者 HBV 再激活率为 14.7%～55.6%[8, 9]，肝损害发生率为 48%～60.4%[10]；而 HBsAg 阴性乳腺癌患者 HBV 再激活的报道较少见，龚建忠等[10]报道此类患者肝

损害发生率为 17.8%。HBsAg 阳性患者化疗前 HBV DNA 高载量与 HBV DNA 低载量相比也更易出现 HBV 再激活。Zhong 等[11]研究发现，HBsAg 阳性乳腺癌患者化疗前 HBV DNA 载量>$3×10^5$拷贝/ml 易出现 HBV 再激活，敏感性为 81%，特异性为 85%。有报道，HBV DNA 阳性是 HBV 再激活的独立危险因素[12]。此外，有研究发现 HBV 基因突变可能是 HBV 再激活危险因素。Borentain 等[13]研究显示，在 HBsAg 阴性、HBcAb 阳性恶性肿瘤相关 HBV 再激活的患者中，57.1%存在前 C 区 1896 位点 G→A 突变，42.9%存在 1899 位点 G→A 变异，28.6%存在 1762 位点 A→C 变异。

（二）化疗方案

乳腺癌患者常采用以蒽环类药物为基础的联合化疗方案，然而因蒽环类等化疗药物常导致患者呕吐症状，故常加用糖皮质激素止吐。研究表明，蒽环类药物及糖皮质激素是 HBV 再激活的重要危险因素。糖皮质激素除直接抑制机体 T 细胞免疫功能外，还可与 HBV 基因组内的糖皮质激素应答元件结合，上调其转录活性，引起 HBV DNA 复制[14]，相关研究主要涉及血液系统肿瘤。夏勇等[15]研究发现，糖皮质激素与 HBV 感染的乳腺癌患者化疗后≥2 级肝损害有关，但也有研究表明，糖皮质激素并非乳腺癌患者化疗 HBV 再激活相关肝炎的危险因素[12]。推测其原因可能是这些患者多处于乳腺癌早期阶段，化疗药物剂量小、疗程短，作为止吐药的糖皮质激素剂量及疗程相对不足。

（三）其他

年龄（≥55 岁）、基线 ALT 高水平、肝脏超声异常发现如脂肪肝、慢性肝病或肝硬化可能是乳腺癌患者化疗 HBV 再激活的危险因素[12]。

四、乳腺癌化疗相关 HBV 再激活的临床表现

研究显示，接受化疗的 HBsAg 阳性乳腺癌患者 HBV 再激活率达 14.7%～55.6%[8, 12, 16]；而 HBsAg 阴性乳腺癌患者 HBV 再激活的报道较少见，Ide 等[17]报道，一例 68 岁老年女性乳腺癌患者，术后行 CAF 方案化疗，化疗前检测血清 HBsAg、HBeAg 及 HBV DNA 均为阴性、HBcAb 阳性，在 CAF 方案第 6 疗程化疗期间，检测血清 HBsAg、HBeAg 及 HBV DNA 均为阳性，最终该患者因 HBV 再激活导致的暴发性肝衰竭死亡。乳腺癌化疗相关 HBV 再激活的临床表现不尽相同，轻者表现为乏力、食欲不振等非特异性肝炎症状；重者表现为黄疸、腹胀，甚至凝血功能障碍、肝肾综合征、肝性脑病等暴发性肝衰竭症状，致患者化疗延

迟或提前终止、甚至死亡[12, 17, 18]。多项荟萃分析发现，化疗前未预防性使用拉米夫定的 HBsAg 阳性乳腺癌患者化疗出现 HBV 再激活相关肝炎发生率为18.4%～23.5%，相关化疗中断率 12.7%～33.6%[16, 19]。

五、乳腺癌化疗相关 HBV 再激活的预防与治疗

（一）HBsAg 阳性乳腺癌患者化疗相关 HBV 再激活的预防与治疗

1. 预防

目前国内外指南普遍推荐，接受化疗或免疫抑制剂治疗的患者治疗前应常规筛查有无 HBV 感染（HBsAg、HBcAb），对 HBsAg 阳性者应预防性使用核苷（酸）类似物抗病毒，以减少 HBV 再激活的风险。虽然相关循证医学证据主要来自血液系统肿瘤，但有关 HBsAg 阳性乳腺癌患者的一系列临床研究也证实，化疗前预防性使用抗病毒药物有显著疗效。Long 等[20] 报道，42 例 HBsAg 阳性乳腺癌患者化疗期间接受与未接受预防性使用拉米夫定的患者中，HBV 再激活率差异显著（0 比 28.6%，$P=0.021$）。刘宇等[21] 研究发现，HBsAg 阳性乳腺癌患者化疗前预防性使用拉米夫定组与未预防性使用拉米夫定组相比，HBV 再激活率、肝损害发生率、化疗延迟率均有显著差异（0 比 30%，$P=0.005$；12% 比 45%；$P=0.019$；0 比20%，$P=0.033$）。多项荟萃分析显示，HBsAg 阳性乳腺癌患者化疗前预防性使用抗病毒药物可明显降低 HBV 再激活率、相关肝炎发生率及相关化疗中断率[16, 20, 22]。

此外，HBsAg 阳性乳腺癌患者在化疗过程中密切监测 HBV DNA 水平，早期发现 HBV 再激活并及时治疗也可明显降低其肝炎发生率及化疗中断率。对此，Tsai 等[23] 比较了化疗前预防性使用抗病毒药物与化疗过程中密切监测并及时治疗这两种方案的疗效，结果显示两者在肝炎发生率及化疗中断率上无明显差异。虽然短期内后者抗病毒疗程明显缩短，但从长远考虑，两者的抗病毒疗程相当，且因后者费用高、有发生重症肝炎风险，可能并不适用于临床实践。因此，建议对接受化疗的 HBsAg 阳性乳腺癌患者化疗前应常规预防性使用抗病毒药物，以减少 HBV 再激活的发生。

2. 抗病毒治疗方案

HBsAg 阳性乳腺癌患者化疗前预防性使用核苷（酸）类似物可明显降低 HBV 再激活率及肝炎发生率，绝大多数研究使用拉米夫定。然而有研究显示随着拉米夫定治疗时程的延长，YMDD 耐药株出现的概率明显升高，其 1～5 年耐药发生率分别为 24%、38%、49%、67% 与 70%[6]。但有关 HBsAg 阳性乳腺癌患者化疗预防性使用拉米夫定出现 YMDD 耐药株的报道少见，一项纳入 430 例 HBsAg 阳

性乳腺癌患者的荟萃分析显示,化疗前预防性使用拉米夫定治疗仅出现 YMDD 耐药株 3 例,并无统计学意义[21]。推测其原因可能是这些患者多为乳腺癌术后化疗患者,处于乳腺癌早期阶段,平均疗程短(6 个疗程,即 4~5 个月),拉米夫定使用平均持续时间短(6 个月)。相反,若这些患者处于乳腺癌晚期阶段,因其化疗疗程明显延长,拉米夫定使用持续时间延长,出现 YMDD 耐药株的风险显著增加,故该类患者抗病毒治疗方案应考虑化疗疗程时限长短。研究显示,接受化疗的 HBsAg 阳性恶性肿瘤患者若合并短期化疗及基线低 HBV DNA 载量,拉米夫定具有充分的预防作用。然而,由于拉米夫定的低耐药屏障特点,随着其治疗时限的延长,HBV 突破及肝炎复发的概率明显升高。因此,多项国外指南建议,接受化疗的 HBsAg 阳性乳腺癌患者,化疗前应评估化疗时限并检测 HBV DNA、若化疗时限短且 HBV DNA 载量低,可选用拉米夫定;若化疗时限长或 HBV DNA 载量高,建议选用强效高耐药基因屏障的药物(如恩替卡韦、替诺福韦),英国 NICE 指南及美国肝病指南分别将化疗时限长短标准界定为 6 月、12 月[24, 25],将 HBV DNA 载量高低标准统一界定为 2000IU/ml[24, 25]。然而,我国《慢性乙型肝炎防治指南(2015 年版)》则未考虑化疗时限或基线 HBV DNA 载量,建议该类患者选用强效高耐药基因屏障的药物(如恩替卡韦、替诺福韦)。

3. 抗病毒治疗疗程

目前尚无研究明确表明,HBsAg 阳性乳腺癌患者预防性使用抗病毒治疗的最佳疗程。在多数研究中,HBsAg 阳性乳腺癌患者预防性使用拉米夫定常从化疗前 1 周开始持续至化疗结束后 1~2 个月。然而,Yun 等[9] 的研究发现,拉米夫定停药后 15 天出现 1 例 HBV 再激活;Dai 等[8] 的研究发现,化疗结束后继续使用拉米夫定 1 个月,在拉米夫定停药后 3 周出现 HBV 再激活。对此,HBsAg 阳性乳腺癌患者预防性抗病毒治疗,应从化疗前 1 周开始持续至化疗结束后至少 2 个月,多项国外指南及中国乙肝指南建议持续至化疗结束后至少 6 个月[6, 25, 26];亚太共识则建议持续至化疗结束后至少 12 个月[27],此外,多个国外指南也建议,抗病毒治疗疗程需考虑基线 HBV DNA 载量,英国 NICE 指南建议若基线 HBV DNA 载量高,抗病毒治疗应在 HBeAg 血清学转换及 HBV DNA 检测不到后继续治疗至少 6 个月[24];欧洲肝病指南则建议,若基线 HBV DNA 载量高,抗病毒治疗应当持续至达到和免疫功能正常患者同样的治疗终点[28]。总之,理想的抗病毒治疗应当持续至机体免疫功能完全恢复。

(二)HBsAg 阴性、HBcAb 阳性乳腺癌患者化疗相关 HBV 再激活的预防与治疗

1. 预防措施

国内外指南对于接受化疗或免疫抑制剂治疗的 HBsAg 阴性、HBcAb 阳性患

者，治疗前是否应预防性使用抗病毒药物的问题尚无统一意见。加拿大肝病指南建议，该类患者应密切随访，以便早期发现 HBV 再激活并启动抗病毒治疗[6]；欧洲肝病指南、亚太共识指南建议，该类患者应检测 HBV DNA，若 HBV DNA 可测，则需预防性使用抗病毒药物，若不可测，则应密切随访[27, 28]；美国胃肠病学会指南则建议，若该类患者使用中/高危免疫抑制剂，应预防性使用抗病毒治疗[29]。目前 HBsAg 阴性、HBcAb 阳性患者化疗相关 HBV 再激活在实体肿瘤中的发生率极低，Saitta 等[30]在 44 例 HBsAg 阴性实体肿瘤化疗的研究中未发现 HBV 再激活；此外，Ide 等[17]仅对 HBsAg 阴性、HBcAb 阳性乳腺癌患者化疗相关 HBV 再激活进行了个案报道。考虑到成本-效益关系，不推荐 HBsAg 阴性、HBcAb 阳性乳腺癌患者化疗前预防性使用抗病毒药物，但应密切随访 HBV 血清学变化，及早发现 HBV 再激活并启动抗病毒治疗。

2. 随访指标及随访时限

欧洲肝病指南及加拿大肝病指南均建议，该类患者应每隔 1～3 个月随访血清 HBV DNA 水平，不同的是，前者建议随访血清 ALT 水平[6, 28]。然而，这些指南并未明确建议该类患者随访结束时限。由于细胞毒化疗所致的 HBV 再激活既可能发生在化疗过程中又可能发生在化疗结束后，因此，随访应当持续至化疗结束后。因 HBsAg 阴性、HBcAb 阳性乳腺癌患者相关 HBV 再激活的资料极少，目前尚无法评估该类患者的随访结束时限。

3. 抗病毒治疗方案

一旦出现 HBV 再激活，应立即停用化疗药及肝损害药物，及时启动抗病毒治疗。欧洲肝病指南及美国胃肠病学指南建议，该类患者如合并短期化疗且 HBV DNA 载量低，选用拉米夫定；如系反复、长期化疗或 HBV DNA 载量高，则选用强效高耐药基因屏障的药物（如恩替卡韦、替诺福韦）[28, 29]。同样由于缺乏该类患者 HBV 再激活的资料，尚有待于更多的临床研究去评估不同抗病毒治疗方案的疗效。

总之，我国作为 HBV 感染的高发地区，乳腺癌患者在化疗前应常规筛查 HBV 感染（HBsAg、HBcAb），对 HBsAg 阳性患者应预防性使用抗病毒药物；对 HBsAg 阴性、HBcAb 阳性患者应密切随访，及早发现 HBV 再激活并启动抗病毒治疗，从而减少 HBV 再激活及相关并发症的发生。

（付婧婕 曾爱中）

参 考 文 献

[1] 孔令泉, 吴凯南. 乳腺肿瘤肝病学. 北京: 科学出版社, 2016.

[2] Grayson M. Breast cancer. Nature, 2012, 485(7400): S49.

[3] 吴玉团, 孔令泉, 厉红元, 等. 乳腺癌患者化疗性脂肪肝和乙肝病毒再激活的防治. 中华内分泌外科杂志, 2017, 11(5)426-429.

[4] 卢林捷, 孔令泉. 乙型肝炎病毒感染与乳腺癌关系的初步临床研究. 重庆: 重庆医科大学, 2015.

[5] Salpini R, Colagrossi L, Bellocchi M C, et al. Hepatitis B surface antigen genetic elements critical for immune escape correlate with hepatitis B virus reactivadion upon immunosuppression. Hepatology, 2015, 61(3): 823-833.

[6] Coffin CS, Fung SK, Ma MM. Management of chronic hepatitis B: Canadian Association for the Study of the Liver consensus guidelines. Canadian J Gastroenterol, 2012, 26(12): 917.

[7] Mouler Rechtman M, Burdelova EO, Bar-Yishay I, et al. The metabolic regulator PGC-1a links anti-cancer cytotoxic chemotherapy to reactivation of hepatitis B virus. J Viral Hepat, 2013, 20(1): 34-41.

[8] Dai MS, Wu PF, Shyu RY, et al. Hepatitis B virus reactivation in breast cancer patients undergoing cytotoxic chemotherapy and the role of preemptive lamivudine administration. Liver Int, 2004, 24(6): 540-546.

[9] Yun J, Kim KH, Kang ES, et al. Prophylactic use of lamivudine for hepatitis B exacerbation in post-operative breast cancer patients receiving anthracycline-based adjuvant chemotherapy. Br J Cancer, 2011, 104(4): 559-563.

[10] 龚建忠, 陈彦帆, 韦燕, 等. 乳腺癌蒽环类药物辅助化疗后肝功能损害与 HBV 激活的临床研究. 海南医学, 2012, 23(12): 4-6.

[11] Zhong S, Yeo W, Schroder C, et al. High hepatitis B virus(HBV)DNA viralload is an important risk factor for HBV reactivation in breast cancer patients undergoing cytotoxic chemotherapy. J Viral Hepat, 2004, 11(1): 55-59.

[12] 夏勇, 刘秋明, 谢春伟, 等. HBsAg 阳性乳腺癌化疗中 HBV 激活的危险因素分析. 中国现代医学杂志, 2011, 21(27): 3387-3391.

[13] Borentain P, Colson P, Coso D, et al. Clinical and virological factors associated with hepatitis B virus reactivation in HBsAg - negative and anti - HBc antibodies - positive patients undergoing chemotherapy and/or autologous stem cell transplantation for cancer. J Viral Hepat, 2010, 17(11): 807-815.

[14] 洪帆, 梁江萍, 秦婷婷, 等. 乳腺癌患者化疗后乙肝病毒再激活及拉米夫定预防性应用的临床研究. 现代生物医学进展, 2015, (8): 1505-1508.

[15] 夏勇, 刘秋明, 熊秋云, 等. 乙肝病毒感染和乳腺癌化疗后肝损害相关因素分析. 中国现代应用药学, 2012, 29(7): 658-662.

[16] Zheng Y, Zhang S, Tan Grahn HM, et al. Prophylactic lamivudine to improve the outcome of

breast cancer patients with hbsag positive during chemotherapy: A Meta-analysis. Hepat Mon, 2013, 13(4): e6496.

[17] Ide Y, Ito Y, Takahashi S, et al. Hepatitis B virus reactivation in adjuvant chemotherapy for breast cancer. Breast Cancer, 2013, 20(4): 367-370.

[18] Shoushtari AH, Shaw RA. Fulminant hepatitis following chemotherapy treatment for breast cancer. BMJ Case Rep, 2013. doi: 10.1136/bcr-2012-007017

[19] Tang W, Chen L, Zheng R, et al. Prophylactic effect of lamivudine for chemotherapy-induced hepatitis B reactivation in breast cancer: a meta-analysis. PloS One, 2015, 10(6): e0128673.

[20] Long M, Jia W, Li S, et al. A single-center, prospective and randomized controlled study: Can the prophylactic use of lamivudine prevent hepatitis B virus reactivation in hepatitis B s-antigen seropositive breast cancer patients during chemotherapy? Breast Cancer Res Treat, 2011, 127(3): 705-712.

[21] 刘宇, 李展翼, 黄泽楠, 等. 拉米夫定预防 HBsAg 阳性乳腺癌患者化疗中病毒再激活的疗效. 新医学, 2014, 45(10): 667.

[22] Liu J Y, Sheng Y J, Ding X C, et al. The efficacy of lamivudine prophylaxis against hepatitis B reactivation in breast cancer patients undergoing chemotherapy: a meta-analysis. J Formos Med Assoc, 2015, 114(2): 164-173.

[23] Tsai SH, Dai MS, Yu JC, et al. Preventing chemotherapy-induced hepatitis B reactivation in breast cancer patients: a prospective comparison of prophylactic versus deferred preemptive lamivudine. Support Care Cancer, 2011, 19(11): 1779-1787.

[24] Sarri G, Westby M, Bermingham S, et al. Diagnosis and management of chronic hepatitis B in children, young people, and adults: summary of NICE guidance. BMJ, 2013, 346: f3893.

[25] 徐莹, 刘宇. 美国肝病学会乙型肝炎诊治指南要点. 临床肝胆病杂志, 2013, 29(2): 1-8.

[26] Korean Association for the Study of the Liver(KASL). KASL clinical practice guidelines: management of chronic hepatitis B. Clin Mol Hepatol, 2016, 22(1): 18-75.

[27] Sarin S K, Kumar M, Lau G K, et al. Asian-Pacific clinical practice guidelines on the management of hepatitis B: a 2015 update. Hepatol Int, 2016, 10(1): 1-98.

[28] European Association For The Study Of The Liver. EASL clinical practice guidelines: Management of chronic hepatitis B virus infection. J Hepatol, 2012, 57(1): 167-185.

[29] Reddy KR, Beavers KL, Hammond SP, et al. American Gastroenterological Association Institute guideline on the prevention and treatment of hepatitis B virus reactivation during immunosuppressive drug therapy. Gastroenterol, 2015, 148(1): 215-219.

[30] Saitta C, Musolino C, Marabello G, et al. Risk of occult hepatitis B virus infection reactivation in patients with solid tumours undergoing chemotherapy. Dig Liver Dis, 2013, 45(8): 683-686.

第四节　乳腺癌患者的脂肪性肝病

目前，全身化疗和内分泌治疗在乳腺癌患者的综合治疗中占有重要的地位。但有研究显示，化疗及内分泌治疗药物的毒副反应可导致肝损害，患者表现为转氨酶升高等一系列肝炎症状，不仅影响其生活质量，还可导致有些患者不能完成治疗，目前已引起临床的关注。但化疗和（或）内分泌治疗所导致的脂肪性肝病（fatty liver disease，FLD），简称脂肪肝，仍常被忽视[1-3]。脂肪肝是由多种疾病和病因引起肝内脂肪合成增加而氧化减少导致肝内脂肪蓄积过多的一种病理状态。临床上依据其发病原因可分为酒精性肝病（alcoholic liver disease，ALD）和非酒精性脂肪性肝病（nonalcoholic fatty liver disease，NAFLD）。非酒精性脂肪性肝病是一种与胰岛素抵抗（IR）和遗传易感密切相关的代谢应激性肝损伤，其病理学改变与酒精性肝病相似，但患者无过量饮酒史。某些抗肿瘤药物（如化疗药物）是脂肪肝发病危险因素之一。过去认为脂肪肝预后良好，但近来研究发现，脂肪肝可发展为肝硬化，是隐源性肝硬化的常见原因[4]。针对乳腺癌患者脂肪性肝病的研究，一方面可提高患者的生存质量和延长生存期；另一方面对临床工作具有指导意义。

一、乳腺癌患者化疗期间脂肪性肝病的诊断与防治

（一）概述

化疗性脂肪肝（chemotherapy related fatty liver disease，CRFLD）是指化疗所致的肝细胞脂肪变性，最终发展为脂肪肝[3]。肝脏是药物代谢的重要场所，多数化疗药物可对肝脏造成损伤，引发脂肪肝[5, 6]。

（二）发病原因

1. 高能量饮食和运动量过少

NAFLD 的发生发展与不良生活习惯如高脂饮食、运动量少等有关。富余的能量以脂蛋白颗粒形式蓄积在肝细胞内，是化疗性脂肪肝形成的原因之一[7-9]。

2. 化疗药物多数具有较强的肝毒性反应，使肝细胞受损

化疗药物多数具有较强的肝毒性，损伤肝细胞而引发脂肪肝，并随时间进展而加重[10]。乳腺癌化疗常用药物，如多柔比星、氟尿嘧啶、长春新碱、紫杉醇等可在肝内蓄积，对正常肝细胞内质网结构及某些酶具有不同程度的破坏，从而干

扰了脂肪酸的氧化过程[3, 5]。多柔比星、紫杉醇和环磷酰胺等可直接造成肝细胞坏死，激活细胞色素 P450 酶，产生亲电子基或自由基，其作为氧化剂或产生脂质过氧化物引起慢性肝损伤导致脂肪代谢障碍，最终导致脂肪肝。

3. 胰岛素抵抗和高胰岛素血症

乳腺癌化疗常用药物，如环磷酰胺、多柔比星及紫杉类，可损害胰腺 B 细胞[11]，抑制胰岛素的合成及分泌，导致胰岛素抵抗，使肝细胞内脂肪堆积，最终导致脂肪肝的发生。

4. 雌激素水平明显降低

化疗可抑制下丘脑垂体性腺轴，诱发闭经，降低雌激素水平，抑制雌激素对脂蛋白分解的作用，导致脂肪在肝细胞内的大量堆积而诱发脂肪肝。

5. 肠源性内毒素血症

随着"肠-肝"轴（gut-liver axis）[12]的提出，已有研究表明，肠黏膜屏障的损害及肠道微生态的失衡与 NAFLD 的发生相关[13]。恶心、呕吐、胃肠黏膜受损是乳腺癌化疗的常见副反应，且化疗患者免疫力降低，易致其胃肠黏膜受损，细菌移位，引起肠源性内毒素血症，促进 CRFLD 的发生。

（三）诊断及依据

乳腺癌并发脂肪肝早期无明显临床表现，仅有生化指标轻度异常，而疾病进展时多已出现肝功能重度异常及肝纤维化，甚至肝硬化[2]。超声和（或）CT 检查对 CRFLD 具有较高的诊断价值，是脂肪肝最直接可靠的诊断依据[14]。CRFLD 的临床诊断依据：患者具有应用化疗药物的病史；有相关影像学（超声或 CT）的检查结果；并排除酗酒史及基础肝病史。

（四）治疗

CRFLD 的治疗应采取综合治疗措施，包括停用引起脂肪肝的药物或可疑药物，改变生活方式，防治肠道菌群失调，用胰岛素增敏剂及保肝药物治疗。在一般治疗措施无效时，及早采用药物治疗以促进肝内脂肪分解及炎症消退，并阻止其向肝纤维化发展。

1. 改变生活方式

良好的生活方式是治疗非酒精性脂肪肝的关键[15]。改变饮食习惯，建议低碳水化合物和低脂平衡膳食；适当做户外运动及有氧运动；避免滥用保健品；调整心态和情绪等。

2. 防治肠道菌群失调

临床常用的调节肠道菌群的药物有枯草杆菌肠球菌二联活菌和双歧杆菌三联

活菌等。枯草杆菌肠球菌二联活菌包括枯草杆菌及屎肠球菌，具有较强的调节肠道菌群的作用[16]。双歧杆菌三联活菌是由粪肠球菌、嗜酸乳杆菌、双歧杆菌三种微生物联合组成的活菌制剂，此三种有益菌能够迅速到达肠道并定植，在肠道黏膜表面形成一道生物屏障而发挥作用[13]。

3. 胰岛素增敏剂

胰岛素增敏剂常用于合并有糖尿病或胰岛素抵抗的患者，而乳腺癌患者中伴有较高比例的糖尿病和胰岛素抵抗[17-19]。血清游离脂肪酸可导致胰岛素抵抗，临床常用的胰岛素增敏剂二甲双胍可减少血清游离脂肪酸从脂肪细胞中释放，从而改善脂肪肝[20]。

4. 保肝药物治疗

化疗性脂肪肝目前尚无有效的对症治疗药物。保肝药物可分为[21]：①抗炎保肝类，如甘草酸二胺、水飞蓟素；②细胞修复类，如多烯磷脂酰胆碱；③解毒保肝类，如还原型谷胱甘肽、硫普罗宁；④利胆保肝类，如熊去氧胆酸、腺苷蛋氨酸；⑤中草药类；⑥维生素及辅酶类。

应根据不同病因选择相应的保肝治疗药物，调整药物应用剂量及药物配伍，但上述所有药物治疗均需配合改变生活方式、运动疗法及饮食控制等基本措施才能达到理想的治疗效果[13]。

二、乳腺癌患者内分泌治疗期间脂肪性肝病的诊断与防治

（一）概述

内分泌治疗的基本药物有抗雌激素类（如他莫昔芬等）、芳香化酶抑制剂、促黄体生成素释放激素类似物（LHRH）及孕激素。他莫昔芬的抗雌激素作用在其他器官上的主要表现类似于绝经期症状，包括脂肪肝（62.3%）、潮红（39.7%）、肌肉关节酸痛（21.3%）、阴道分泌物增多（20%）、乏力（15%）等。研究显示，他莫昔芬治疗的女性乳腺癌患者有43%在治疗前2年内出现NAFLD，甚至会出现非酒精性脂肪性肝炎和肝硬化[22, 23]。脂肪肝的发生与服用他莫昔芬密切相关，而且服用他莫昔芬还会加重患者原有的脂肪肝病情，影响脂肪肝治疗效果的改善[1]。

（二）病因

（1）乳腺癌患者手术及放化疗结束后，多缺乏锻炼，且营养不合理，摄入大于消耗，能量以脂蛋白颗粒蓄积于肝脏及皮下等处，易发展为脂肪肝[9, 24]。

（2）化疗药物多数具有较强的肝毒性，损伤肝细胞，症状初期不明显，随时间进展及内分泌药物的作用而加重，最终导致脂肪肝[21, 25, 26]。

（3）内分泌治疗药物可拮抗雌激素受体，使雌激素水平在肝脏表达减少，从而抑制了雌激素对脂蛋白分解的作用，导致了脂肪在肝细胞内的大量堆积诱发脂肪肝，重度脂肪变性会引起明显的肝功能障碍，甚至发展为肝细胞坏死[2, 27]。

（4）内分泌药物作为抗雌激素类药，不仅可抑制脂肪酸β氧化所必需酶的表达，而且能与靶蛋白结合，从而竞争性抑制线粒体脂肪酸β氧化，因而造成脂肪酸蓄积，导致脂肪肝的发生[2]。

（5）他莫昔芬可抑制脂蛋白脂肪酶及总胆固醇脂肪酶的活性，阻碍总胆固醇的水解，引起血脂升高，而高脂血症是脂肪肝的高风险因素[28]。

（6）乳腺癌患者系统治疗后内分泌治疗期间仍有较高比例的糖尿病、糖尿病前期[17]。胰岛素抵抗及随之出现的高胰岛素血症可促进肝细胞内脂肪堆积，进而发生肝细胞变性、坏死甚至发生坏死性肝纤维化、肝硬化。

（三）诊断

患者具有应用内分泌治疗药物的病史；有相关影像学（超声或 CT）的检查结果；并排除酗酒史及基础肝病史。

（四）治疗

Nishino 等[29]报道，约 79.3%的他莫昔芬所致脂肪肝于停药后 1～2 年内恢复正常，脂肪肝的严重程度和复原时间无直接联系，并提出这种快速复原可能是三苯氧胺所致脂肪肝的特点之一。

（罗清清　孔令泉）

参 考 文 献

[1] Pan HJ, Chang HT, Lee CH. Association between tamoxifen treatment and the development of different stages of nonalcoholic fatty liver disease among breast cancer patients. J Formos Med Assoc, 2016, 115(6): 411-417.

[2] 袁媛, 刘瑜, 谢欣哲. 乳腺癌经西药治疗所致脂肪肝临床特征及中医证候分析. 中医学报, 2015, 30(209): 1402-1404.

[3] 孙明芳, 谢晓冬. 化疗及内分泌治疗对乳腺癌患者肝脏脂肪变性影响的研究进展. 大连医科大学学报, 2010, 32(3): 352-355.

[4] Teli MR, James OF, Burt AD, et al. The natural history of nonalcoholic fatty liver: a follow-up

study. Hepatology, 1995, 22(6): 1714-1719.

[5] 李景, 高俊峰. 232 例三阴性乳腺癌患者化疗后导致脂肪肝的病例分析. 中国疗养医学, 2013, 22(12): 1119-1120.

[6] 施彩, 杨玲, 张颖. 乳腺癌化疗所致脂肪肝的临床分析. 现代肿瘤医学, 2012, 20(12): 2511-2512.

[7] 卓忠雄, 高云华, 李宁, 等. 化疗性脂肪肝的超声组织定征研究. 中华超声影像学杂志, 2001, 10(6): 331-333.

[8] 熊爱民, 徐赛芳, 方苏芳, 等. 化疗性脂肪肝的超声诊断价值. 中华肝脏病学杂志, 2007, 12(4): 290-291.

[9] 王艳莉, 方玉, 辛晓伟. 202 例乳腺癌患者营养状况调查. 中国肿瘤临床与康复, 2014, 21(12): 1516-1518.

[10] 于瑞兰. 肝恶性肿瘤患者介入术后并发局限性脂肪肝的原因分析. 中原医刊, 2007, 34(20): 60.

[11] Burtness B, Gibson M, Egleston B, et al. Phase II trial of docetaxel-irinotecan combination in advanced esophageal cancer. Ann Oncol, 2009, 20(7): 1242-1248.

[12] Vanni E, Bugianesi E. The gut-liver axis in nonalcoholic fatty liver disease: Another pathway to insulin resistance? Hepatology, 2009, 49(6): 1790-1792.

[13] 江依勇, 刘丽. 非酒精性脂肪肝治疗进展研究. 中国肝脏病杂志(电子版), 2015, 7(1): 127-128.

[14] 于湛, 高剑波, 苏静. 乳腺癌 53 例术后化疗致脂肪肝的 CT 诊断分析. 中国误诊学杂志, 2008, 11(33): 8239-8240.

[15] Hardy T, Anstee QM, Day CP. Nonalcoholic fatty liver disease: new treatments. Curr Opin Gastroenterol, 2015, 31(3): 175-183.

[16] Kim YG, Moon JT, Lee KM, et al. The effects of probiotics on symptoms of irritable bowel syndrome. Korean J Gastroenteral, 2006, 47(6): 413-419.

[17] 卢林捷, 王瑞珏, 孔令泉. 无糖尿病病史的乳腺癌患者系统治疗后糖耐量异常状况研究. 中国肿瘤临床, 2014, 41(4): 312-313.

[18] Lu LJ, Wang RJ, Ran L, et al. On the status and comparison of glucose intolerance in female breast cancer patients at initial diagnosis and during chemotherapy through an oral glucose tolerance test. PloS One, 2014, 9(4): e93630.

[19] Lu L J, Gan L, Huang JB, et al. On the status of beta-cell dysfunction and insulin resistance of breast cancer patient without history of diabetes after systemic treatment. Med Oncol, 2014, 31(5): 956.

[20] 何小荣, 洪涛, 余杰, 等. 多烯磷脂酰胆碱联合二甲双胍治疗非酒精性脂肪肝的疗效观察. 实用临床医学, 2010, 11(10): 14-16.

[21] 赵林, 陈书长. 抗肿瘤药物的肝脏毒副作用及治疗策略. 癌症进展杂志, 2009, 7(1): 7-11.

[22] Cole LK, Jacobs RL, Vance DE. Tamoxifen induces triacylglycerol accumulation in the mouse liver by activation of fatty acid synthesis. Hepatology, 2010, 52(4): 1258-1265.

[23] 赵斐, 展玉涛. 他莫昔芬诱发非酒精性脂肪性肝病的研究进展. 现代药物与临床, 2015, 30(8): 1041-1045.

[24] Grattagliano I, Portincasa P, Palmieri VO, et al. Managing nonalcoholic fatty liver disease: recommendations for family physicians. Can Fam Physician, 2007, 53(5): 857-863.

[25] 李佩, 陈勤奋. 抗肿瘤药物的重要脏器毒性及防治策略. 上海医药, 2009, 30(9): 389-390.

[26] 袁彬, 张灵小, 李纲, 等. 乳腺癌患者应用内分泌药物治疗后合并脂肪肝的临床分析. 现代肿瘤医学, 2012, 20(5): 980-981.

[27] Thurlimann B, Keshaviah A, et al. A comparison of letrozole and tamoxifen in postmenopausal women with early breast cancer. N Engl J med, 2005, 353(26): 2747-2757.

[28] Xu X, Gammon MD, Zeisel SH, et al. Choline metabolism and risk of breast cancer in a population-based study. FASEB J, 2008, 22(6): 2045-2052.

[29] Nishino M, Hayakawa K, Nakamura Y, et al. Effects of tamoxifen on hepatic fat content and the development of hepatic steatosis in patients with breast cancer: high frequency of involvement and rapid reversal after completion of tamoxifen therapy. Am J Roentgenol, 2003, 180(1): 129-134.

第十二章 乳腺癌患者的性健康问题

第一节 乳腺癌患者更年期综合征的处理

一、概述

更年期是每个女性生命进程中必然经历的过程，指女性从有生殖功能到无生殖功能的过渡期，表示卵巢功能的衰竭[1]。乳腺癌患者需接受抗肿瘤相关治疗，影响卵巢功能，更年期症状较自然绝经女性出现早、程度重，不仅影响生活质量，还可能干扰抗肿瘤治疗及影响预后[2]。乳腺癌患者更年期综合征的发病特征与自然绝经女性有显著不同，处理时需考虑到肿瘤治疗、预后等多方面因素。目前，随着治疗的改善，乳腺癌患者生存时间延长，常合并心脑血管疾病、骨健康及妇科疾病等多种疾病，这些伴随疾病造成的死亡甚至超过乳腺癌本身。临床应重视乳腺癌患者这些合并疾病的管理，规范诊治。

二、病理生理

生理性绝经是卵巢功能衰竭的结果，意味着卵巢生殖能力的终止。绝经前女性体内的性激素主要由卵巢产生，卵巢功能的衰竭导致体内性激素水平发生明显的变化，并对全身多个系统产生影响。乳腺癌患者接受化疗、内分泌治疗及卵巢功能抑制等治疗，影响卵巢功能。化疗药物抑制卵巢功能，卵巢去势治疗使患者由绝经前迅速转变至绝经后状态，均使患者体内性激素水平迅速降低[3, 4]。

三、临床表现

更年期女性体内性激素水平的逐渐下降，引起全身多系统的表现，以及自主神经系统功能紊乱和神经心理症状[1]。月经周期改变：周期紊乱、经期变化和经量改变。血管舒缩症状：主要表现为潮热、潮红及出汗，持续时间不等，可长达数年。神经症状：主要为各种自主神经系统功能不稳定症状，如心悸、恶心、眩晕、失眠、乏力和皮肤感觉异常等；精神症状：主要为忧郁、焦虑、多疑等。心血管系统症状：主要包括围绝经期高血压、心悸和"假性心绞痛"。骨关节及肌肉症状：常表现为关节疼痛、僵直、活动受限、活动时弹响、关节渗液及关节畸形等。泌尿生殖道症状：主要为阴道干涩、瘙痒、性交痛、排尿困难等。性功能：可有性欲降低、性交痛及性高潮缺乏。此外，还可出现体型改变，肤质变差、感觉异常，毛发减少或脱落。

因抗肿瘤治疗对卵巢功能的影响，乳腺癌患者较健康女性更早出现更年期症状，体内性激素水平下降速度快、症状重。同时受肿瘤治疗药物相关不良反应的影响，症状重叠，鉴别困难。

四、诊断

依据患者月经变化情况，结合全身各系统及神经心理症状，排除明确的药物不良反应、心理疾患和其他器质性疾病。需鉴别的器质性病变包括甲状腺功能亢进、冠心病、高血压、嗜铬细胞瘤和妇科感染等[1]。

五、治疗

（一）非药物治疗

1. 树立正确认知

由于患者欠缺癌症和更年期相关知识，出现药物不良反应、更年期症状时容易出现自我认知错误，误将更年期症状与癌症联系在一起，加重心理负担。为患者科普癌症、抗肿瘤治疗和更年期的相关知识，协助其建立正确认知并保持积极乐观的心态。建议患者适当参与社会活动和建立良好人际关系，有助于进行自我心理保健，增强自信。

2. 调整生活方式

健康的生活方式不仅有助于更年期女性调整身心健康，而且也能降低心脑血管疾病和乳腺癌发病的风险。推荐均衡健康饮食，适当减少碳水化合物的摄入量，建议低热量、低脂肪和低糖饮食，增加膳食纤维摄入量，注意补充微量元素和维生素。提倡戒烟，避免接触二手烟，限制食盐摄入量，限制饮酒量。建议养成规律运动习惯，保持适宜的体重指数，保证充足的睡眠。此外，增加社交活动和脑力活动[1, 5]。

3. 心理疏导

更年期女性因生理上的变化会引起相应的心理反应，乳腺癌患者在合并肿瘤及肿瘤治疗相关不良反应时，容易出现心理障碍，如敏感、紧张、焦虑、抑郁、偏执等负面心理，甚至出现心理疾患。协助患者树立正确的认识，充分理解其心理需求，耐心解答其问题。鼓励患者及家属参与心理健康管理，建立和谐社会关系，争取社会支持，为患者建立良好交流平台，有助于不良情绪的宣泄和表达，提高患者自身价值感及治疗自信心。对于心理健康症状明显者，建议进行心理健康咨询或干预。

（二）药物治疗

患者症状较重，经非药物治疗未能缓解，可予以药物治疗。用于健康女性围绝经期综合征的常用药物治疗方案如下。

1. 激素替代治疗

激素替代治疗（hormone replacement treatment，HRT）是给予低剂量的雌激素和（或）孕激素药物补充围绝经期卵巢功能的不足[6, 7]。尽管 HRT 是缓解更年期症状的有效药物，由于其潜在增加乳腺癌的风险，乳腺癌患者属于禁忌人群。局部应用雌激素，对缓解泌尿生殖道萎缩症状和阴道干涩等症状疗效确切，停止治疗后症状会反复，长期治疗可获得持续有效性[5]。目前尚未发现局部使用低剂量雌激素有全身不良反应。

2. 非激素类药物

非激素类药物主要为植物中提取的植物雌激素，该类药物不与雌激素受体结合，通过直接调节中枢神经系统发挥缓解绝经症状的作用[5]。欧美广泛研究证实，该类药物对更年期症状疗效确切，安全性高，无雌激素的不良反应，不增加子宫内膜癌风险和乳腺癌患病与复发风险[8]。黑升麻提取物、莉芙敏和希明婷均为此类药品。

3. 其他辅助药物

其他辅助药物包括选择性 5-羟色胺再摄取抑制剂、选择性 5-羟色胺和去甲肾上腺素双重再摄取抑制剂、可乐定、加巴喷丁等，长期使用的安全性和疗效有待进一步研究[9]。生殖、泌尿系统萎缩，单纯性尿失禁首选盆底肌训练或手术治疗，合并有急迫性尿失禁或膀胱过度活跃的绝经后女性，可进行行为治疗和抗毒蕈碱药物，首选 M 受体拮抗剂。睡眠障碍者，首先需排除影响睡眠的疾病，无原发疾病且经心理调节仍有睡眠障碍者，可给予催眠药物治疗，如非苯二氮䓬类药物、艾司唑仑等。精神、情绪症状明显者，建议进行心理咨询，必要时给予相关药物控制症状。

（三）中医中药治疗

传统医学对更年期综合征很早就有记载，中医药治疗更年期综合征依据不同证型进行辨证施治，常有较好疗效，且不良反应轻[10]。按摩、理疗、药膳、针灸及耳穴贴压等也有辅助治疗作用，在针灸治疗基础上联合中药汤剂等治疗临床疗效较好。

六、预后

指导患者树立对更年期综合征和乳腺癌的正确认识，培养健康的生活方式，鼓励患者参与自我管理，结合必要的药物干预及物理治疗，充分考量干预措施的利弊风险，为患者提供综合性、多学科、全方位的有效医疗服务，能让乳腺癌患者安然度过围绝经期，提高其生活质量。

（陈茂山 孔令泉）

参 考 文 献

[1] 曹泽毅. 妇产科学. 3 版. 北京: 人民卫生出版社, 2014: 2712-2723.

[2] Koga C, Akiyoshi S, Ishida M, et al. Chemotherapy-induced amenorrhea and the resumption of menstruation in premenopausal women with hormone receptor-positive early breast cancer. Breast Cancer, 2017, 24(5): 714-719.

[3] Meng K, Tian W, Zhou M, et al. Impact of chemotherapy-induced amenorrhea in breast cancer patients: the evaluation of ovarian function by menstrual history and hormonal levels. World J Surg Oncol, 2013, 11: 101.

[4] Bellet M, Gray KP, Francis PA, et al. Twelve-month estrogen levels in premenopausal women with hormone receptor-positive breast cancer receiving adjuvant triptorelin plus exemestane or tamoxifen in the suppression of ovarian function trial(SOFT). J Clin Oncol, 2016, 34(14): 1584-1593.

[5] 中华预防医学会妇女保健分会更年期保健学组. 更年期妇女保健指南(2015 年). 实用妇科内分泌杂志(电子版), 2016, (2): 21-32.

[6] Friis S, Kesminiene A, Espina C, et al. European code against cancer 4th edition: medical exposures, including hormone therapy, and cancer. Cancer Epidemiol, 2015, 39(Suppl 1): S107-S119.

[7] Wang Y, Lewin N, Qaoud Y, et al. The oncologic impact of hormone replacement therapy in

premenopausal breast cancer survivors: A systematic review. Breast, 2018, 40: 123-130.

[8] Rostock M, Fischer J, Mumm A, et al. Black cohosh(Cimicifuga racemosa)in tamoxifen-treated breast cancer patients with climacteric complaints - a prospective observational study. Gynecol Endocrinol, 2011, 27(10): 844-848.

[9] Stearns V. Clinical update: new treatments for hot flushes. Lancet, 2007, 369(9579): 2062-2064.

[10] 陈玉玲, 张岩, 曹玉凤. 中医药治疗更年期综合征新进展. 河北医学, 2017, (5): 838-840.

第二节　乳腺癌患者围绝经期泌尿生殖综合征的处理

围绝经期泌尿生殖综合征（genitourinary syndrome of menopause，GSM），由北美绝经学会（NAMS）和国际妇女性健康研究学会（ISSWSH）于 2014 年提出[1]，它全面准确地定义了围绝经期女性，因雌激素水平降低所导致的外阴阴道及下泌尿道症状。这一系列症状在围绝经期（包括自然绝经和人工绝经）女性中常见，包括了外阴阴道干涩、瘙痒、烧灼痛、刺激感、性交痛、性欲减退及尿频、尿急、尿痛、尿失禁、泌尿道反复感染等，明显影响围绝经期女性及乳腺癌患者的身心健康及生活质量。此前广泛应用的老年性阴道炎及外阴阴道萎缩，由于采用外阴和阴道敏感的词语命名，不便于公开讨论，而且后两者还忽视了在大多数此类患者中，伴发的下尿路症状而被停止使用。乳腺癌患者化疗或内分泌治疗后 GSM 的发生率较高，且表现出的 GSM 的症状往往比正常女性绝经时更明显，显著降低了患者的生活质量。因此，有必要正确认识乳腺癌患者中的 GSM，并探索其有效防治措施。

一、围绝经期泌尿生殖系统问题的现状

我国目前有 1.3 亿围绝经期女性，预计 2030 年将达 2.8 亿，全球将增长到 12 亿[2]。健康老龄化已成为全球解决老龄化问题的奋斗目标，围绝经期女性的健康管理也将成为今后社会重点关注的问题之一。绝经后女性生理性的低雌激素状态是导致其多种健康问题的原因。不同于围绝经期的潮热、出汗等血管舒缩症状可随时间推移而有所缓解，泌尿生殖系统的症状如果不加干预，很难自愈，多呈现慢性化且不断加重。这些病情一般不致命，但的确对绝经后女性的生活质量有明显影响。由于 GSM 是一个新名词，国内对该病的研究目前尚不多，治疗方法相对单一。有研究显示，GSM 的发病率高达 65%～84%[3]，不仅导致阴道和下尿路局部不适，还对患者的性功能、睡眠、性格等方面造成一定的影响，困扰着绝经后女性的身心健康。

乳腺癌是女性最常见的恶性肿瘤之一，近年来发病率逐年增加[4]，已居我国女性恶性肿瘤发病率的首位。化疗作为一种疗效肯定的治疗手段，在乳腺癌治疗中应用广泛，疗效确切，延长了患者的无病生存期及总生存期，降低了相关死亡率。随着现代医学观念的进步，对人文关怀的重视，乳腺癌的治疗不再局限于生存期的延长，更加重视生存期内患者的生活质量及预后，尽可能地使患者减少由于治疗而带来的痛苦。但化疗药物对靶组织、靶细胞的选择性差，在杀灭癌细胞的同时，对正常组织也有不同程度的损伤[5、6]。因此，如何既延长患者生命又保证其生存质量，是临床所面临的重要问题。女性卵巢对化疗毒性比较敏感，化疗药物常会损伤卵巢功能，导致其功能减退，甚至化疗致闭经（chemotherapy-induced amenorrhea，CIA），使患者迅速进入围绝经期状态。这些不良反应多会影响女性生育能力、性功能，发生骨质丢失及绝经期症状，导致女性社会心理压力升高。由于化疗后雌激素的迅速降低，乳腺癌患者化疗后表现出的围绝经期泌尿生殖综合征的症状往往比正常绝经时更明显，显著降低了患者的生活质量。

二、GSM 的临床症状体征及诊断要点

GSM 临床症状主要有生殖道症状、性功能障碍及泌尿道症状。表现为泌尿生殖道萎缩，阴道干燥、性交困难及反复发生的阴道炎，排尿困难、尿急和尿路感染，尿道萎缩、黏膜变薄、括约肌松弛，还可伴有张力性尿失禁。女性生殖道和下泌尿道有着共同的胚胎来源，两者共同起源于泌尿生殖窦，雌激素对维持阴道的内环境及泌尿生殖功能具有重要作用。围绝经期体内雌激素水平下降，受体的功能也逐渐下调，女性生殖道组织胶原蛋白及透明质酸含量减少，上皮变薄，结缔组织增加，平滑肌功能下降，血管分布减少。使得阴道弹性变差，pH 增高，原有的菌群失调，分泌物减少，阴道干涩并且组织脆性增加，触之易造成刺激和损伤[7]。泌尿生殖道由于雌激素缺乏引起功能失调，如尿频、尿急、尿痛、尿失禁及反复的泌尿道感染等症状逐渐凸显。绝经前、绝经后女性发生泌尿道感染的危险因素各不相同。在年轻女性中，性生活是引起泌尿道感染最常见的诱因；而因雌激素水平下降所致的解剖结构改变引起的阴道前壁膨出、尿失禁及糖尿病等则是老年女性反复泌尿道感染的重要原因。GSM 的诊断主要依靠症状和体征，因GSM 与雌激素缺乏高度相关，主要表现在雌激素缺乏的泌尿生殖系统的改变[8]，专科体格检查在其诊断中尤为重要，应与生殖泌尿道感染性疾病等相鉴别，后者可有相似的症状体征。

三、GSM 的治疗

目前，对于 GSM 的治疗因不同个体症状表现不同而不尽相同，主要分为全身系统治疗和局部治疗两大类。另外，患者的需求也是决定治疗方案的重要因素。已无性生活要求的女性以缓解症状为主；对于仍有性生活的女性除了缓解症状，还需帮助其改善性生活质量。

（一）润滑剂和保湿剂

以阴道润滑剂和保湿剂为代表的非处方药（OTC），以其起效快、作用明显的特点，成为临床使用最广泛的一线 GSM 治疗方法。润滑剂主要在性生活前使用，可降低阴道局部干涩与疼痛，作用持续时间较短；保湿剂作用相对持久，要求规律使用，可保持阴道的湿润环境、改善阴道的干涩不适，对降低阴道 pH 也有作用[9]。有研究表明，润滑剂可以将 GSM 导致的性交痛发生率由 88.9%降至55.6%[10]。作为一种疗效确切的非激素疗法，润滑剂和保湿剂对乳腺癌化疗或术后使用雌激素有风险的人群是一种合适的选择。

（二）雌激素类药物

雌激素补充治疗被认为是 GSM 最有效的治疗方法，其临床疗效确切，能够明显缓解雌激素缺乏引起的阴道干涩、烧灼感、性交痛等症状，且对伴发的潮热、出汗、情绪波动也有一定的改善作用。临床上根据使用方法和药物代谢的不同，可分为雌激素口服疗法和局部疗法两类，由于口服可能增加乳腺癌、宫颈癌等恶性肿瘤的发病风险[11]，临床使用较少。阴道局部雌激素制剂常制成乳膏状，涂抹于阴道黏膜上，发挥局部作用。有报道，在患有 GSM 的人群中，49.4%采用局部雌激素治疗[12]。Simon 等[13]研究发现，56%使用阴道局部雌激素治疗的患者认为此法可有效缓解性交痛。Chughtai 等[14]研究显示，经阴道局部雌激素治疗对预防绝经相关下尿路症状也有较好疗效。目前多数研究显示，雌激素局部治疗是安全有效的，但对于不明原因的阴道、子宫出血及合并乳腺癌、子宫内膜癌等激素依赖性肿瘤的女性，使用阴道激素制剂仍需谨慎。

（三）选择性雌激素受体调节剂

选择性雌激素受体调节剂（selective estrogen receptor modulators，SERM）系人工合成的非类固醇药物，它只对某一种 ER 亚型如 ERα或 ERβ有激动作用而对另一亚型无作用或有拮抗作用。"选择性"是指 SERM 在某些组织如骨、肝、心血管系统 ERβ 集中区中表现为激动剂，而在另外一些组织如乳腺中表现为拮抗剂。因雌激素对乳腺及子宫内膜有潜在的刺激作用，对全身系统应用雌激素治疗可能引起远期不利结局的担忧，使得人们对 SERM 这种全身效果好、靶组织不良反应小的药物越来越重视。欧司哌米芬（ospemifene）是美国食品药品管理局批准的唯一作为治疗外阴阴道萎缩相关的中重度性交痛的 SERM 药物[15]。它对提高阴道上皮成熟指数、稳定阴道 pH、缓解阴道干涩及性交痛有明显效果[16]。但其远期预后尚待研究并且价格高昂，目前仍不推荐作为一线治疗药物。

（四）组织选择性雌激素复合物

组织选择性雌激素复合物（tissue selective estrogen complexes，TSEC），由选择性雌激素受体调节剂和雌激素制成，本质上是上述几类药物的衍生物。代表药物为巴多昔芬-雌激素复合制剂。有研究显示，巴多昔芬（bazedoxifene）是新一代选择性雌激素受体调节剂，对子宫内膜及乳腺的安全性高，绝经期后的女性应用其治疗时不会刺激子宫和乳腺细胞，可用来防止骨质疏松、缓解围绝经期血管舒缩、外阴阴道症状及性交不适[17]。

（五）激光

激光治疗 GSM 在近年逐渐得到认可，微消融 CO_2 激光和非消融铒激光疗法是临床较常用的激光类型。研究发现，经激光治疗可以增加阴道上皮厚度，增加阴道壁糖原及胶原蛋白含量，促进血管重建，对泌尿系统损伤也有明显的修复作用，可改善泌尿生殖系统萎缩导致的各种症状[18]。

（六）其他治疗方法

除上述方法外，阴道菌群调节剂、缩宫素、高分子量透明质酸、植物提取物（如黑升麻、野葛根等）、蜂王浆[19-21]等方法逐渐被试用于 GSM 的治疗。

（刘家硕　孔令泉）

参 考 文 献

[1] Portman DJ, Gass ML. Genitourinary syndrome of menopause: new terminology for vulvovaginal atrophy from the International Society for the Study of Women's Sexual Health and The North American Menopause Society. Climacteric. The Journal of the International Menopause Society, 2014, 17(5): 557-563.

[2] 张绍芬, 包蕾. 绝经期健康管理策略. 实用妇产科杂志, 2015, 31(5): 333-334.

[3] Palma F, Volpe A, Vilia P, et al. Vaginal atrophy of women in postmenopause. Results from a multicentric observational study. Maturitas, 2016, 83: 40-44.

[4] Siegel R, Naishadham D, Jemal A. Cancer statistics. CA Cancer J Clin, 2012, 62(1): 10-29.

[5] Walshe JM, Denduluri N, Swain SM. Amenorrhea in premenopausal women after adjuvant chemotherapy for breast cancer. J Clin Oncol, 2006, 24(36): 5769-5779.

[6] Bruin ML, Huisbrink J, Hauptmann M, et al. Treatment-related risk factors for premature menopause following Hodgkin lymphoma. Blood, 2008, 111(1): 101-108.

[7] Nappi RE, Palacios S. Impact of vulvovaginal atrophy on sexual health and quality of life at postmenopause. Climacteric, 2014, 17(1): 3-9.

[8] Sturdee E DW, Panay N. Recommendations for the management of postmenopausal vaginal atrophy. Climacteric, 2010, 13(6): 509-522.

[9] Edwards D, Panay N. Treating vulvovaginal atrophy/genitourinary syndrome of menopause: how important is vaginal lubricant and moisturizer composition? Climacteric, 2016, 19(2): 151-161.

[10] Juliato PT, Rodrigues AT, Stahlschmidt R, et al. Can polyacrylic acid treat sexual dysfunction in women with breast cancer receiving tamoxifen? Climacteric, 2017, 20(1): 62-66.

[11] 白敬兰, 马淼, 陈蓉. 绝经激素治疗是否增加乳腺癌风险. 中国实用妇科与产科杂志, 2016, 32(1): 82-85.

[12] 郁琦. 绝经激素治疗与妇科恶性肿瘤关系的研究现状与展望. 中国实用妇科与产科杂志, 2016, 32(1): 44-46.

[13] Simon J A, Nappi RE, Kingsberg SA, et al. Clarifying Vaginal Atrophy's Impact on Sex and Relationships(CLOSER)survey: emotional and physical impact of vaginal discomfort on North American postmenopausal women and their partners. Menopause, 2014, 21(2): 137-142.

[14] Chughtai B, Forde JC, Buck J, et al. The concomitant use of fesoterodine and topical vaginal estrogen in the management of overactive bladder and sexual dysfunction in postmenopausal women. Post Reprod Health, 2016, 22(1): 34-40.

[15] Degregorio MW, Zerbe RL, Wurz GT. Ospemifene: a first-in-class, non-hormonal selective estrogen receptor modulator approved for the treatment of dyspareunia associated with vulvar and vaginal atrophy. Steroids, 2014, 90: 82-93.

[16] Portman DJ, Bachmann GA, Simon JA. Ospemifene, a novel selective estrogen receptor modulator for treating dyspareunia associated with postmenopausal vulvar and vaginal atrophy. Menopause, 2013, 20(6): 623-630.

[17] Taylor HS. Tissue selective estrogen complexes(TSECs)and the future of menopausal therapy. Reprod Sci, 2013, 20(2): 118.

[18] TADIR Y, Gaspar A, Lev A, et al. Light and energy based therapeutics for genitourinary

syndrome of menopause: Consensus and controversies. Lasers Surg Med, 2017, 49(2): 137-159.

[19] Origoni M, Cimmino C, Carminati G, et al. Postmenopausal vulvovaginal atrophy(VVA)is positively improved by topical hyaluronic acid application. A prospective, observational study. Eur Rev Med Pharmacol Sci, 2016, 20(20): 4190-4195.

[20] Suwanvesh N, Manonai J, Sophonsritsuk A, et al. Comparison of Pueraria mirifica gel and conjugated equine estrogen cream effects on vaginal health in postmenopausal women. Menopause, 2017, 24(2): 210-215.

[21] Seyyedi F, Rafiean M, Miraj S. Comparison of the effects of vaginal royal jelly and vaginal estrogen on quality of life, sexual and urinary function in postmenopausal women. J Clin Diagn Res, 2016, 10(5): Qc01-5.

第三节　乳腺癌患者的生育及性健康问题

　　乳腺癌是女性最常见的恶性肿瘤之一。在西方国家，约 1/3 新诊断的乳腺癌患者为 50 岁以下女性，约 2.7% 发生在 35 岁以下育龄高峰期。而在我国，一半以上新诊断的女性乳腺癌患者在 50 岁以下，我国西部地区约有 9.7% 的患者年龄小于 35 岁。全球年轻乳腺癌患者的发病率仍呈明显上升趋势，在每年新诊断的乳腺癌患者中，年轻患者的比例在欧美国家占 3%～5%，而在亚洲国家占 9.5%～12%。这意味着许多乳腺癌患者患病时还没有生育，希望在治疗乳腺癌之后妊娠和分娩[1-3]。目前，我国人口生育政策已做调整，部分已生育一孩的年轻女性，仍然有再次生育的愿望。但乳腺癌的治疗也会损害生育期患者的卵巢功能，影响部分患者的生育功能和性健康，造成不同程度的不育和性功能障碍[4-6]。性行为是人类重要的生活需求和情感纽带。女性性功能障碍（female sexual dysfunction，FSD）是指女性在性反应周期中的一个或几个环节发生障碍，以致不能产生满意的性交所必需的生理反应和性快感。女性常见的性功能障碍有性欲低下、性厌恶、性兴奋障碍、非器质性阴道痉挛、性高潮障碍和性交疼痛等[3]。因此，乳腺癌患者卵巢功能的保护、生育问题及性健康问题应引起人们的重视[2-4]。

一、乳腺癌治疗对卵巢功能及生育和性健康的影响

（一）手术治疗的影响

　　乳房是女性第二性征器官，是性生活的敏感区之一，对性高潮的出现有促进和推动作用，它不仅能保持女性获得性的刺激，而且能激发男性的性兴奋。外科

手术直接损害患者此第二性征,对女性带来的精神打击可影响患者的性行为观点,严重者导致 FSD。有报道,保乳术可以使患者的生存质量和性功能优于改良根治术患者,可以较好地保护身体的形象,减轻患者心理和性功能方面的损害[4]。

(二)化疗的影响

由于生育年龄的延迟和乳腺癌死亡率的降低,未生育乳腺癌患病率逐年增加,而年轻女性乳腺癌患者在化疗之后,卵巢功能不同程度受损,造成月经异常、暂时或永久性闭经,导致其面临性健康和生殖功能下降及不孕问题。除了生育受损之外,卵巢功能受损和化疗诱发闭经(chemotherapy induced anemia,CIA)还可引起患者出现一些围绝经期症状,如潮热、出汗、睡眠障碍、缺乏性欲、骨质疏松、心血管事件、认知能力下降、情绪易变、外阴和阴道萎缩、性交困难、失神等,降低了患者的生存质量[4]。

人出生时卵巢内约有 200 万个卵泡,随着年龄的增长,原始卵泡不断发育成熟后排卵或闭锁,数目逐渐减少,当卵巢的原始卵泡数量降至一定阈值时就会发生绝经。化疗药物影响体内所有分裂旺盛的细胞,影响卵泡的生长和成熟过程,使卵巢的各级卵泡(尤其是初级和次级卵泡)数量减少,导致卵泡破坏,甚至出现无卵泡卵巢。卵巢的间质也出现不同程度的纤维化和坏死,从而对卵巢产生不可逆影响。因此,有很多育龄期的乳腺癌患者会出现一过性或永久性的 CIA。CIA 的发生率与患者的年龄,所采用的化疗药物的种类、剂量、疗程及是否使用他莫昔芬等因素相关。化疗导致卵巢早衰的风险一般随年龄的增长而增加,这与卵巢储备功能随年龄增长而下降相关[2]。化疗可引起患者体内雄激素和雌激素水平发生变化,从而导致 FSD[7]。

(三)内分泌治疗的影响

他莫昔芬是绝经前乳腺癌患者最常用的内分泌治疗药物之一,长期使用会出现潮热、阴道干涩或分泌物多、外阴瘙痒、阴道出血、月经失调,甚至增加子宫内膜癌的风险。有研究表明,他莫昔芬增加了绝经前乳腺癌患者闭经的发生率,还呈现一种量效关系,同时他莫昔芬还会延迟月经的恢复。研究还发现,排除化疗方案所导致的影响后,他莫昔芬对于治疗结束 1~2 年后的月经周期仍有影响。通常认为它对卵巢功能的影响是可逆和暂时的,停药后多数患者的月经和排卵功能可恢复正常[2]。任何导致雌激素和雄激素水平降低的因素都可能引起 FSD,因此内分泌治疗也可影响乳腺癌患者的性功能,发生内分泌性 FSD[4]。

（四）中药等治疗的影响

在我国，传统的中医药治疗是乳腺癌综合治疗的一部分，部分中药对生育能力和妊娠可能有一定的影响，对于准备妊娠的乳腺癌患者，应慎重使用。

（五）心理、社会因素的影响

医护人员对患者性康复的重视和教育不足，患者受传统文化及自身性观念等诸多因素的影响导致其对性认识的偏差，从而影响患者的性行为观点。配偶的态度和性观念是影响患者性生活的重要因素。妻子患癌及乳房切除对其配偶也是一个强烈的负性刺激，丈夫在精神上和经济上承受着较大的压力。同时，他们担心性生活对病情不利，压抑自己的性欲望或发生性欲变化，长期的性压抑会带来精神上的压力，影响患者疾病的康复和性生活质量[4]。

二、乳腺癌系统治疗时对生育期女性卵巢功能的保护

随着女性结婚及生育年龄的推迟及国家对二孩政策的放开，越来越多的年轻乳腺癌患者患病后要求保护卵巢功能并保持生育能力。因此化疗前对该类患者应综合考虑治疗对卵巢功能的影响，最大限度地保护患者卵巢功能和生育能力。

（一）选择对卵巢功能影响较小的化疗药物

化疗对生殖细胞产生的直接毒性损害和功能抑制，增加了不孕不育的风险。影响最大的是烷化剂，如环磷酰胺、氮芥等；其次为顺铂、多柔比星。对卵巢毒性最小的化疗药物是氟尿嘧啶、甲氨蝶呤和长春新碱等[4]。

（二）激素类药物治疗

性腺激素释放激素（gonadotropin-releasing hormone，GnRH）是下丘脑脉冲式分泌的 10 肽激素，通过垂体门脉系统与垂体前叶的特异性高亲和力 GnRH 受体结合，调节促卵泡激素（follicle stimulating hormone，FSH）、黄体生成素（luteinizing hormone，LH）的合成和分泌，维持正常的生殖系统功能。人工通过置换或去除 GnRH 第 6 位和第 10 位的氨基酸，可得到 GnRH 类似物。GnRH 类似物分为 GnRH 激动剂（gonadotropin-releasing hormone agonist，GnRH-a）和 GnRH 拮抗剂（gonadotropin-releasing hormone antagonist，GnRH-ant）两类。GnRH-a 可通过竞争性结合垂体的 GnRH 受体，封闭脑垂体的 GnRH 受体，使 LH、FSH 的生成和释放呈一过性增强，但这种刺激的持续，会导致 GnRH 受体的吞噬、分解

增多,受体数目减少,导致垂体细胞的反应性下降,分泌 LH 和 FSH 的能力降低,从而抑制卵巢功能。而 GnRH-ant 则完全依赖于对受体的占领来实现其抑制效应。GnRH-ant 与 GnRH 受体结合后使腺垂体细胞失去释放 LH、FSH 的能力,故 GnRH-ant 应用后能立即发挥抑制性腺轴的作用。

戈舍瑞林或亮丙瑞林是一种合成的、促性腺激素释放激素类似物,长期使用可抑制垂体的促黄体生成激素的分泌,从而引起男性血清睾酮和女性血清雌二醇的下降,停药后这一作用是可逆的。化疗期间应用戈舍瑞林,使卵巢血供减少,功能处于抑制状态,从而使原始卵泡处于相对静止状态,避免化疗药物对卵巢功能的损害,最终达到保护卵巢的目的。这对小于 35 岁有生育要求的青年乳腺癌患者具有重要意义。此外,应用 GnRH-a 或 GnRH-ant、口服避孕药等可降低卵泡对化疗药物的敏感性,达到保护卵巢的作用。Wong 等[8]研究了 125 例绝经前乳腺癌患者,在化疗同时辅以 GnRH-a(戈舍瑞林)保护卵巢功能,结果有 84% 的患者在化疗结束后恢复规律月经,并且多数是超过 35 岁的患者,其中有 42 例治疗后尝试怀孕,有 30 例患者成功分娩。说明了 GnRH-a 对生育功能有较好的保护作用。

(三)辅助生殖技术的应用

目前国内各大医院生殖中心多已开展卵巢组织冻存、卵子冷冻保存、冻融胚胎移植、卵巢移植等技术,给有妊娠需求的年轻乳腺癌患者带来了希望。患者可在化疗前采取保存生育能力的策略使之不受化疗影响[2]。

三、乳腺癌患者术后的性康复

(一)心理、行为治疗

乳腺癌患者术后性生活障碍与心理因素有关。性生活的恢复与质量提高,对患者的全面康复具有不可替代的作用和意义。应及时对患者及其配偶进行性知识教育、心理辅导和认知行为治疗。帮助他们分析性功能障碍的原因,纠正对性生活的错误认知,建立正确的性观念,对建立和谐家庭与康复氛围有积极作用[4]。当然,病情及治疗方案与强度对患者性生活有不良影响,性生活的康复也需要个体化。

(二)药物治疗

对于阴道干燥的乳腺癌患者,不推荐使用含女性激素的药物,可以使用非激素阴道润滑剂和保湿霜处理阴道干涩。性生活前使用阴道润滑剂可显著减轻性交时的不舒适感和疼痛。前列地尔是局部使用的扩张血管药物，女性使用后可以改善主观和生理性唤起；左旋精氨酸外阴处局部应用可治疗女性的性唤起障碍。含银杏树叶的草药合剂和西红花可改善部分患者的性生活满意度[4]。

四、妊娠、生育和哺乳对乳腺癌康复者生存、复发的影响

（一）妊娠和生育对乳腺癌康复者生存、复发的影响

由于部分乳腺癌细胞对激素敏感，人们担心诊断乳腺癌后持续的月经或者妊娠会影响预后。国外近 1/3 的乳腺癌育龄女性有 1 次或多次妊娠，70%的妊娠发生于治疗后的 5 年内。我国不少年轻乳腺癌患者也面临治疗后的生育问题。乳腺癌系统治疗后的妊娠对乳腺癌的复发是否有影响，尚不明确。一项 Meta 分析显示，1244 例乳腺癌治疗后怀孕患者与 18 145 例不怀孕者相比，怀孕组死亡的风险降低了 41%[9]。有人认为其中原因之一是选择的研究患者可能有"偏差"。因为患乳腺癌后怀孕的女性是"相对健康的母亲"，即只有感觉自己是健康的，才会去考虑怀孕，因此预后相对较好。有报道，确诊乳腺癌之后有分娩史的女性，其死亡原因主要与乳腺癌有关。也有研究认为，确诊乳腺癌后的妊娠分娩并不会影响预后，甚至产生积极意义，且这种积极影响与是否足月或流产、引产无关。Valachis 等[10] Meta 分析了 49 470 例绝经前乳腺癌患者，并纠正了"健康母亲效应"偏倚的影响，结果显示：早期乳腺癌患者诊治乳腺癌至少 10 个月以后的妊娠并未对预后造成不利影响，甚至还可能从中获益。但以上结论尚需循证医学的证据支持。

（二）哺乳对乳腺癌康复者生存、复发的影响

目前还缺乏乳腺癌治疗后的患者母乳喂养和非母乳喂养的比较研究，仅有小规模的研究认为，哺乳不会对乳腺癌患者的预后产生不良影响[11]。尽管哺乳对绝经前和绝经后乳腺癌都有肯定的保护作用，但尚无研究评价乳腺癌患者从哺乳中的获益。有研究发现，保乳术后乳房放疗过的患者部分可经患侧乳房成功授乳。应提醒患者母乳喂养期间不要乱用药物，以免经乳汁影响婴儿的健康。

五、育龄期乳腺癌康复者妊娠的时机

妊娠使患者的身体负担加重，即使患者有意愿生育，也应建议患者在乳腺癌治疗后留有一定的间隔期，待恢复健康后再考虑妊娠，而且尽量推迟到肿瘤复发

风险高峰之后。到目前为止，乳腺癌治疗后妊娠的最佳时间间隔尚无定论，需要综合考虑患者治疗的完成时间、复发风险、年龄和卵巢功能恢复情况。患者个体的预后、健康状况、生活质量、配偶的支持和社会心理因素等是乳腺癌治疗后妊娠决策的重要因素。长达 5 年的他莫昔芬治疗会减少患者的妊娠机会。他莫昔芬治疗 2～3 年后因妊娠而中断治疗会影响乳腺癌的疗效。2013 年 ESMO 指南指出，患者有生育意愿又愿意承担这方面的风险，可以考虑他莫昔芬服用 2～3 年后中断治疗，但是强烈建议分娩后继续完成后续的他莫昔芬治疗。他莫昔芬服用过程中意外怀孕的患者，医师要告知胎儿畸形的风险，考虑终止妊娠的问题。此项告知同样也适用于在化疗过程中意外怀孕的女性。接受辅助化疗的患者，抗肿瘤药物会排泄到乳汁中，建议治疗和妊娠的最短间隔时间为 12 个月。赫赛汀在怀孕早期不会透过胎盘，对孕早期胎儿器官的形成影响相对较小。一项 16 例乳腺癌患者赫赛汀使用过程中意外怀孕的研究显示，未发现胎儿畸形。对于赫赛汀使用过程中意外怀孕又有保留胎儿意愿的乳腺癌患者，ESMO 指南并不鼓励其终止妊娠，但建议患者在后续妊娠过程中停止使用赫赛汀，不过这样的建议尚无明确的循证医学证据支持。所有曾接受过化疗、内分泌和靶向治疗的绝经前乳腺癌患者，均应建议其主动避孕[2]。

虽然目前没有证据显示生育会影响乳腺癌患者的预后，但在选择是否生育及何时生育时必须充分考虑患者疾病复发的风险和治疗对后代的影响，与患者也要有充分的沟通。以下情况可考虑生育[2]：①乳腺原位癌患者手术和放疗结束后；②淋巴结阴性的乳腺浸润性癌患者手术后 2 年；③淋巴结阳性的乳腺浸润性癌患者手术后 5 年；④需要辅助内分泌治疗的患者，在受孕前 3 个月停止内分泌治疗（如诺雷得、他莫昔芬或其他 SERM），直至产后哺乳结束，再继续内分泌治疗。

（孔德路　孔令泉）

参 考 文 献

[1] 孙荣华, 苏新良, 吴凯南. 年轻乳腺癌患者的生育问题. 中国肿瘤临床, 2013, 40(23): 1468-1472.

[2] 孔令泉, 罗清清. 乳腺癌患者康复后的妊娠和生育//吴凯南主编. 实用乳腺肿瘤学. 北京: 科学出版社, 2016: 977-729.

[3] 罗清清, 卢林捷, 孔令泉. 女性乳腺癌患者化疗期间卵巢功能的保护. 中华内分泌外科杂志, 2017, 11(3): 249-253.

[4] 罗凤, 金鹏娟, 吴友凤. 乳腺癌术后的性健康问题//吴凯南主编. 实用乳腺肿瘤学. 北京: 科学出版社, 2016: 767-771.

[5] 唐秀英, 罗凤. 乳腺癌化疗与女性性功能障碍. 重庆医学, 2011, 16(6): 1646-1647.

[6] 罗凤, 唐秀英, 吴凯南. 中青年乳腺癌患者化疗前后性功能状况调查及原因分析. 激光杂志, 2013, 34(5): 107-108.

[7] Sheppard LA, Ely S. Breast cancer and sexuality. Breast J. 2008, 14(2): 176-181.

[8] Wong M, Neill S, W alsh G, et al. Goserelin with chemotherapy to preserve ovarian function in pre-menopausal women with early breast cancer: menstruation and pregnancy outcomes . Ann Oncol, 2013, 24(1): 133-138.

[9] Aiit HA, Santoro L, Pavlidis N, et al. Safety of pregnancy following breast cancer diagnosis: a meta-analysis of 14 studies. Eur J Cancer, 2011, 47(1): 74-83.

[10] Valachis A, Tsah L, Pesce LL, et al. Safety of pregn ancyafter primary breast carcinoma in young women a meta-an alysis to overcome bias of healthy mother efect studiEs. Obstet Gynecol Surv, 2011, 65(12): 786-793.

[11] Hatem A, Bellettini G, Liptrott SJ, et al. Breastfeeding in breast cancer survivors: pattern, behaviour and efect on breast cancer outcome. Breast, 2010, 19(6): 527-531.

第十三章　乳腺癌患者的妇科疾病

第一节　乳腺癌患者子宫内膜病变的处理

一、乳腺癌患者子宫内膜病变的发生情况

子宫内膜病变主要包括子宫内膜增生、子宫内膜息肉和子宫内膜癌。子宫内膜病变的危险因素多与内源性或外源性雌激素水平或活性升高有关。乳腺癌是女性最常见的恶性肿瘤之一，目前有关乳腺癌与子宫内膜病变的研究多集中在乳腺癌内分泌治疗尤其是他莫昔芬（TAM）对子宫内膜的影响。TAM 是一种选择性雌激素受体调节剂，既有激动性又有拮抗性，这取决于单个靶器官和血清雌激素的循环水平[1-3]。TAM 在乳腺组织表现为抗雌激素作用，是雌激素受体阳性绝经前乳腺癌患者的一线辅助用药，可显著降低乳腺癌的复发及对侧乳腺癌的发生风险[4]。然而 TAM 在子宫内膜及间质组织却表现为拟雌激素作用。子宫内膜腺体呈现囊性扩张样水肿或形成息肉，间质胶原丰富，而腺上皮细胞萎缩或化生，使子宫内膜出现息肉、增生、恶性变等变化[5]。在 TAM 治疗的乳腺癌患者中，子宫内膜异常的发生率为 18%～33%，绝经前比绝经后更容易发生子宫内膜病变[6]。乳腺癌术后接受长期 TAM 治疗的女性，子宫内膜息肉、内膜增生的发病率均高于使用芳香化酶抑制剂的患者[7]。现已证实 TAM 与子宫内膜增生和子宫内膜癌的风险增加有关，其风险与服用 TAM 时间和年龄呈正相关，服用时间越长（≥3 年）、年龄越大（>35 岁）发生子宫内膜癌的风险越大[8, 9]。此外，如患者在应用 TAM 之前已存在子宫内膜增生，应用 TAM 可导致子宫内膜增生发展为不典型增生。

二、子宫内膜病变的监测与评估

（一）经阴道超声检查

经阴道超声是评估子宫内膜的一线影像学检查。对于绝经前女性，异常子宫内膜厚度没有标准的阈值，其内膜厚度随月经周期发生变化，从卵泡早期的 4mm

到黄体期可达 14～15mm，经阴道超声应在月经周期的卵泡早期进行[10]。绝经后女性如果没有进行激素替代治疗，子宫内膜厚度应小于或等于 4mm[11]。接受 TAM 治疗者通常表现为子宫内膜线增厚，目前尚无明确的界限区分正常与病理性子宫内膜厚度。如果有任何异常子宫出血，应行子宫内膜活检[12]。美国妇产科医师学会（ACOG）指出乳腺癌患者服用 TAM 前应被告知子宫内膜增生、子宫内膜癌的风险，绝经前后女性都应定期超声监测子宫内膜变化[13]。应用 TAM 治疗者，应在治疗前筛查子宫内膜是否有潜在的异常，如息肉或内膜增生，并需要对其进行持续的定期监测；如果超声检查不能充分查见内膜或内膜不足够薄，则最好进行子宫声学造影进行监测[14]。

（二）生理盐水灌注子宫声学造影

生理盐水灌注子宫声学造影是将生理盐水经子宫颈注入宫腔，用以增强经阴道超声检查中子宫内膜的成像效果，提高超声对子宫内膜病变的检测能力，同时也能避免侵入性的诊断操作。该技术简单易行，可快速完成，费用极低，患者的耐受良好，并且几乎无并发症[15]。子宫声学造影对内膜病变形态的分辨优于单独进行阴道超声，可以区分内膜局灶性异常或弥漫性异常，从而指导下一步内膜取样。若是局灶性病变，宫腔镜直视下定向活检是优先选择的方法；若为弥漫性病变，可盲操下取样[16]。

（三）磁共振（MRI）

MRI 对软组织分辨率高，可清晰辨别内膜厚度及内膜与肌层间结合带的完整性，但因费用较高，很少用于单纯评估子宫内膜增生，多用于子宫内膜癌的分期评价。

（四）宫腔镜检查

能够直视下观察宫腔内膜，诊断子宫内膜病变的准确度高，同时可进行定向活检或切除病灶，目前已广泛应用于子宫内膜病变的诊断。

（五）子宫内膜活检

能取得内膜组织进行病理学诊断，是判断子宫内膜病变的金标准。既往常采取诊断性刮宫术，但由于是盲刮宫腔，容易漏刮，目前有被宫腔镜下内膜活检取代之势。

三、乳腺癌患者子宫内膜病变的处理

（一）子宫内膜息肉的处理

1. 观察保守治疗

多数子宫内膜息肉没有症状，恶性风险很低，约 25% 的内膜息肉可自然消退，特别是直径<10mm 的小息肉。与患者沟通，可选择不加干预的期待疗法。

2. 药物治疗

对子宫内膜息肉的作用有限。有报道称，服用 TAM 女性使用左炔诺孕酮宫内节育器可降低子宫内膜息肉的发生率[17]。

3. 手术治疗

宫腔镜引导下息肉切除术是首选方式。手术指征包括：①症状性息肉（多数表现为异常子宫出血）；②息肉直径＞1.5cm；③多发息肉；④有子宫内膜增生或子宫内膜癌危险因素的女性，如 TAM 的使用增加子宫内膜息肉恶变的风险；⑤绝经后女性。

（二）子宫内膜增生的处理

子宫内膜增生分为：①子宫内膜增生不伴不典型增生；②子宫内膜不典型增生。

1. 子宫内膜增生不伴不典型增生的处理

其在 20 年内进展为子宫内膜癌的风险低于 5%，多数病例均能在随访中自发缓解。然而，对于应用 TAM 的乳腺癌患者，由于内膜进展为不典型增生的风险增加，应重新评估其应用 TAM 进行治疗的必要性，寻求替代治疗方法，并进行多学科会诊，采取相应治疗。

（1）药物治疗：能够使子宫内膜增生状态获得有效缓解的药物治疗包括口服孕激素和宫腔内局部应用孕激素（左炔诺孕酮宫内缓释系统，LNG-IUS）。乳腺癌患者，尤其孕激素受体阳性者，口服孕激素血药浓度高，可能使乳腺癌复发风险增加，因此不宜选用。与口服孕激素相比，LNG-IUS 在宫腔内直接释放孕激素，局部作用于子宫内膜，能够获得更高的缓解率，全身反应轻微[18]。虽有荟萃分析认为 LNG-IUS 不增加乳腺癌的复发率和死亡率[19]，但目前尚缺乏大样本研究数据，因此并不推荐常规应用，需与患者沟通、谨慎选择[20]。

（2）手术治疗：手术治疗方式为全子宫切除术，不建议内膜切除术。无生育要求者，下列情况下可考虑选择手术：①随访过程中进展为子宫内膜不典型增生；

②子宫内膜增生再次复发；③药物治疗 12 个月以上无组织学缓解；④持续的异常子宫出血；⑤不能定期随访或治疗依从性差的患者。

2. 子宫内膜不典型增生的处理

（1）无生育要求者：子宫内膜不典型增生 14%～30%可发展为子宫内膜癌[21]，同时合并子宫内膜癌的比例也很高，因此，对于无生育要求者，全子宫切除术是首选治疗方式，不建议内膜切除术。

（2）有生育要求者：对于希望保留生育功能的女性，应充分告知子宫内膜不典型增生有潜在恶性和进展为内膜癌的风险。保守治疗前，应先全面评估，签署知情同意书。并进行多学科会诊，结合组织学、影像学特征和肿瘤标志物表达情况，制定管理和随访方案。首选的保守治疗为 LNG-IUS；促性腺激素释放激素类似物也是治疗药物选择之一，可单独使用或联合 LNG-IUS/芳香化酶抑制剂使用。鉴于保守治疗较高的复发率，一旦患者放弃生育要求，应进行手术切除子宫[20, 22]。

（三）子宫内膜癌的处理

治疗原则是以手术为主，辅以放疗、化疗等综合治疗。子宫内膜癌的分期采用国际妇产科联盟（FIGO）2014 年制定的手术-病理分期，见表 13-1[23]。根据患者年龄、全身情况、病变范围、分期及组织学类型等选择适宜的治疗方案。

表 13-1 子宫内膜癌手术-病理分期

期别	肿瘤范围
Ⅰ期	肿瘤局限于子宫体
ⅠA	无或<1/2 肌层浸润
ⅠB	≥1/2 肌层浸润
Ⅱ期	癌瘤累及子宫颈间质，但未扩散至宫外
Ⅲ期	局部和（或）区域扩散
ⅢA	癌瘤累及子宫体浆膜层和（或）附件
ⅢB	阴道和（或）宫旁受累
ⅢC	癌瘤转移至盆腔和（或）腹主动脉旁淋巴结
ⅢC1	癌瘤转移至盆腔淋巴结
ⅢC2	癌瘤转移至腹主动脉旁淋巴结，有/无盆腔淋巴结转移
Ⅳ期	癌瘤累及膀胱和（或）肠黏膜；或远处转移
ⅣA	癌瘤累及膀胱和（或）肠道黏膜
ⅣB	远处转移，包括腹腔转移及（或）腹股沟淋巴转移

1. 手术治疗

为首选的治疗方法，筋膜外全子宫、双附件及盆腔淋巴结切除术是Ⅰ期子宫内膜癌的基本手术方式，有深肌层浸润、低分化癌、浆液性癌、透明细胞癌等高危因素者还需行腹主动脉旁淋巴结切除术，特殊病理类型患者需行大网膜活检或切除。Ⅱ期行广泛性子宫双附件切除及盆腹腔淋巴结切除。Ⅲ期和Ⅳ期的手术应个体化，尽可能行肿瘤细胞减灭术。

2. 放疗

分腔内照射和体外照射。单纯放疗仅用于有手术禁忌证或无法手术切除的晚期患者；术后放疗是具有复发高危因素患者重要的辅助治疗；术前放疗主要用于缩小病灶、便于手术。

3. 化疗

主要适用于晚期或复发子宫内膜癌，也用于术后有复发高危因素的患者以减少盆腔外的远处转移。

参 考 文 献

[1] Riggs BL, Hartmann LC. Selective estrogen-receptor modulators-mechanisms of action and application to clinical practice. N Engl J Med, 2003, 348: 618-629.

[2] Mourits MJ, De Vries EG, Willemse PH, et al. Tamoxifen treatment and gynecologic side effects: a review. Obstet Gynecol, 2001, 97: 855-866.

[3] Goldstein SR. The effect of SERMs on the endometrium. Ann N Y Acad Sci, 2001, 949: 237-242.

[4] Davies C, Pan H, Godwin J, et al. Long-term effects of continuing adjuvant tamoxifen to 10 years versus stopping at 5 years after diagnosis of oestrogen receptor-positive breast cancer: ATLAS, a randomised trial. Lancet, 2013, 381(9869): 805-816.

[5] Wood CE, Kaplan JR, Rontenot MB, et al.Endometrial profile of tamoxifen and low-dose estradiol combination therapy. Clin Cancer Res, 2010, 16(3): 946-956.

[6] Lhommr C, Pautier P, Zagame L, et al.Surveillance de endometredes Femmessous tamoxifen endometrial surveillance of women on tamoxifen. Gynecol Fertil, 2003, 31(8): 647-656.

[7] Wright JD, Desai VB, Chen L, et al. Utilization of gynecologic services in women with breast cancer receiving hormonal therapy. Am J Obstet Gynecol, 2017, 217(1): 59. e1-59. e12.

[8] Sanderson PA, Critchley HO, Williams AR, et al. New concepts for an old problem: the diagnosis of endometrial hyperplasia. Hum Reprod Update, 2017, 23: 232-254.

[9] Chen JY, Kuo SJ, Liaw YP, et al.Endometrial cancer incidence in breast cancer patients correlating with age and duration of tamoxifen use: a population based study. Cancer, 2014, 5(2): 151-155.

[10] APGO educational series on women's health issues. Clinical management of abnormal uterine

bleeding. Association of Professors of Gynecology and Obstetrics, 2006.

[11] ACOG Committee opinion No.734.The Role of transvaginal ultrasonography in evaluating the endometrium of women with postmenopausal bleeding. Obstet Gynecol, 2018, 131(5): e124-e129.

[12] Hann LE, Gretz EM, Bach AM, et al. Sonohysterography for evaluation of the endometrium in women treated with tamoxifen. Am J Roentgenol, 2001, 177: 337-342.

[13] ACOG Committee opinion No. 601. Tamoxifen and uterine cancer. Obstet Gynecol, 2014, 123(6): 1394-1397.

[14] Goldstein SR. Controversy about uterine effects and safety of SERMs: the saga continues. Menopause, 2002, 9: 381-384.

[15] Guideline developed in collaboration with the American College of Radiology; American College of Obstetricians and Gynecologists; Society of Radiologists in Ultrasound. AIUM Practice Guideline for the Performance of Sonohysterography. J Ultrasound Med, 2015, 34(8): 1-6.

[16] Goldstein RB, Bree RL, Benson CB, et al. Evaluation of the woman with postmenopausal bleeding: society of radiologists in ultrasound-sponsored consensus conference statement. J Ultrasound Med, 2001, 20: 1025-1036.

[17] American Association of Gynecologic Laparoscopists. AAGL practice report: practice guidelines for the diagnosis and management of endometrial polyps. J Minim Invasive Gynecol, 2012, 19(1): 3-10.

[18] Wan YL, Holland C. The efficacy of levonorgestrel intrauterine system for endometrial protection: a systematic review. Climacteric, 2011, 14(6): 622-632.

[19] Fu Y, Zhuang ZG. Long-term effects of levonorgestrel-releasing intrauterine system on tamoxifen-treated breast cancer patients: a meta-analysis. Int J Clin Exp Pathol, 2014, 7(10): 6419-6429.

[20] RCOG/BSGE Green-top Guideline No. 67. Management of endometrial hyperplasia. RCOG , 2016, 2: 1-30.

[21] Committee on Gynecologic Practice, Society of Gynecologic Oncology.The Amercian College of Obstetricians and Gynecologists Committee Opinion No.631. Endometrial intraepithelial neoplasia. Obstet Gynecol, 2015, 125: 1272-1278.

[22] 全国卫生产业企业管理协会妇幼健康产业分会生殖内分泌学组. 中国子宫内膜增生诊疗共识. 生殖医学杂志, 2017, 26(10): 957-960.

[23] 沈铿, 马丁. 妇产科学. 3 版. 北京: 人民卫生出版社, 2015.

第二节 乳腺癌患者子宫肌瘤的处理

一、乳腺癌与子宫肌瘤的关系

子宫肌瘤是女性生殖系统最常见的良性肿瘤，确切病因不明，因肌瘤好发于生育年龄，绝经后萎缩或消退，提示其发生可能与雌激素、孕激素有关。目前关于乳腺癌与子宫肌瘤的相互关系尚不确定。最近研究发现，有子宫肌瘤病史的女性患乳腺癌的风险增加，而切除子宫肌瘤与降低乳腺癌风险无关。虽然二者可能不是因果关系，但从公共健康角度，建议患有子宫肌瘤的女性应关注其一生中乳腺癌发生的潜在风险[1, 2]。有对美国黑人女性的研究发现，子宫平滑肌瘤的病史与乳腺癌的总体发病率无关[3]。至于乳腺癌患者子宫肌瘤的伴发情况尚缺乏大样本研究数据。理论上，乳腺癌术后应用的选择性雌激素受体调节剂在子宫表现为拟雌激素作用，可能引起子宫肌层平滑肌细胞增生、体积增大，导致发生子宫肌瘤或使原有肌瘤迅速增大，但目前临床研究无统一结论。有对比研究发现，乳腺癌术后接受 TAM 治疗的女性，子宫肌瘤的发生率高于接受雷洛昔芬治疗者，说明 TAM 对女性生殖系统的雌激素样作用更明显[4]。中国的一项研究显示，乳腺癌患者术后症状性子宫肌瘤的发生率为 9.2%，子宫肌瘤的发生与服用 TAM 呈显著负相关，未服用 TAM 患者子宫肌瘤的发生率明显高于服用者，提示乳腺癌患者应用 TAM 可能是子宫肌瘤的保护性因素[5]。

二、乳腺癌患者子宫肌瘤的处理

子宫肌瘤生长缓慢、恶变率低，无症状的小肌瘤对月经、生育及健康均无影响。乳腺癌患者子宫肌瘤的处理应根据患者年龄、有无症状、肌瘤部位、大小和数目、生育要求及患者全身情况、乳腺癌辅助用药等综合考虑，制定个性化的治疗方案。

（一）期待治疗

期待治疗即定期随访观察，主要适用于无症状的子宫肌瘤。一般每 3～6 个月随访 1 次，随访期间注意有无症状出现，需做妇科检查及盆腔 B 超了解肌瘤有无增大。若出现月经过多、压迫症状如尿频、便秘等，或肌瘤明显增大者，应行手术治疗。对于乳腺癌术后服用内分泌治疗药物期间发现的子宫肌瘤患者，由于药物对子宫肌瘤的作用尚不确定，可以在严密监测下继续内分泌治疗，停药需慎重。

（二）药物治疗

主要用于术前辅助治疗，可短期内减轻症状、纠正贫血或术前缩小肌瘤体积；也可用于近绝经期女性，使其提前过渡到绝经，避免手术。常用药物：①促性腺激素释放激素类似物通过竞争阻断 GnRH 受体，直接、快速抑制垂体性腺轴，导致卵巢性激素水平大幅下降至绝经水平，造成假绝经状态或称药物性卵巢去势，从而抑制肌瘤生长并使其缩小。一般应用长效制剂，每月皮下注射 1 次，疗程为 3~6 个月。但停药后随着月经的恢复，肌瘤又可逐渐增大。②米非司酮：为抗孕激素制剂，与孕酮受体的结合力是孕酮的 5 倍，能抑制孕酮活性，使肌瘤组织中的孕激素受体数量明显降低，影响肌瘤组织中表皮生长因子受体、血管内皮生长因子的表达，减少子宫动脉血流，并且可使子宫肌瘤组织缺氧、变性坏死以致肌瘤体积缩小。一般应用小剂量米非司酮 10mg/d、口服、连续 3 个月治疗子宫肌瘤，它与促性腺激素释放激素类似物效果相当。乳腺癌不是米非司酮的禁忌证，有关米非司酮与乳腺癌的实验研究还发现米非司酮可抑制三阴性乳腺癌细胞的生长[6]。

（三）手术治疗

手术适应证：①子宫肌瘤合并月经过多或异常出血甚至导致贫血；②肌瘤体积大或引起压迫症状；③有蒂浆膜下肌瘤扭转引起的急腹症；④肌瘤是不孕或反复流产的原因；⑤子宫肌瘤患者准备妊娠时，若肌瘤直径≥4cm，则建议剔除；⑥疑有恶变。手术可经腹腔镜、宫腔镜或经阴道、经腹进行。手术方式包括肌瘤切除术和子宫切除术。肌瘤切除术适用于希望保留生育功能者，黏膜下肌瘤多采用宫腔镜下切除。对于不要求保留生育功能或疑有恶变者，行子宫切除术。

（四）其他治疗

1. 子宫动脉栓塞术

通过阻断子宫动脉及其分支，减少肌瘤的血供，从而延缓肌瘤的生长，是控制子宫肌瘤相关症状的一种微创治疗选择。但可能引起卵巢功能减退并增加潜在的妊娠并发症的风险，适用于想保留子宫但不考虑使今后生育力最佳化的女性。

2. 高强度超声聚焦消融

是一种非侵入性热消融技术，将多束超声波能量聚焦于体内的目标区域，产生焦点热能使肌瘤蛋白质变性和细胞坏死，从而缩小瘤体。该方法不适用于可经宫腔镜切除的肌瘤或高度钙化的肌瘤或临近膀胱、肠道有操作损伤风险的情况。

参 考 文 献

[1] Tseng JJ, Chen YH, Chiang HY, et al. Increased risk of breast cancer in women with uterine myoma: a nationwide, population-based, case-control study. J Gynecol Oncol, 2017, 28(3): e35.

[2] Shen TC, Hsia TC, Hsiao CL, et al. Patients with uterine leiomyoma exhibit a high incidence but low mortality rate for breast cancer. Oncotarget, 2017, 8(20): 33014-33023.

[3] Wise LA, Radin RG, Rosenberg L, et al. History of uterine leiomyomata and incidence of breast cancer. Cancer Causes Control, 2015, 26(10): 1487-1493.

[4] Runowicz CD, Costantino JP, Wickerham DL, et al. Gynecologic conditions in participants in the NSABP breast cancer prevention study of tamoxifen and raloxifene (STAR). Am J Obstet Gynecol, 2011, 205(6): 535.e1-5.

[5] 李琳, 王淑珍, 张震宇, 等. 乳腺癌患者三苯氧胺治疗后妇科良性疾患的随访研究. 中华医学杂志, 2010, 90(25): 1735-1738.

[6] Liu R, Shi P, Nie Z, et al. Mifepristone Suppresses Basal Triple-Negative Breast Cancer Stem Cells by Down-regulating KLF5 Expression. Theranostics, 2016, 6(4): 533-544.

第三节　乳腺癌患者卵巢病变的处理

一、乳腺癌患者卵巢病变的发生情况

乳腺癌患者出现的附件区包块主要来源于卵巢，包括良性和恶性病变，其中良性病变以单纯性卵巢囊肿最常见，恶性病变为原发性及转移性卵巢癌。

（一）乳腺癌伴发卵巢囊肿

乳腺癌生存者伴发卵巢良性病变较为常见，约占附件肿块的 77.8%，其中单纯性卵巢囊肿是最常见的病理类型[1]。服用 TAM 的乳腺癌患者，卵巢囊肿的发生率明显高于未服用者或服用雷洛昔芬者，可能是由于 TAM 的化学结构与常用促排卵药物克罗米芬较为相似，TAM 能够促进卵巢大量分泌雌二醇和卵泡的快速增大，最终导致卵巢囊肿，因此，TAM 可能是乳腺癌患者发生卵巢囊肿的危险因素[2, 3]。TAM 诱发卵巢囊肿与绝经状态有关，服用 TAM 期间仍有月经的乳腺癌患者发生卵巢囊肿的风险高达 58.3%，这与绝经前后的卵巢对性激素的反应差异有关。辅助化疗与卵巢囊肿的发生无关[4]。

（二）乳腺癌伴发卵巢癌

虽然乳腺癌女性的附件肿块最常见的是良性卵巢囊肿，但乳腺癌增加了卵巢恶性肿瘤的总体风险。乳腺癌伴发附件肿块的患者中，卵巢恶性肿瘤约占 22.2%，包括原发性卵巢癌和乳腺癌卵巢转移[1]。原发性卵巢癌多见于遗传性乳腺癌-卵巢癌综合征（HBOC）。HBOC 是由于 BRCA1/2 基因突变导致。人群中乳腺癌的患病风险为 12%，卵巢癌的患病风险为 1.4%，而 BRCA1/2 突变使乳腺癌患病风险增加至 50%～80%，卵巢癌患病风险增加 35%～46%[5]。除 HBOC 外，还有一部分乳腺癌伴发的原发性卵巢癌与化疗、放疗及应用 TAM 有关。加上患者长期承受巨大的心理压力且精神抑郁，这也可能是乳腺癌术后卵巢癌发生风险增高的重要原因[6]。

二、乳腺癌患者卵巢病变的筛查与预防

（一）基因筛查

BRCA1/2 基因筛查对遗传性乳腺癌并发卵巢癌的预防很重要。有报道，BRCA突变率在中国遗传性乳腺癌或卵巢癌中占 23.3%，在既有遗传性乳腺癌又有遗传性卵巢癌家族史患者中占 50%，高于其他种族[7]。因此，完善 BRCA 基因检测及预防性治疗措施尤为重要。

（二）临床筛查

临床筛查内容：病史、妇科检查、盆腔超声、MRI、肿瘤标志物等。卵巢肿瘤早期多无症状，晚期可表现腹胀、腹部肿块及腹水。妇科检查在子宫一侧或双侧触及肿块，为囊性或实性。盆腔超声作为卵巢病变的一线筛查方法，能提示肿瘤性质，临床诊断符合率达 90% 以上。MRI 具有较高的软组织分辨率，尤其对卵巢恶性肿瘤诊断有重要参考价值。CA125 和人附睾蛋白 4（HE4）是最常用于检测上皮性卵巢癌的肿瘤标志物，80% 上皮性卵巢癌 CA125 和 HE4 高于正常值，二者联合应用有助于判断附件肿块的良恶性。筛查的主要目的是早期发现卵巢恶性肿瘤，乳腺癌术后随访过程中应特别警惕卵巢癌发生的可能，尤其是未婚、未育、乳腺癌遗传病史、三阴性乳腺癌及有 BRCA1/2 基因突变的乳腺癌患者更应特别关注。美国 NCCN 指南建议，遗传性乳腺癌/卵巢癌患者每 6 个月进行 CA125 和经阴道超声检测，开始筛查时间为 30～35 岁或比家族中初次诊断的最小年龄者早5～10 年[8]。

（三）预防措施

1. 预防性手术

针对 HBOC 患者进行预防性输卵管卵巢切除术是降低再患卵巢癌风险的重要手段。研究发现对单纯 BRCA1 阳性的乳腺癌患者行输卵管卵巢切除术后，人群卵巢癌的发病率从 39% 下降到 24%，死亡率从 22% 下降到 12%[9]。

2. 药物预防

口服避孕药可以通过抑制排卵、诱导细胞凋亡及抑制细胞增殖等机制降低患卵巢癌的风险。然而乳腺癌患者术后口服避孕药预防卵巢癌是否可行尚有争议。

三、乳腺癌患者卵巢病变的处理

（一）乳腺癌伴发卵巢囊肿的处理

卵巢囊肿的处理应根据患者年龄及乳腺癌类型、附件肿块性状、有无并发症及恶性肿瘤的疑似程度而定。

1. 持续性监测

对于超声提示单房性囊肿且囊肿较小、肿瘤标志物正常者，建议采取持续性监测。绝大多数乳腺癌伴发卵巢囊肿发生于育龄期患者，其中部分为功能性卵巢囊肿，多为单侧、壁薄，直径≤5cm，观察 2～3 个月可自行消失。监测过程中注意超声形态学和肿瘤标志物的变化。需要手术干预的超声形态学：囊肿持续存在且超过 5cm；双侧性；多房且分隔较厚（＞2～3mm）；混合性包块含有实性或乳头状成分，特别是彩色多普勒提示其中存在血流信号[10, 11]。对于在 TAM 治疗乳腺癌过程中发生卵巢囊肿的患者，除了密切观察外，暂时停服 TAM 和使用促性腺激素释放激素类似物也是较为合理的治疗方法。

2. 手术治疗

手术的适应证：①怀疑卵巢肿瘤，甚至疑似为恶性肿瘤。超声提示混合性包块、CA125 水平升高和雌激素受体阴性乳腺癌是卵巢恶性肿瘤的重要预测因子[10]。②出现并发症如卵巢囊肿扭转、破裂。③患 HBOC 综合征的患者。④绝经后女性。手术方式多采用卵巢切除术，对于要求保留生育功能的年轻患者，可谨慎选择卵巢囊肿剥除术。

（二）乳腺癌伴发卵巢癌的处理

乳腺癌术后再发卵巢癌的手术治疗同散发性卵巢癌手术方案，早期采取全面分期手术，晚期则行彻底的肿瘤细胞减灭术。手术联合化疗效果要优于单一手术或单纯化疗。目前对于乳腺癌卵巢转移患者仍主要采用手术治疗，并根据患者情况联合化疗及内分泌治疗，若患者放弃手术，其5年生存率将明显降低。

参 考 文 献

[1] Tuncer ZS, Boyraz G, Selcuk I, et al. Adnexal masses in women with breast cancer. Aust N Z J Obstet Gynaecol, 2012, 52(3): 266-269.

[2] Runowicz CD, Costantino JP, Wickerham DL, et al. Gynecologic conditions in participants in the NSABP breast cancer prevention study of tamoxifen and raloxifene (STAR). Am J Obstet Gynecol, 2011, 205(6): 535. e1-5.

[3] 李琳，王淑珍，张震宇，等. 乳腺癌患者三苯氧胺治疗后妇科良性疾患的随访研究. 中华医学杂志, 2010, 90(25): 1735-1738.

[4] Metindir J, Aslan S, Bilir G. Ovarian cyst formation in patients using tamoxifen for breast cancer. Jpn J Clin Oncol, 2005, 35(10): 607-611.

[5] Petrucelli N, Daly MB, Feldman GL. BRCA1- and BRCA2-associated hereditary breast and ovarian cancer. Seattle: Gene Rev, 2015: 1993-2017.

[6] Paredes AC, Pereira MG. Spirituality, distress and posttraumatic growth in breast cancer patients. J Relig Health, 2017. doi: 10. 1007/s10943-017-0452-7.

[7] Cao WM, Gao Y, Yang HJ, et al. Novel germline mutations and unclassified variants of BRCA1 and B RCA2 genes in Chinese women with familial breast /ovarian cancer. BMC Cancer, 2016, 16: 64.

[8] National Comprehensive Cancer Network. Version 2. 2019. Genetic/familial high-risk assessment: breast and ovarian. NCCN clinical practice guidelines in oncology, 2018. https://www.nccn.org/ professionals/physician gls/pdf/genetics scre ening.pdf.

[9] Robert JM, Malcolm CP, John LH. Risk-reducing surgery in hereditary breast and ovarian cancer. N Engl J Med, 2016, 374(24): 2403-2404.

[10] Inal MM, Incebiyik A, Sanci M, et al. Ovarian cysts in tamoxifen-treated women with breast cancer. Eur J Dbstet Gynnecol Report Biol, 2005, 120(1): 104-106.

[11] Mofrad MH, Shandiz FH, Roodsare FV, et al. Evaluation of ovarian cysts in breast cancer cases on tamoxifen. Asian Pac J Cancer Prev, 2010, 11(1): 161-164.

第四节　乳腺癌患者宫颈病变的处理

一、乳腺癌与宫颈病变的关系

宫颈病变包括宫颈上皮内病变和宫颈癌，人乳头瘤病毒（HPV）是主要致病因子。目前关于乳腺癌与宫颈病变的关系研究不多，没有足够证据显示乳腺癌与HPV感染相关，但也有报道，宫颈癌前病变和宫颈锥切病史的女性患乳腺癌的风险增加[1, 2]。有关乳腺癌并发宫颈病变仅为个案报道。

二、乳腺癌患者宫颈病变的筛查

宫颈癌的发生发展是一个缓慢渐进的过程，其间有明确的癌前病变期，在此期间若能得到及时的筛查和有效的干预,则可明显降低宫颈癌的发病率和死亡率。目前全世界所有发达国家和包括我国在内的许多发展中国家都纳入了宫颈癌筛查项目。由于乳腺癌与HPV的关系尚不明确，乳腺癌生存者宫颈病变的筛查参照常规筛查流程，同时结合患者免疫功能状态，进行个体化处理。

（一）以高危型HPV作为初筛的流程

高危型HPV阳性的筛查流程见图13-1[3]。

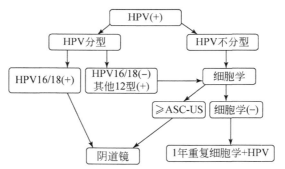

图 13-1　高危型 HPV 阳性的筛查流程

ASC-US：不明确意义的非典型鳞状上皮细胞

（二）以细胞学检查作为初筛的流程

细胞学异常的筛查流程见图13-2。

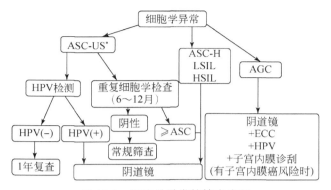

图 13-2 细胞学异常的筛查流程

*不能做 HPV 时，可行阴道镜检查；ASC-H：非典型鳞状上皮细胞不除外高度鳞状上皮内病变；LSIL：低级别鳞状上皮内病变；HSIL：高级别鳞状上皮内病变；AGC：非典型腺细胞；ECC：宫颈管搔刮术

（三）细胞学联合高危型 HPV 检测的筛查流程

细胞学联合高危型 HPV 联合筛查流程见图 13-3。

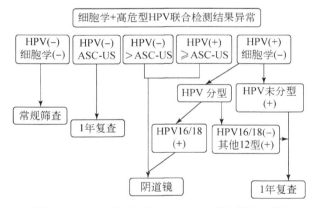

图 13-3 细胞学联合高危型 HPV 联合筛查流程

三、乳腺癌患者宫颈病变的处理

（一）宫颈上皮内病变的处理

宫颈上皮内病变分为低级别鳞状上皮内病变、高级别鳞状上皮内病变和原位腺癌。

1. 低级别鳞状上皮内病变

60%低级别鳞状上皮内病变可自然消退，30%病变持续存在，约 10%的病变 2 年内进展为高级别上皮内病变。处理上可采取随访观察，每 12 个月复查细胞学和 HPV 联合检测，两次检查均阴性，转为常规筛查。若低级别上皮内病变持续≥2 年，可继续随访或选择局部消融治疗或诊断性宫颈锥切术。

2. 高级别鳞状上皮内病变

宫颈锥形切除术，方法包括宫颈环形电切术和冷刀锥切术。经宫颈锥切确诊，年龄较大，无生育要求的高级别上皮内病变者，也可行全子宫切除术。

3. 原位腺癌

原位腺癌是宫颈腺癌的癌前病变，其特点：①现有的宫颈癌筛查方法对原位腺癌不敏感；②原位腺癌病变在阴道镜下的改变常无特异性；③病灶多位于宫颈管内，不在阴道镜检查范围内；④病变部分呈多中心或跳跃性特征。故对原位腺癌的处理原则是积极治疗，可行全子宫切除术，或行宫颈锥切术并应长期随访。

（二）宫颈癌的处理

宫颈癌的分期采用 FIGO 2009 年的临床分期（表 13-2），分期应在治疗前确定，治疗后分期不再更改。乳腺癌并发宫颈癌的处理同散发性宫颈癌的治疗原则，而且手术应同时切除双侧输卵管卵巢，根据患者年龄、临床分期、全身情况等综合考虑制定个体化的治疗方案。总原则为采用手术和放疗为主、化疗为辅的综合治疗。

表 13-2　宫颈癌临床分期

期别	肿瘤范围
Ⅰ期	癌灶局限在宫颈（包括累及宫体）
ⅠA	肉眼未见癌灶，仅在显微镜下可见浸润癌
ⅠA1	间质浸润深度≤3mm，宽度≤7mm
ⅠA2	间质浸润深度>3mm，但≤5mm，宽度≤7mm
ⅠB	肉眼可见癌灶局限于宫颈，或显微镜下可见病变>ⅠA2 期
ⅠB1	肉眼可见癌灶最大径线≤4cm
ⅠB2	肉眼可见癌灶最大径线>4cm
Ⅱ期	病灶已超出子宫颈，但未达骨盆壁。癌累及阴道，但未达阴道下 1/3
ⅡA	无宫旁浸润
ⅡA1	肉眼可见癌灶最大径线≤4cm
ⅡA2	肉眼可见癌灶最大径线>4cm

续表

期别	肿瘤范围
ⅡB	有宫旁浸润，但未扩展至盆壁
Ⅲ期	癌肿扩展到骨盆壁和（或）累及阴道下 1/3，致肾盂积水或无功能肾
ⅢA	癌累及阴道下 1/3，但未达骨盆壁
ⅢB	癌已达骨盆壁和（或）引起肾盂积水或无功能肾
Ⅳ期	癌播散超出真骨盆或癌浸润膀胱黏膜或直肠黏膜
ⅣA	癌扩散至邻近盆腔器官
ⅣB	远处转移

1. 手术治疗

主要适用于ⅠA～ⅡA 的早期患者。ⅠA1 期无淋巴脉管间隙浸润者行筋膜外全子宫切除；ⅠA1 期伴淋巴脉管浸润和ⅠA2 期，行改良广泛子宫切除及盆腔淋巴结清扫术；ⅠB～ⅡA 期行广泛性子宫切除及盆腔淋巴结清扫术。

2. 放疗

适用范围：①部分ⅠB2 和ⅡA2 期及ⅡB～Ⅳ期患者；②全身情况不适宜手术的早期患者；③局部大病灶的术前放疗；④术后有高危因素的辅助放疗。

3. 化疗

适用范围：①局部病灶较大的手术前化疗，以缩小癌灶，便于手术切除；②与放疗同步化疗；③晚期或复发转移的患者。

（胡琢瑛）

参 考 文 献

[1] Hansen BT, Nygard M, Falk RS, et al. Breast cancer and ductal carcinoma in situ among women with prior squamous or glandular precancer in the cervix: a register-based study. Br J Cancer, 2012, 107(9): 1451-1453.

[2] Sogaard M, Farkas DK, Ording AG, et al. Conisation as a marker of persistent human papilloma virus infection and risk of breast cancer. Br J Cancer, 2016, 115(5): 588-591.

[3] 赵昀, 魏丽惠. CSCCP 关于中国宫颈癌筛查及异常管理相关问题专家共识解读. 实用妇产科杂志, 2018, 34(2): 101-104.

第十四章　乳腺癌患者癌症相关性疲劳的处理

一、概述

癌症相关性疲劳（cancer related fatigue，CRF）是一种痛苦的、持续的、主观的、有关躯体、情感或认知方面的疲乏感或疲惫感，与近期的活动量不符，与癌症或癌症的治疗有关，并且妨碍日常生活[1, 2]。CRF 是一种不能经睡眠或休息所缓解的疲劳。其特征可表现在 3 方面：①身体感受持续性的疲乏衰弱，不能完成以前可胜任的日常活动；②情感上，频繁地对任何事情缺乏兴趣、情绪低落；③认知上，注意力不集中，思维不够清晰。CRF 是癌症患者最常见的不良反应之一。有研究发现，70%～90%的癌症患者治疗前后有 CRF 的经历，尤其是终末期患者，大多数患者认为，CRF 是治疗前后最痛苦的经历，可能在肿瘤诊断时就有，治疗期间甚至治疗结束后数月至数年仍持续存在，严重影响患者生活质量。而对于长期生存的癌症患者，1/4～1/3 可有长达 10 年的持续性疲劳[3]。乳腺癌患者一方面要承受肿瘤本身对身体的伤害，另一方面需承担各种治疗所带来的不良反应，同时还有巨大的心理压力（包括对疾病的恐惧、手术造成的缺陷及经济家庭因素等），这些均可成为 CRF 的诱因。研究发现，接受放/化疗的多数患者均伴有不同程度的 CRF，放疗和化疗后疲劳的比例分别为 90%和 80%[4]。乳腺癌患者的疲乏发生率在所有癌症患者中最高。因此，为提高患者生存质量，对乳腺癌 CRF 的防治十分必要。

二、CRF 的病因

CRF 的确切病因未明，目前认为多种因素导致了 CRF 的发生，包括癌症本身因素、治疗不良反应、治疗癌症和缓解不良反应的药物影响、缺乏运动、组织器官衰弱、肌肉能量代谢异常、睡眠障碍、生理节律调节障碍、炎症因子、心理压力、焦虑或抑郁、免疫功能及下丘脑-垂体轴激素水平改变等[5]。其中炎症机制假说在 CRF 的发生、发展中可能发挥有重要作用，多种炎症细胞因子如白细胞介素-6（IL-6）、肿瘤坏死因子-α（TNF- α）、C 反应蛋白（CRP）等与 CRF 发病有关[6]。同时也有研究报道了 CRF 的相关危险因素，包括遗传风险因素（炎症相关基因中的 SNP)、心理社会因素（治疗前疲劳、抑郁和睡眠障碍、功能失调的应对和评估过程、孤独感、早期生活应激）及生物行为因素（缺乏体力活动、体重指数增加）。具有这些危险因素的患者在诊断时炎症活性可能较高，增加了治疗前发生 CRF 的风险。对于存在上述危险因素者需加以重视[7]。此外，有报道显示，代谢标志物癌，如血清生长素、抑胃肽、胰岛素和瘦素等与 CRF 有潜在联系[8]。

三、CRF 的诊断与评估

（一）CRF 的诊断标准

CRF 是一种主观感觉，涉及心理、生理、社会功能的改变，由于缺乏统一定义，目前尚未建立公认的诊断体系。早在 1999 年，国际疾病分类标准第 10 版（ICD）提出的诊断标准为疲乏症状反复出现，持续时间两周以上，同时伴有如下症状中的 5 个或 5 个以上：①全身无力或肢体沉重；②不能集中注意力；③缺乏激情、情绪低落、兴趣减退；④失眠或嗜睡；⑤睡眠后感到精力仍未恢复；⑥活动困难；⑦存在情绪反应，如悲伤、挫折感或易激惹；⑧不能完成原先能胜任的日常活动；⑨短期记忆减退；⑩疲乏症状持续数小时不能缓解[9]。2012 年有学者[10]对 CRF 的诊断提出了一个标准，包括：①在诊断前 1 个月内连续 2 周以上每天均有明显疲劳及能量下降或 CRF 的相关症状（如全身无力，运动困难，不愿意参加以往从事的活动，睡眠障碍，睡醒后并未感到精力充沛，因疲劳感觉挫败、忧伤、易怒，因疲劳很难完成每天的任务，短时记忆出现问题，体力活动结束几小时后仍感觉精疲力竭或不适）；②有明显的痛苦情绪或功能障碍；③有临床证据表明患者存在的疲劳是由肿瘤或抗肿瘤治疗引起；④排除由同时存在的精神症状，如抑郁症等所导致 CRF 的可能。该标准已得到部分临床医师的认可，但尚未广泛应用[9]。

（二）CRF 的评估工具

在 CRF 的评估中，量表起着重要作用。但由于 CRF 的复杂性及目前人们对其认识不够全面，故尚无统一权威的评估量表。目前的量表主要包括两类。

1. 单维评估量表

主要用于简单测量 CRF 的存在及严重程度。包括：①简短疲乏量表（BFI），采用 0～10 的线段评分法，无、轻度、中度、重度代表严重程度，0 表示无，10 表示最严重。此量表已有中文版本，证实具有较好的信效度[11]。②癌症治疗功能评估疲乏量表（FACT-F），采用 0～4 的线段评分法，0 表示无，4 表示非常。具有较好的心理测量属性，但仅适用于治疗中的患者，使用有限[12]。

2. 多维评估量表

可用于测量 CRF 的程度、影响疲乏的因素等。包括：①Piper 疲乏修订量表（RPFS），评估患者身体、情感、认知等多方面的疲乏，采用 0～10 评分法，得分越高，疲乏越重。已有中文版本，经大量验证可信度高[13]。②欧洲癌症治疗与研究组织的生活质量核心问卷（EORTC QLQ-C30），量表简洁但是条目较少，不宜单独应用于晚期癌症患者[14]。其他还有疲乏症状量表（FSI）、癌症疲乏量表（CFS）及多维度疲乏症状量表简表（MFSI-SF）用于评估 CRF。

四、CRF 的治疗

美国国立综合癌症网络（NCCN）临床实践指南指出，教育、咨询、非药物治疗、药物治疗是 CRF 主要治疗方法。建议对轻度疲劳患者推荐使用支持、教育、非药物治疗等方法进行干预；中重度疲劳患者使用药物治疗结合非药物治疗的方法。

（一）健康教育

健康教育可提高患者应对 CRF 的积极性。在 CRF 发生之前，即向癌症患者及家属提供 CRF 相关知识；对已发生 CRF 的患者，需告知其疲劳可能是治疗的结果，而不一定是治疗效果欠佳或疾病发展的表现。因对疾病进展的恐惧是造成 CRF 的主要原因，故这种健康教育很有必要[1]。

（二）非药物治疗

1. 运动

癌症患者进行适当运动能有效改善 CRF[15]。一篇荟萃分析通过对 56 项随机对照试验进行分析显示，运动在减轻疲劳程度方面比其他方式更有效[16]。同时，在治疗期间，运动可缓解治疗引起的疲劳，也可降低治疗结束后的疲劳程度[17]。美国 NCCN 指南指出，治疗中后期的癌症患者均应进行身体锻炼，允许患者根据自身情况和喜好选择最佳锻炼方式。锻炼应根据个人体质量力而行，从低强度开始，根据患者身体条件加大强度，对于有远处转移、中性粒细胞减少、血小板减少、贫血、发热的患者应当谨慎锻炼。有研究认为，每周 3～5 小时的中等强度身体锻炼就能改善疲劳症状，治疗期间的身体锻炼比治疗结束后的身体锻炼更能减轻疲劳症状[18]。研究表明，有氧运动可以有效减轻患者的疲乏症状，适合乳腺癌术后的有氧运动包括步行、跑步、登山、跳健身操等，运动时间以每次 20～30 分钟为宜；运动频率为 3～5 次每周，持续 8 周[19]。

2. 社会心理干预

研究显示，心理压力与 CRF 之间存在相关性，多数 CRF 患者可以从社会心理干预中获益，干预措施包括健康教育、认知治疗、心理支持治疗、压力管理、行为心理治疗（如放松疗法、音乐治疗、暗示疗法、安慰疗法、系统脱敏疗法、生物反馈疗法等）、个别心理治疗和集体心理治疗等。研究显示，适合时宜的心理干预措施能产生更好的效果，肿瘤治疗结束后的心理干预优于治疗期间的心理干预[20]。认知行为疗法结合催眠治疗对乳腺癌放疗患者的疲劳有较好效果[21]。

3. 营养咨询

很多癌症患者的营养状况会发生变化。因为癌症及其治疗可影响饮食的摄入，故营养咨询可改善因厌食、腹泻、恶心呕吐引起的营养不足[22]。充分的供水及电解质平衡也是防治疲劳的必要条件。

4. 睡眠治疗

癌症患者多有较严重的睡眠障碍，会导致或加剧疲劳状态。为改善睡眠质量，目前已有 4 种非药物干预方式，包括认知行为、放松训练、心理教育及运动疗法[23]。对患者睡眠情况进行干预也是心理干预的重要内容。提高患者睡眠质量，可增加机体功能储备，明显改善疲劳症状[24]。有报道，明亮白光疗法（bright white light therapy，BWLT），即采用高亮度的家用荧光灯刺激调节昼夜节律的下丘脑视交叉上核，可用于治疗情绪和睡眠障碍[25]。

（三）CRF 的药物治疗

对于中重度 CRF 患者，除了非药物治疗方式，也能从药物治疗中获益，特别是因疲劳影响生活质量及身体机能者。

1. 中枢兴奋剂

有研究显示，哌醋甲酯可减轻疲劳程度[26]，是治疗重度 CRF 最有效的药物，其右旋形式（右哌甲酯）更有效[27]。

2. 皮质醇类

一项关于地塞米松治疗中晚期癌症的研究显示，地塞米松可明显改善癌症患者的疲劳及生活质量[28]。

3. 促红细胞生成素

有研究显示，化疗引起贫血的癌症患者用促红细胞生成素可改善疲劳症状，但可增加血栓及栓塞事件的发生，因此要个体化权衡[29]。

4. 促甲状腺素释放素

研究发现，静脉给予促甲状腺释放素治疗 CRF 是安全有效的，患者乏力状况在治疗后数小时即有改善，并可持续数天[30]。但目前该药并未得到美国 NCCN 指南的认可。

5. 西洋参

有研究显示，西洋参对治疗 CRF 有一定的疗效[31]。

6. 其他药物

目前其他药物治疗还包括维生素、抗抑郁药物（如安非他酮[32]）、孕激素等。这些药物尚需进一步研究。

（赵春霞　徐　周　孔令泉）

参 考 文 献

[1] Berger AM, Mooney K, Alvarez A, et al. Cancer-related fatigue. J Natl Compr Canc Netw, 2015, 13(8): 1012-1039.

[2] NCCN. NCCN Guidelines Version 1.2018 Cancer-related fatigue. [2018-09-30]. https: //www. nccn.org/professionals/physician_gls/pdf/fatigue.pdf

[3] Bower JE, Lamkin DM. Inflammation and cancer-related fatigue. Brain Behav Immun, 2013, 30: S48-S57.

[4] Inagaki M, Isono M, Okuyama T, et al. Plasma interleukin-6 and fatigue in terminally ill cancer patients. J Pain Symptom Manage, 2008, 35: 153-161.

[5] Ryan JL, Carroll JK, Ryan EP, et al. Mechanisms of cancer-related fatigue. Oncologist, 2007, 12 (Suppl 1): 22-34.

[6] 陈红姗, 王玉栋, 刘巍. 癌症相关性疲劳流行病学及发病机制研究进展. 国际肿瘤学杂志, 2014, 41(3): 187-190.

[7] Bower JE. Cancer-related fatigue mechanisms, risk factors, and treatments. Nat Rev Clin Oncol, 2014, 11: 597-609.

[8] Quirch M. The association of serum ghrelin, GIP, insulin, and leptin levels with sleep quality and cancer-related fatigue in cancer survivors. J Clin Oncol, 2018, 36(15): 546.

[9] Portenoy RK, Itri LM. Cancer-related fatigue: guidelines for evaluation and management. Oncologist, 1999, 4: 1-10.

[10] Berger AM, Gerber LH, Mayer DK. Cancer-related fatigue. Cancer, 2012, 118: 2261-2269.

[11] Lin CC, Chang AP, Chen ML, et al. Validation of the Taiwanese version of the Brief Fatigue Inventory. J Pain Symptom Manage, 2006, 32: 52-59.

[12] Yellen SB, Cella DF, Webster K, et al. Measuring fatigue and other anemia-related symptoms with the Functional Assessment of Cancer Therapy (FACT) measurement system. J Pain Symptom Manage, 1997, 13: 63-74.

[13] Piper BF, Dibble SL, Dodd MJ, et al. The revised piper fatigue scale. Oncol Nurs Forum, 1998, 25: 677-684.

[14] Knobel H, Loge JH, Brenne E, et al. The validity of EORTC QLQ-C30 fatigue scale in advanced cancer patients and cancer survivors. Palliat Med, 2003, 17: 664-672.

[15] Wanchai A, Armer JM, Stewart BR. Nonpharmacologic supportive strategies to promote quality of life in patients experiencing cancer-related fatigue: a systematic review. Clin J Oncol Nurs, 2011, 15: 203-214.

[16] Cramp F, Byron J. Exercise for the management of cancer-related fatigue in adults. Cochrane Database Syst Rev, 2012, 11: Cd006145.

[17] Puetz TW, Herring MP. Differential effects of exercise on cancer-related fatigue during and following treatment: a meta-analysis. Am J Prev Med, 2012, 43: e1-e24.

[18] Velthuis MJ, Agasi SC, Aufdemkampe G, et al. The effect of physical exercise on cancer-related fatigue during cancer treatment: a meta-analysis of randomised controlled trials. Clin Oncol, 2010, 22: 208-221.

[19] 张凤玲, 韩丽沙. 癌因性疲乏的护理研究进展. 中华护理杂志, 2008, (3): 271-274.

[20] Kangas M, Bovbjerg DH, Montgomery GH. Cancer-related fatigue: a systematic and meta-analytic review of non-pharmacological therapies for cancer patients. Psychol Bull, 2008, 134: 700-741.

[21] Montgomery GH, Kangas M, David D, et al. Fatigue during breast cancer radiotherapy: an initial randomized study of cognitive-behavioral therapy plus hypnosis. Health Psychol, 2009, 28: 317-322.

[22] Brown JK. A systematic review of the evidence on symptom management of cancer-related anorexia and cachexia. Oncol Nurs Forum, 2002, 29: 517-532.

[23] Page MS, Berger AM, Johnson LB. Putting evidence into practice: evidence-based interventions for sleep-wake disturbances. Clin J Oncol Nurs, 2006, 10: 753-767.

[24] Barsevick A, Beck SL, Dudley WN, et al. Efficacy of an intervention for fatigue and sleep disturbance during cancer chemotherapy. J Pain Symptom Manage, 2010, 40: 200-216.

[25] 谢晓冬, 张满宇. 癌因性疲乏最新进展—NCCN(2018 版)癌因性疲乏指南解读. 中国肿瘤临床, 2018, 45(16): 817-820.

[26] Minton O, Richardson A, Sharpe M, et al. A systematic review and meta-analysis of the pharmacological treatment of cancer-related fatigue. J Natl Cancer Inst, 2008, 100: 1155-1166.

[27] Yennurajalingam S, Frisbee S, Palmer JL, et al. Reduction of cancer-related fatigue with dexamethasone: a double-blind, randomized, placebo-controlled trial in patients with advanced cancer. J Clin Oncol, 2013, 31: 3076-3082.

[28] Bohlius J, Schmidlin K, Brillant C, et al. Recombinant human erythropoiesis-stimulating agents and mortality in patients with cancer: a meta-analysis of randomised trials. Lancet, 2009, 373: 1532-1542.

[29] Khomane KS, Meena CL, Jain R. Novel thyrotropin-releasing hormone analogs. Expert Opin Ther Pat, 2011, 21: 1673-1691.

[30] 郭志廷, 伊鹏霏, 褚秀玲, 等. 人参皂苷-Rh2 衍生物体外诱生小鼠细胞因子的作用及对 NO 水平的影响. 畜牧与兽医, 2007, 39(1): 1-3.

[31] Barton DL, Liu H, Dakhil SR, et al. Wisconsin ginseng (panax quinquefolius) to improve cancer-related fatigue: a randomized, double-blind trial, N07C2. J Natl Cancer Inst, 2013, 105: 1230-1238.

[32] Tamada S, Ebisu K, Yasuda S, et al. Kamikihito improves cancer-related fatigue by restoring balance between the sympathetic and parasympathetic nervous systems. Prostate Int, 2018, 6: 55-60.

第十五章　乳腺癌患者的疼痛管理

一、概述

乳腺癌是女性最常见的恶性肿瘤之一，严重威胁患者生命，乳腺的缺失也给患者带来极大的心理创伤，而乳腺肿瘤的生长转移及手术、放化疗等治疗引起的相关疼痛，会加重内分泌紊乱与睡眠障碍，降低免疫功能，给患者带来身体与精神的双重伤害，不仅降低生活质量，更会影响抗肿瘤治疗。因而癌痛也被称为"全方位疼痛（total pain）"，应当引起全社会的高度重视。乳腺癌患者致痛原因较复杂，包括 5 方面：①乳腺肿瘤部位炎性反应，肿瘤浸润压迫周围组织、神经、血管等；②乳腺肿瘤转移到骨、肝、肺等组织器官；③肿瘤手术、放疗、化疗等治疗损伤局部组织或神经；④患者同时合并有其他慢性疼痛疾病如骨质疏松等；⑤患者恐惧死亡、手术创伤、残疾及经济压力等心理与社会因素加重疼痛。对乳腺癌患者进行有效的疼痛管理与控制，不仅可缩短住院时间、降低医疗费用、减轻家庭与社会经济负担，更为重要的是能够提高患者生活质量以树立抗癌信心、延长带瘤生存期。癌痛的管理是一个综合性、全方位、动态的过程，应当贯穿于诊治全时段，既要控制患者躯体疼痛、改善肢体功能障碍，还应关注患者情绪、睡眠并帮助恢复正常生活、工作与社交活动。1982 年 WHO 发布了癌痛"药物三阶梯止痛"方案，若规范应用可控制 50% 以上患者的癌痛。但该方案只强调了癌痛的药物治疗而忽视了物理、介入手术及心理等治疗。2000 年，美国国立癌症网络（NCCN）首次发表了《成人癌痛指南》，并从 2005 年开始每年更新一次。2010年，我国专家根据 NCCN 指南也发表了《成人癌痛临床实践指南（中国版）》。但时至今日，我国癌痛控制现状还是并不理想，其原因涉及多个方面，如部分医务人员、患者及家属因担心阿片类镇痛药出现药物依赖与耐药性而抗拒使用止痛药；医务人员缺乏规范化癌痛管理的知识；政府对使用麻醉性镇痛药物管控较为严格及少数患者属于复杂的难治性癌痛等。为进一步提高我国癌痛规范化管理与诊疗水平，改善肿瘤患者的医疗服务、维护患者权益、提高患者生活质量、保障医疗安全，国家卫生部于 2011 年在全国二级以上医院开展了"癌痛规范化治疗示范病房"创建活动，并出版了中国《癌痛诊疗规范（2011 版）》，重点开展 3 方面工作：①普及医护人员癌痛知识、提高镇痛水平；②加强患者及家属癌痛知识宣教；

③保证相关部门能为患者提供足量、齐全的止痛药物。2017 年中国抗癌协会癌症康复与姑息治疗专业委员会（CRPC）难治性癌痛学组也发表了《难治性癌痛专家共识（2017 年版）》，这些举措促进了我国癌痛管理水平的提高。

二、癌痛的评估

1983 年，美国疼痛协会在全球医学界首次提议将"疼痛"作为体温、脉搏、呼吸、血压之后人体第五大生命体征，2001 年 WHO 正式采用。对疼痛进行正确的测量与评估是疼痛治疗的基础与关键，需要高度重视并熟练掌握评估工具，同时遵循"常规、量化、全面、动态"的评估原则。由于疼痛是一个极其复杂的病理、生理-心理过程，影响因素涉及躯体、情感、睡眠、行为、社会、经济等多个方面，客观地评价较为困难，目前国际医学界通常采用自述评估法、生理评估法和行为评估法。无论何种评估方法，首先都应对患者进行详细的病史询问以了解疼痛部位、性质、程度、持续时间，疼痛加重或缓解因素，对日常生活的影响，既往针对肿瘤及疼痛的诊治过程及效果等；其次，根据评估方法的效度与信度，选用恰当的疼痛评估工具对癌痛进行全面评估。以下介绍几种国际常用的评估方法[1-3]。

（一）疼痛评估

1.单维度疼痛评估方法（疼痛程度评估）

（1）视觉模拟量表（visual analogue scale，VAS）：在一张白纸上画一条长 100mm 的粗直线，左端标识为"无痛"（0），右端标识为"剧痛"（10）。被测者根据自己的疼痛感受在直线上相应部位做标记，测量"无痛"端至标记点之间的距离即为疼痛评分。目前常用一种改进的 VAS 评分尺，正面有从 0～10 可移动的标尺，背面相应标识有 0～10 的数字，当被测者移动标尺确定自己疼痛强度位置时，检查者立即就能在评分尺背面读取该患者 VAS 评分具体数字。

（2）数字评价量表（numerical rating scale，NRS）：用 0～10 这 11 个数字表示疼痛程度。0 表示无痛，10 表示剧痛。被测者根据个人疼痛感受选择一个数字表示疼痛程度。

（3）Wong-Banker 面部表情量表法：该评估法要求患者在从微笑、悲伤到哭泣的 6 种脸谱中选择一张最能表达自己疼痛程度的脸谱。方法简单、直观，易于掌握但欠准确。适用于儿童、老年人、文化程度较低或语言表达能力丧失及认知功能障碍者等特殊人群（图 15-1）。

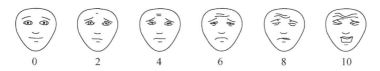

图 15-1　Wong-Banker 面部表情量表

（4）语言评价量表（verbal rating scale，VRS）：患者对疼痛程度进行口述描绘评分，将疼痛由低到高用"无痛""轻微痛""中度痛""重度痛"和"极重度痛"等词汇来表达。有 4 级、5 级、6 级、12 级评分等，其中以 4 级评分和 5 级评分较简便实用。

2. 多维度疼痛评估方法

（1）简明疼痛调查量表（brief pain inventory，BPI）：BPI 量表使用 NRS 方法评估患者的疼痛强度，通过疼痛对患者活动、情绪、娱乐、人际关系、睡眠、工作及行走等 7 个方面的影响进行评估，对于当前治疗后疼痛的缓解程度使用百分比表示，用图形表示相应的疼痛部位。此量表对疼痛程度和相关能力障碍的量化简单又快速。

（2）简明 McGill 疼痛问卷（short-form of MPQ，SF-MPQ）：问卷由 15 个代表词组成，11 个为感觉类，4 个为情感类，每个代表词都让患者进行疼痛强度等级的排序：0，无；1，轻度；2，中度；3，重度。由此分类求出疼痛评价指数（pain rating index，PRI）或总的 PRI。SF-MPQ 是一种敏感、可靠的疼痛评价方法，适用于监测时间有限、需要得到较多信息的情况，在临床研究中更常使用。

（3）中国人癌症疼痛评估工具（Chinese cancer pain assessment tool，CCPAT）：CCPAT 是 1998 年由香港理工大学护理与医疗系钟慧仪博士研制，适合中国文化背景的多层面疼痛评估工具。该工具从身体功能、药物使用、心理社交、疼痛信念、情绪和疼痛强度 6 个方面共 56 个指标对癌痛患者进行评估,每个指标分为 1～5 分，得分越高表明患者疼痛程度越严重。该量表有较好的信度、效度，较 BPI、MPQ 更适合中国人使用。

3. 神经病理性疼痛评估方法

乳腺肿瘤患者常因肿瘤浸润或手术、放化疗导致神经损伤，出现肋间神经痛、臂丛神经痛，此时需要采用 ID-Pain、DN-Four 等量表来进行疼痛评估。

（二）心理评估

癌症患者面对生命的威胁与手术破坏乳房完整性的双重打击，可能出现焦虑、抑郁等严重的心理障碍，因而还应当对患者进行心理评估。常用心理评估量表有 Zung 焦虑/抑郁自评量表、汉密顿焦虑/抑郁量表、创伤后应激自评量表等。

（三）其他方面评估

恶性肿瘤的生长与转移可能导致躯体其他部位或脏器出现疼痛与功能障碍，也需要进行及时准确的评估。乳腺癌发生骨转移的概率较高，可能引起骨痛、骨折甚至截瘫，严重影响患者生活质量，故评估骨转移瘤病情也十分重要[4]。

三、癌痛的药物治疗

乳腺癌患者病情发展或癌症治疗的各阶段都可能出现疼痛，且致痛机制复杂需综合性镇痛，包括药物治疗与非药物治疗。药物治疗是癌痛治疗的基础并应遵循 WHO "癌痛三阶梯止痛方案"，而合理的手术、放疗、化疗、内分泌治疗也能够有效缓解疼痛。癌痛治疗应达标，即实现"三 3 原则"：患者疼痛强度数字评分<3 分，24 小时出现爆发痛<3 次，24 小时内需要服用疼痛解救药物<3 次。

（一）药物治疗方案与原则

1. WHO "癌痛三阶梯止痛方案"

镇痛药是治疗癌痛主要及基本的方法，应根据患者疼痛程度分阶梯合理使用非甾体类抗炎镇痛药、弱阿片类镇痛药及强阿片类镇痛药，或辅助应用抗抑郁药、抗惊厥药、镇静催眠药、通便或止吐等药物[1-3]。三阶梯给药具体方案：①第一阶梯——对乙酰氨基酚及非甾体抗炎镇痛药，包括布洛芬、双氯芬酸、对乙酰氨基酚、吲哚美辛、塞来昔布等，对炎性疼痛如肿瘤骨转移疼痛有较好疗效，用于治疗轻度疼痛；②第二阶梯——弱阿片类镇痛药，主要有曲马多、可待因等药物，可联合 NSAID 或辅助药物用于治疗中度疼痛；③第三阶梯——强阿片类镇痛药，主要有吗啡、羟考酮、芬太尼等，用于治疗中重度癌痛。临床使用中还应遵循五大原则：①首选口服给药。以口服药物为主，当患者不能经口给药时，可考虑经皮肤外贴、皮下注射、静脉等途径注射给药。②按时给药。依据镇痛药代谢特点定时、定量服药，以维持最低有效镇痛剂量和稳定的血药浓度。③按阶梯给药。应根据患者疼痛程度选择相应阶梯的镇痛药物，在增加药物剂量也不能取得良好疗效时应当及时调整镇痛药物种类。④个体化给药。不同癌痛患者阿片类止痛药剂量差异较大，应根据患者疼痛评估情况进行阿片类药物剂量滴定直至达到最佳镇痛，而强阿片类镇痛药物的剂量没有"封顶效应"。⑤注意具体细节。重视患者使用止痛药后不良反应的观察与处理，如恶心、呕吐、便秘等，同时联合辅助药增强镇痛作用、改善患者情绪与睡眠。应注意，在癌痛治疗过程中必须对患者疼痛情况与不良反应进行动态评估，及时增减药物剂量，必要时调整镇痛药。

2. NCCN 成人癌痛指南

2000 年 NCCN 首次提出了《成人癌痛指南》，对 WHO 癌痛三阶梯药物止痛治疗方案与原则进行了补充和细化，指南提出：全面止痛包括全面评估并量化疼痛、心理干预及患者教育；给药途径以口服给药为首选，但当患者需要快速止痛、不能耐受口服给药不良反应及不能吞咽或口服吸收障碍时，可持续静脉或皮下注射止痛药；当患者不能耐受外周给药的不良反应时，可通过介入手段进行治疗；对于难治性癌痛，如果更换或增量阿片类药物患者疼痛缓解不明显，应暂停阿片类药物，考虑非阿片类药物联合辅助药物或给予介入治疗控制疼痛等。

（二）非甾体类抗炎镇痛药（non-steroid anti-inflammatory drug，NSAID）

NSAID 药物通过抑制环氧合酶阻断前列腺素的合成发挥解热、抗炎、镇痛作用。对轻度癌痛疗效肯定，中重度癌痛可联合阿片类药物增强镇痛效果。此类药物无耐药性及依赖性，但镇痛剂量有"封顶效应"，超过日限制剂量只会产生更严重的不良反应而非更强的镇痛效应。常用 NSAID 药物有布洛芬、双氯芬酸、吲哚美辛、塞来昔布等。NSAID 常见不良反应有消化道溃疡及出血、肝肾功能障碍、血小板功能障碍、过敏反应、心血管风险等。塞来昔布可特异性抑制 COX-2，较其他 NSAID 药物胃肠道不良反应低，但长期大剂量使用可引起严重的心血管事件。临床用药时应全面评估风险，有肾脏、消化道或心脏疾病高危因素或血液系统疾病患者慎用，避免两种 NSAID 联合应用，定期监测血常规、大便隐血及肝肾功能。

（三）弱阿片类镇痛药（weak opioid analgesic）

弱阿片类镇痛药物在 WHO 癌痛三阶梯镇痛方案中作为第二阶梯药物使用，主要代表药物有曲马多、可待因，也有剂量"封顶效应"。曲马多是人工合成的一种中枢性镇痛药，分别作用于 μ 阿片类受体及去甲肾上腺素和血清张力素系统产生镇痛。其常见不良反应有恶心、呕吐、出汗、眩晕、皮疹、震颤及头痛等。酒精、安眠药、镇痛剂或其他精神药物中毒者禁用，肝肾功能不全者、心脏病患者、孕妇、哺乳期女性慎用。2008 年 NCCN 指南建议，弱化第二阶梯止痛药物，中重度癌痛患者直接使用强阿片类镇痛药物治疗。

（四）强阿片类镇痛药（strong opioid analgesic）

强阿片类药物是中重度癌痛患者镇痛的首选治疗药物，通过激动阿片受体产生强大的镇痛作用，长期使用易产生药物耐受性和成瘾性，故又称为麻醉性镇痛药。强阿片类药物随剂量增加镇痛作用增强，使用时无剂量"封顶效应"。常用药物有吗啡（多种剂型）、羟考酮、芬太尼等。使用强阿片类药物镇痛时仍应首选口服途径给药，但若患者为消化道肿瘤进食困难或出现较严重药物不良反应如恶心、呕吐时，则应考虑经皮肤、皮下、静脉及鞘内注射等途径给药。

1. 吗啡（morphine）

吗啡系阿片受体激动剂，通过结合并激活位于中枢神经系统的 μ 阿片受体产生镇痛效应，同时也有明显镇静、镇咳作用。有呼吸抑制、颅脑损伤、支气管哮喘、中重度肝肾功能不全者禁用吗啡。对未曾使用或不规范应用阿片类镇痛药物的非"阿片耐受"患者，应当规律使用吗啡即释片，口服滴定所需阿片药物剂量，直至达到患者满意的疼痛控制目标后即可将每日所需即释吗啡剂量转换为吗啡控缓释制剂（硫酸或盐酸吗啡缓释剂）维持用药，以维持平稳有效的血药浓度，减少患者用药次数。对于已规律使用强阿片类药物"吗啡耐受"的患者，则可直接给予等效量的吗啡控缓释剂型。缓释剂型必须整片吞服以免破坏控缓释层导致药物快速吸收。

2. 羟考酮（oxycodone）

为生物碱蒂巴因提取的半合成阿片类药物，主要通过激动中枢神经系统和平滑肌阿片类受体起镇痛作用，口服镇痛效能为吗啡的 1.5～2 倍。经肝脏代谢，代谢产物经肾脏排泄，长期使用无药物蓄积现象，安全性较吗啡好。患者出现呼吸抑制、颅脑损伤、急腹症、重度肝肾功能不全等情况时禁用。常用药物为盐酸羟考酮缓释片（奥施康定），该药采用 Acro Contin 控释技术，可直接用于剂量滴定。奥施康定必须整片吞服，否则易导致羟考酮的快速释放与潜在致死量的吸收。

3. 芬太尼（fentanyl）

芬太尼是人工合成的纯阿片受体激动剂，作用机制与吗啡相似，镇痛效能为吗啡的 100～180 倍。芬太尼具有血浆半衰期短（约 20 分钟），对血流动力学基本无影响的优点。芬太尼透皮贴剂是第一个经皮吸收给药的强阿片类药，使用方便，镇痛效果确切，作用可持续 72 小时，尤其适用于口服阿片类药物出现严重胃肠道不良反应或消化道肿瘤影响进食的患者。支气管哮喘、重症肌无力患者禁用，孕妇、心律失常者慎用。芬太尼透皮贴剂的初始剂量应依据患者当前使用的阿片类药物剂量进行换算，72 小时需更换贴剂。

4. 不良反应与注意事项

强阿片类镇痛药物治疗癌痛时虽无剂量"封顶"，但患者常因难以忍受的不良反应而拒用此类镇痛药使疼痛控制不理想，故应高度重视药物不良反应的预防和对症治疗。服用阿片类药物、因病活动减少、进食较差等常可引起便秘，但需排除肠梗阻等情况，嘱患者多饮水、进食富含纤维素食物及适当锻炼，可给予导泻药番泻叶泡水口服和大便软化剂多库酯钠口服预防；如果便秘持续存在，可酌情加用乳果糖、聚乙二醇散剂、促胃肠动力等药物治疗。恶心、呕吐是阿片类药物常见不良反应之一，常用预防及止吐药有氟哌啶、甲氧氯普胺、昂丹司琼、格拉司琼和地塞米松。尿潴留常见于有前列腺增生的老年患者，给予下腹部热敷，加用抗前列腺增生药物，必要时导尿。若出现呼吸抑制或急性意识障碍，则必须立即停用阿片类药物，保持呼吸道通畅，并给予纳洛酮解救。对于已有脑转移肿瘤、出现意识障碍及严重慢性呼吸道疾病患者，需谨慎使用强阿片类镇痛药。

（五）抗惊厥药（anticonvulsants drug）

抗惊厥药是治疗癌症相关神经病理性疼痛的一线用药。若患者有电击样痛、牵扯样痛、针刺样痛、刀割样痛及烧灼样痛等神经病理性疼痛表现时，可联合使用加巴喷丁、普瑞巴林等抗惊厥药物。加巴喷丁结构与 γ-氨基丁酸（GABA）相近，但未发现它对经由 GABA 介导的神经抑制过程有何影响，其止痛机制尚不十分明确。初始剂量为 100～300mg/d，可根据病情逐渐增加剂量至 900～3600mg/d，分2 次或 3 次口服。普瑞巴林是一种新型 GABA 受体激动剂，能阻断电压依赖性钙通道、减少神经递质的释放，生物利用度高于加巴喷丁，初始剂量为 75mg、1 日2 次，逐渐加量，最大剂量为 600mg/d，1 日 2 次或 3 次。抗惊厥药常见不良反应为镇静、嗜睡、头晕、共济障碍、认知、记忆损害等中枢神经系统表现，此外，对血液系统、消化系统、体重、生育、骨骼等也产生影响。

（六）抗抑郁药（antidepressive drug）

多个国际指南都将抗抑郁药作为治疗癌症相关神经病理性疼痛的一线用药。三环类抗抑郁药（tricyclic antidepressive agent，TCA）通过阻断神经末梢对去甲肾上腺素能和 5-羟色胺（5-HT）的再摄取，增加突触间隙单胺类递质浓度，改善患者情绪及增强阿片类药物镇痛作用，其镇痛效应早于抗抑郁效应出现且剂量低于抑郁治疗剂量。常用药物有阿米替林、丙咪嗪、去甲替林等。需警惕 TCA 不良反应，较常见且较为严重的包括抗胆碱能不良反应（口干、便秘、视物模糊、尿潴留、嗜睡、体重增加等）、中枢神经系统毒性（情绪降低、震颤、运动失调、癫痫发作、幻觉妄想、定向力障碍、焦虑不安、谵妄、意识模糊、昏迷等）、心血管系统毒性（体位性低血压、心动过速、传导阻滞、心律失常及心搏骤停等）。某些不良反应在较低治疗剂量时即可出现，故临床使用时应从小剂量开始逐渐加大剂量，阿米替林 12.5mg，睡前口服，2～4 周逐渐加量至 25～50mg。严重心、肝、肾疾病，粒细胞减少、青光眼、前列腺肥大及妊娠患者禁用，癫痫患者和老年人慎用。

此外，新型抗抑郁药如选择性 5-羟色胺再摄取抑制剂（selective serotonin

reuptake inhibitor，SSRI）可选择性抑制突触前膜对 5-HT 的回收，几乎不影响多巴胺的回收，也用于神经病理性疼痛治疗。常用药物有氟西汀、帕罗西汀、舍曲林、氟伏沙明、西酞普兰等，其中帕罗西汀、氟伏沙明有轻度的抗胆碱能作用。

（七）镇静催眠药（sedative-hypnotic）

镇静催眠药作用于边缘系统起抗焦虑作用，还可作用于脑干网状结构上行激活系统，降低大脑皮质兴奋性而起到镇静催眠作用。镇静催眠药种类繁多，包括巴比妥类、苯二氮䓬类、安宁类等。对于乳腺癌晚期疼痛控制欠佳、严重影响睡眠者，可联合使用此类药物缓解疼痛、改善睡眠。如艾司唑仑片 1mg 睡前服用。常见不良反应有嗜睡、头昏、乏力等。

四、癌痛的微创介入治疗

规范采用 WHO "药物三阶梯镇痛方案"能使大多数患者的疼痛得到较好控制，但仍有 20%～30%患者需要采取包括微创介入治疗在内的综合性治疗措施方能缓解剧烈疼痛。NCCN 成人癌痛指南中已明确提出：对于不能耐受药物不良反应的癌痛患者即可转诊，进行微创介入治疗达到充分的镇痛效果。癌痛的微创介入应贯穿癌痛治疗始终，并由经过专科培训的疼痛专科医师进行，同时，需要充分评估癌痛患者致痛病因、机制、临床表现特点及全身情况，合理选择微创治疗方法并规范实施。常用微创治疗技术包括患者自控镇痛、神经阻滞、神经毁损术、脊髓电刺激技术及鞘内药物输注系统植入技术等[1]。

（一）患者自控镇痛（patient-controlled analgesia，PCA）

PCA 是依据 1965 年 Sechzer 提出的镇痛"反馈回路"原理设计的给药系统，即将镇痛药物经皮下、静脉、硬膜外腔、蛛网膜下腔等途径，持续地输注入患者体内，一旦患者出现疼痛加重时，则自行启动镇痛控制器的给药系统追加单次给药剂量以及时控制疼痛，从而提高患者主动镇痛参与度及满意度。根据 PCA 给药途径不同，可分为静脉自控镇痛、硬膜外腔自控镇痛、神经丛自控镇痛和皮下自控镇痛。常用镇痛药物为阿片类药物（吗啡、芬太尼、哌替啶、曲马多）、局麻药（布比卡因、罗哌卡因）、NSAID（帕瑞昔布钠、氟比洛芬酯）。该系统有一次性手动泵和微电脑输注泵两种，由疼痛专科医师根据患者疼痛评估情况和镇痛需要，预先设定背景剂量，单次给药剂量和镇痛时间，以实现个体化镇痛治疗。PCA 常用于疼痛剧烈的晚期乳腺癌患者或乳腺癌术后疼痛患者[3]。

（二）神经阻滞治疗（nerve block）

神经阻滞作为癌痛综合治疗的一部分可用于癌痛治疗的各阶段，通过阻断疼痛的神经传导通路与恶性循环，改善疼痛区域血液循环及抗炎等机制发挥镇痛作用。适用于疼痛部位局限、神经支配明确的乳腺癌痛患者。全身或穿刺部位感染、凝血功能障碍患者为禁忌，此外，患者全身多发性转移疼痛范围广泛或疼痛范围不明确及全身衰竭者不适合神经阻滞治疗。神经阻滞方法包括周围神经阻滞（颈臂丛神经、肋间神经、椎旁神经及硬膜外腔阻滞等）、中枢神经阻滞（蛛网膜下腔及脑垂体阻滞）及自主神经阻滞（交感神经、内脏神经阻滞等），应根据患者疼痛的病因与部位选择阻滞的神经。该技术要求较高，风险较大，应由疼痛专科医生实施。目前，采用神经刺激器、超声、X线、CT等"可视化"技术引导进行神经阻滞治疗，扩大了适应证，提高了疗效，明显降低了治疗不良反应[1, 3]。

（三）射频热凝治疗（radiofrequency thermocoagulation，RF）

RF原理是将高频率射电电流通过治疗电极，使电极尖端附近靶点组织内的离子产生运动摩擦生热、蛋白质凝固、水分丧失、组织萎缩从而热凝毁损靶点组织。因神经纤维对温度耐受性各异，通过控制治疗温度可达到选择性毁损感觉神经而保留运动神经功能的目的。根据射频频率的不同，射频技术分为标准射频（连续射频）与脉冲射频，前者为毁损性治疗，后者则为神经功能调控性治疗。在X线或CT精确引导下的靶点射频神经毁损术是治疗顽固性癌痛的一种有效方法。对于疼痛范围较为局限的癌性神经病理性疼痛患者，可考虑行神经根、神经干、神经节或周围神经射频治疗，以阻断疼痛的恶性循环，尽快缓解疼痛[5]。

（四）鞘内药物输注系统植入术（implantation of intrathecal infusion system，IDDS）

IDDS是一种较为先进、有效的治疗顽固性疼痛的方法，在欧美等国家应用已30多年，国内开展也近20年。镇痛药（阿片类或局麻药）通过鞘内药物输注系统注入蛛网膜下腔，直接作用在脊髓/脑的阿片受体或离子通道，迅速阻断疼痛的传导过程而缓解疼痛。故所需镇痛药物剂量远低于口服剂量（如鞘内吗啡仅为口服剂量的1/300），能显著减轻阿片类药物所引起的不良反应。对于经过癌痛规范化治疗疼痛控制仍不满意或对阿片类药物产生了不能耐受不良反应的难治性癌痛患者，若生存期>3个月，无脑内转移、椎管梗阻等禁忌证，可考虑行鞘内药物输注系统植入镇痛。目前鞘内药物输注系统有输注港式与全植入式两种，前者需连接体外药盒及镇痛泵进行药物调控，而后者是将可编程镇痛泵直接植入到患者皮下组织囊袋中，更为舒适、操控更便捷，但该系统价格高昂。镇痛系统植入手术应在 C 臂 X 线或 CT 引导下进行，导管顶端放置在蛛网膜下腔的位置及鞘内镇痛药物的合理选择和术后镇痛参数的调控与管理对镇痛效果至关重要[6]。

（五）脊髓电刺激术（spinal cord stimulation，SCS）

SCS 是通过经皮穿刺或外科手术将细小的电极植入到患者椎管内硬膜外腔并通过导线与包埋在患者腹部、臀部皮下组织中的电刺激器连接，刺激器发放电脉冲信号并通过电极传递到脊髓背柱干扰疼痛的传递过程从而产生镇痛作用[7]。该技术主要用于治疗慢性顽固性神经源性疼痛与血管源性疼痛，故对合并有神经病理性疼痛的难治性乳腺癌疼痛患者可选择此方法镇痛，但因国内该设备价格高昂，限制了其广泛使用。

五、癌痛的其他治疗

乳腺癌性疼痛的治疗应为综合性治疗，除上述药物治疗、微创介入治疗外，还有放疗、手术治疗及心理治疗等。这些治疗需要相关专科会诊，多学科共同制定全面的、多层次的治疗方案，最大限度地减轻患者的痛苦，提高生活质量[8, 9]。

（一）放疗

骨痛是乳腺癌骨转移常见症状之一，而脊椎转移、肋骨与下肢骨转移还可引起病理性骨折，严重影响患者生活质量。放疗可缓解骨痛、降低病理性骨折发生风险，包括体外照射与放射性核素治疗两类。体外照射治疗是乳腺癌骨转移的常用方法之一，选择性用于脊椎转移、股骨转移等负重部位骨转移的预防性放疗，以缓解疼痛及恢复功能。放射性核素治疗，也称为内放疗，适用于乳腺癌全身广泛性骨转移患者。该治疗方式具有效果明显、不良反应小及直接杀灭肿瘤细胞的优点，但容易导致患者骨髓抑制。放射性核素治疗常使用 ^{89}Sr 为放射性标记物，缓解骨痛的有效率为 59%～88%，但需要一定的时间（约 3 个月）方能显效。

（二）手术治疗

手术治疗乳腺癌骨转移的方法包括骨损伤固定术、置换术、经皮椎体成形术和神经松解术。肿瘤其他部位转移也可行相应部位病灶切除术。

（三）心理支持治疗

乳腺癌是一种身心疾病，导致患者疼痛的因素除了肿瘤，还包括社会文化因素、心理因素及人格特征、患者的自我应对能力、家庭社会支持情况，这些都影响着疾病的发生、发展与康复。大部分乳腺癌患者都存在一定程度焦虑、抑郁、恐惧情绪，故应采取恰当的心理干预方法，包括想象/催眠、放松训练、认知行为训练等，改善患者的情绪、认知和行为。少数患者会发展为抑郁症等严重精神疾病，就需要接受精神专科规范的抗抑郁治疗。此外，乳腺癌术后疼痛综合征是发生于乳腺癌术后的慢性疼痛之一，发生率可高达 10%～80%且病程迁延，应当引起高度重视。慢性疼痛综合征发生的可能机制包括术前焦虑抑郁状态、术中及放化疗导致臂丛神经损伤、术后中度以上急性疼痛等，故乳腺癌患者围手术期疼痛管理及术后超早期镇痛至关重要，可降低乳腺癌术后疼痛综合征的发生率。

总之，为了更好地管理与控制乳腺癌患者的疼痛，应详细了解患者病史与临床表现，全面、准确、动态评估疼痛情况，建立内外科、疼痛科、肿瘤科、心理科、康复科等多学科医务人员会诊机制，制定全面的、多层次的治疗方案，实现最大程度地减轻患者痛苦、提高生活质量与生存时间的目标。

（杨晓秋）

参 考 文 献

[1] 中国抗癌协会癌症康复与姑息治疗专业委员会(CRPC)难治性癌痛学组. 难治性癌痛专家共识(2017 年版). 中国肿瘤临床, 2017, 44(16): 787-796.

[2] Ware LJ, Epps CD, Herr K, et al. Evaluation of the Revised Faces Pain Scale, Verbal Descriptor Scale, Numeric Rating Scale, and Iowa Pain Thermometer in older minority adults. Pain Manag Nurs, 2006, 7(3): 117-125.

[3] 谭冠先. 疼痛诊疗学. 3 版. 北京: 人民卫生出版社, 2012.

[4] Saad F, Gleason DM, Murray R, et al. Long term efficacy of zoledronic acid for the prevention of skeletal-related events in patients with metastatic hormone-resistant prostate cancer. J Natl Cancer Inst, 2004, 96(11): 879-882.

[5] Santhanna H, Chan P, McChesney J, et a1. Assessing the effec-tiveness of pulse radiofrequency treatment of dorsal root ganglion in patients with chronic lumbar radicalar pain: study protocol for arandomized control trial. Trials, 2012, 13: 52.

[6] Ver Donck A, Vranken JH, Puylaert M, et a1. Intrathecal drug administration in chronic pain syndromes. Pain Pract, 2014, 14(5): 461-476.

[7] Kapural L, Yu C, Doust MW, et al . Comparison of 10-kHz high-frequency and traditional low-frequency spinal cord stimulation for the treatment of chronic back and leg pain: 24-month results from a multicenter, randomized, controlled pivotal trial. Neurosurgery, 2016, 79(5):

667-677.

[8] 刘延青, 崔健君. 实用疼痛学. 北京: 人民卫生出版社, 2013.

[9] Deer TR, Pope JE, Hayek SM, et al. The Polyanalgesic Consensus Conference (PACC): Recommendations for intrathecal drug delivery: Guidance for improving safety and mitigating risks. Neuromodulation, 2017, 20(2): 155-176.

第十六章 乳腺癌患者的营养问题

第一节 乳腺癌患者的营养状况

一、恶性肿瘤患者的营养状况

恶性肿瘤是一种严重的消耗性疾病，其对患者的影响不仅表现在生理上，也表现在心理上，由此衍生出的营养问题多而复杂。恶性肿瘤相关的营养不良是临床常见问题，31%～87%的恶性肿瘤患者存在营养不良，营养不良包括营养不足和营养过剩。约15%的患者在确诊时发现近6月内体重下降超过10%[1, 2]。营养不良常导致术后并发症发生率和死亡率、放化疗不良反应发生率和抑郁症发生率升高，住院时间延长且短期内再入院率增多；严重影响患者的生活质量，甚至缩短其生存期[2]。10%～20%的肿瘤患者死亡归因于营养不良而非肿瘤本身。存在营养风险或营养不良的恶性肿瘤患者接受营养支持后可有效改善结局[3]。尽管如此，目前医生和患者对肿瘤的营养支持认知率都比较低。存在营养风险或营养不良的肿瘤患者中仅30%～60%接受营养干预，还有相当比例未得到及时有效的营养支持[4]。究其原因，除部分受制于原发疾病或多病共存的复杂性，还可能与临床医师对肿瘤患者营养状况的高估或忽视有关，或与医师虽判断为营养不良而患者依从性差、忽视营养支持的必要性有关[5]。

二、乳腺癌患者的营养状况

乳腺癌是女性最常见的恶性肿瘤之一，营养问题复杂。乳腺癌治疗涉及手术、化疗、放疗、内分泌治疗、靶向治疗和长期随访观察等，营养问题贯穿始终。有报道，手术和化疗均会造成乳腺癌患者的营养状况下降，但各个时期表现营养状况下降的指标各有侧重[6]。预测营养指数（prognostic nutrition index，PNI）偏低的胃癌、乳腺癌等患者的总体生存率更低[7, 8]。乳腺癌患者诊断后的膳食营养状况、体重变化、体力活动状况及吸烟饮酒等个人生活方式相关因素与肿瘤转移复发、无病生存率和病死率相关[9]。乳腺癌患者获得长期生存后，不仅需要长期医疗和康复服务，还需要接受日常生活方式和营养等指导，以形成和坚持健康的生活方式，从而改善治疗效果，提高生活质量。

参 考 文 献

[1] Wigmore RJ, Plester CE, Richardson RA, et al.Changes in nutritional status associated with unresectable pancreatic cancer.Br J Cancer, 1997, 75(1): 106-109.

[2] Couch M, Lai V, Cannon T, et al.Cancer cachexia syndrome in head and neck cancer patients: part I. Diagnosis, impact on quality of life and survival, and treatment.Head Neck, 2010, 29(4): 401-411.

[3] Kondrup J, Rasmussen HH, Hamberg O, et al.Nutritional risk screening (NRS 2002): a new method based on an analysis of controlled clinical trials.Clin Nutr, 2003, 22(3): 321-336.

[4] Arends J, Baracos V, Bertz H, et al. ESPEN expert group recommendations for action against cancer-related malnu trition. Clin Nutr, 2017, 36(5): 1187-1196.

[5] 曹伟新.外科恶性肿瘤患者的营养干预: 多视角认知与多模式践行.外科理论与实践, 2018, 23(1): 1-2.

[6] 姚聪、张瑞娟, 王静. 乳腺癌患者营养状况分析. 现代肿瘤医学, 2012, 20(6): 1027-1029.

[7] Herrera M, Sobrevilia N, Lyragonzalezi, et al. Significance of prognostic nutritional index in post-surgical outcomes after surgical management in gastric cancer patients. J Clin Oncol, 2017, 35(Suppl): e15535.

[8] Yamashita N, Tanaka K, Saeki H, et al. The clinical impact of the prognostic nutritional index (PNI) and controlling nutritional status (CONUT) score on breast cancer patients survival. J Clin Oncol, 2017, 35(Suppl): 1560.

[9] World Cancer Reasearch Fund International. American Institute for Cancer Survivors. [2016-11-14]. http: //www. wcrf. org/sites/default/files/Breast-Cancer-Survivors-2014-Report. pdf.

第二节　乳腺癌患者的营养状况评估

一、营养风险筛查

常用的是 2002 年欧洲肠外肠内营养学会（ESPEN）推荐的营养风险筛查工具 NRS-2002，见表 16-1。该筛查表简便易行，是较客观的营养风险筛查方法，它具有较好的预测效度、内容效度、信度和可操作性。可有效评估乳腺癌患者的营养风险，已成为医院临床营养科常用的营养筛查方法，广泛地应用于临床科室对患者的营养风险评估。

表 16-1　营养风险筛查 NRS-2002 评估表

一、患者资料			
姓名		住院号	
性别		病区	
年龄（岁）		床号	
身高（m）		体重（kg）	
体重指数（kg/m²）		蛋白质（g/L）	
临床诊断			

二、疾病状态		
疾病状态	分数	若"是"请打钩
● 骨盆骨折或慢性病患者合并以下疾病：肝硬化、慢阻肺、长期血液透析、DM、肿瘤	1	
● 腹部重大手术、脑卒中、重症肺炎、血液系统肿瘤	2	
● 颅脑损伤、骨髓抑制、加护病患（APACHE>10 分）	3	
合计		

三、营养状态		
营养状况指标（单选）	分数	若"是"请打钩
● 正常营养状态	0	
● 3 个月内体重减轻>5%或最近 11 周进食量（与需要量相比）减少 20%～50%	1	
● 2 个月内体重减轻>5%或 BMI18.5～20.5kg/m² 或最近 1 周进食量（与需要量相比）减少 50%～75%	2	
● 1 个月内体重减轻>5%（或 3 个月内减轻>15%）或 BMI<18.5 kg/m²（或血清白蛋白<35g/L）或最近 1 周进食量（与需要量相比）减少 70%～100%	3	
合计		

四、年龄	
年龄≥70 岁加算 1 分	1

五、营养风险筛查评估结果
营养风险筛查总分

处理
□总分≥3.0：患者有营养不良的风险，需营养支持治疗
□总分<3.0：若患者将接受重大手术，则每周重新评估其营养状况
执行者：　时间：

注：①总评分≥3 分（或胸水、腹水、水肿且血清蛋白<35g/L 者）表明患者有营养不良或有营养风险，即应该使用营养支持。②总评分<3 分，每周复查营养评定。以后复查的结果如果≥3 分，即进入营养支持程序。③如患者计划进行腹部大手术，就在首次评定时按照新的分值（2 分）评分，并最终按新总评分决定是否需要营养支持（≥3 分）[1]。

二、膳食调查

1. 常用膳食调查方法

有称重法、记账法、化学分析法、询问法及食物频率法。一般常用 24 小时膳食回顾法。目的评价其能量摄入及膳食结构是否合理，并对乳腺癌患者人群的营养摄入进行评价并指导膳食安排。

2. 24 小时回顾法具体操作方法

（1）患者尽可能准确回忆过去 24 小时内摄入的所有食物及饮料的种类和数量。

（2）引导患者按照一定的时间顺序进行回忆，如早、中、晚餐的顺序，同时不要忘记调查加餐的内容。

（3）记录每一餐所摄取食物的烹饪方法，以此为依据估算全天烹调油摄入情况。

（4）不要忘记询问进餐时间和进餐地点。

（5）进行膳食回顾时可采用一些食物模型引导患者对摄入量进行估计判断。

（6）可采取表格的方法进行 24 小时膳食回顾[1]。

三、人体测量及营养状况的诊断

乳腺癌患者常用的人体测量指标：身高、体重、体重指数（BMI）、腰围、臀围、腰臀比、上臂肌围、三头肌部皮褶厚度（TSF）、人体成分分析等[2]。营养不良的诊断参见表 16-2。

表 16-2 营养不良的诊断

参数	正常范围	营养不良		
		轻度	中度	重度
体重（理想体重值的占比，%）	>90	80~90	60~79	<60
体重指数（kg/m^2）	18.5~23	17~18.4	16~16.9	<16
三头肌皮褶厚度（正常值的占比，%）	>90	80~90	60~79	<60
上臂肌围（正常值的占比，%）	>90	80~90	60~79	<60
白蛋白（g/L）	>30	30~25	24.9~20	<20
转铁蛋白（g/L）	2.0~4.0	1.5~2.0	1.0~1.5	<1.0
前白蛋白（g/L）	>0.2	0.16~0.2	0.10~1.5	<0.10
总淋巴细胞计数（×10^9/L）	>2.5	1.8~1.5	1.5~0.9	<0.9
氮平衡（g/d）	±1	−5~−10	−10~−15	<−15

注：三头肌皮褶厚度（TSF）正常值为男性 11.3~13.7mm，女性 14.9~18.1mm；上臂肌围（AMC）正常值为男性 22.8~27.8cm，女性 20.9~25.5cm。AMC=上臂中点周径-3.14×TSF。

参 考 文 献

[1] 中国医师协会.临床技术操作规范·临床营养科分册. 北京：人民军医出版社, 2011: 22-23.

[2] 吴东, 李骥. 北京协和医院内科住院医师手册. 北京：人民卫生出版社, 2012: 437.

第三节　乳腺癌患者围手术期伴随营养问题的处理

一、围手术期营养需求

乳腺癌手术作为一种有创的大型外科手术，可导致机体出现内分泌及代谢改变，这种改变也是机体保护性防御反应，有利机体耐受创伤，但也会导致体内营养素大量消耗。围手术期营养不良不仅影响器官的生理功能，还会增加感染、多器官功能障碍的发生率，延迟切口愈合、器官功能恢复及住院时间[1]。充分的营养筛查、评估、诊断和治疗，可减少乳腺癌伴随的营养问题导致的围手术期风险，改善患者预后。

（一）术前营养

术前充分的营养支持可提供良好的营养准备，防止手术创伤后分解代谢期的体重下降和营养素缺乏。可以在正常需要量的基础上适当增加能量-蛋白质-维生素的供给。存在营养不良的大手术患者，术前 10～14 天的营养支持能够降低手术并发症的发生率[2-5]。应根据病情和营养状况诊断对围手术期患者进行营养治疗（表 16-3）。

表 16-3　术前营养计算

	能量	碳水化合物	蛋白质	脂肪
术前	30～40kcal /（kg·d）	4～5g/（kg·d）	1.5～2g/（kg·d）	1～3g/（kg·d）
占总能量比例		55%	20%	25%
举例 60kg 患者	1800kcal	245g	90g	60g

注：1cal=4.2J

（二）术后营养

乳腺癌患者术后常处于异常高代谢状态，大量释放的应激激素如儿茶酚胺、糖皮质激素、胰高血糖素、大量产生的炎症介质（如 TNF、IL-1、IL-6 等）、相对不足的胰岛素，导致糖代谢异常，出现"应激性糖尿病"[6]。术后营养治疗时机分为术后早期、并发症期和康复期（表 16-4）。

表 16-4　术后营养治疗[1, 6]

	术后早期	并发症期	康复期
能量	20～25kcal/（kg·d）	30kcal/（kg·d）	35kcal/（kg·d）
蛋白质	1.2～1.5g/（kg·d）		1.5～2g/（kg·d）
热氮比	一般状况：（100～150）：1；肾功能不全：（300～400）：1		
	术后尿氮注意补钾，维持钾氮比例		
糖类	每日≥120g，4～5g/（kg·d），能量占比≤50%，过量可致脂肪肝，增加呼吸商。肠内营养开始应尽量用复合糖，减少单糖和双糖，减少胰岛素抵抗。		
脂肪	能量占比 40%～60%		能量占比 50%
	补充 1～3g/（kg·d），饱和：单不饱和：多不饱和脂肪酸=1：1：1。呼吸商较低，可减少通气需求量，减轻对呼吸系统压力。		
维生素	维生素 A、维生素 C、维生素 E：应激消耗体内抗氧化剂，增加抗氧化维生素补充。维生素 K：出血、凝血机制降低、长期应用抗生素和长期素食者。维生素 B 族：能量代谢消耗所需。维生素 D：免疫需要。		
矿物质	钾、锌		
特殊营养	Ω-3 多不饱和脂肪酸：抗炎；短链脂肪酸：改善肠道功能；谷氨酰胺：维护肠黏膜屏障，10～25g/d，严重感染可 25～30g/d。核苷酸：调节免疫；精氨酸：促进愈合，调节免疫功能，肠内可补充 25～30g/d。		

1. 术后早期

对于创伤较小的手术，如果术后无高代谢及并发症，单纯地给予葡萄糖水溶液，数日之内也不会发生营养不良[7]。创伤较大的乳腺癌典型或改良根治术后早期机体处于高应激状态，营养治疗的目的在于保持内环境稳定，只需提供机体基础的能量与营养底物，降低应激反应，称之为"容许性低能量摄入"。原则上能量由少到多，逐步增加，一般 20～25kcal /（kg·d），不宜超过 30kcal /（kg·d）[6]。

2. 并发症期

营养治疗在内环境稳定基础上，增加能量的供应量。出现并发症，营养治疗也不宜停，可根据应激情况、心肺和肝肾等功能调整热氮比、糖脂比，能量控制在 30kcal/（kg·d）。严格控制血糖，适当增加氮量，稳定代谢，可用肠内营养相关制剂调节营养代谢。

3. 康复期

营养治疗主要是补充作用。可进一步增加部分能量，如可达到 35kcal/（kg·d），以求达到适度的正氮平衡，并补充前一阶段的损耗，加快康复[5]。

二、乳腺癌的营养治疗途径

营养支持应根据患者疾病状态和胃肠道情况，使用营养五阶梯治疗模式（图16-1）。围手术期营养支持的目的不再是单纯维持手术患者的氮平衡，保持患者瘦体组织（lean body mass），而是维护脏器、组织和免疫功能，促进脏器组织的修复，加速患者的康复[7]。

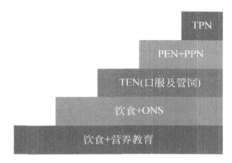

图 16-1　营养五阶梯治疗模式

TPN：全肠外营养；TEN：全肠内营养；PPN：部分肠外营养；PEN：部分肠内营养；ONS：口服营养补充；营养教育包括饮食调整、饮食咨询和饮食指导

参 考 文 献

[1] 中国医师协会. 临床技术操作规范·临床营养科分册. 北京: 人民军医出版社, 2011: 22-23.

[2] Shukla HS, Rao RR, Banu N, et al. Entcral hyperalimentalion in malnourished surgical paticnts. Indian J Med Res, 1984, 80: 339-346.

[3] Meyenfeldt von M, Meijerik W, Roufflart M, et al. Perioperative nutritional support: a randomized clinical trial. Clin Nutr, 1992, 11: 180-186.

[4] The Velerans Affairs Total Parenteral Nutrition Cooperativ Study Group. Perioperatlvet totel parenteral nutrition in surgical patients. N Engl J Mcd, 1991, 325 (8): 525-532.

[5] Heyland DK, Monta M, Su XY, et al. Total parenteral nutrition in the surgical patient: a meta-analysis. Can J Surg, 2001, 44 (2): 102-111.

[6] 刘均娥, 范旻. 临床营养护理学. 北京: 北京大学医学出版社, 2013: 369-371.

[7] 中华医学会. 临床诊疗指南·肠外肠内营养学分册(2008 版). 北京: 人民卫生出版社, 2009.

第四节　乳腺癌患者的膳食营养干预策略

乳腺癌辅助治疗周期长，由此伴随的并发症症状和不良反应较多，可导致营养相关不良反应。理想的营养治疗是经口途径，虽然患者可能会存在影响此途径的症状。有必要针对特定的摄入问题，在个体营养状况的基础上改进膳食摄入的策略[1-4]（表 16-5）。食物类型及食物的具体形态可能需要做适当改变。对无法摄入足够能量和蛋白质以维持体重和营养状况的患者，推荐使用营养液制剂[4]。

表 16-5　乳腺癌患者的膳食营养干预策略[1-3]

不良反应或症状	干预策略
体重下降	少食多餐，使用营养丰富的食物与点心
	通过患者喜爱的食物来增加蛋白质和能量摄入；使用含蛋白质和能量的膳食补充剂（如乳清蛋白或大豆蛋白粉）
	把营养丰富的餐点置于随手可及的地方
食欲下降或厌食	在感觉最好的时候进食
	在自己喜欢的环境中用餐
	把营养丰富的餐点置于随手可及的地方
	尽可能保持体育锻炼
恶心、呕吐	小口少量饮用凉的或室温的清淡饮料
	不吃有强烈气味的食物
	在预定进行放化疗的治疗日，吃清淡、柔软和易消化的食物
腹泻	多喝清淡饮料，如水、不含果肉的橙汁、清汤、冰棍、运动饮料
	减少摄入富含膳食纤维的食物，如坚果、生鲜水果和蔬菜及全谷类面包或麦片
	不吃含糖及含酒精的食物，可以使用不含糖的替代品（如含甘露醇、木糖醇或甘梨醇的口香糖）
	可以吃苹果酱、香蕉、罐头桃子、白米饭或面，这类食物易于消化并有助于大便成形
便秘	增加摄入富含膳食纤维的食物，如全谷类、新鲜或烹调的水果和蔬菜（尤其是带皮和种子的）、干果、豆类和坚果类
	多喝健康饮料以保持消化系统运动
	每天都在同一时间进食
	尽可能增加体育锻炼

续表

不良反应或症状	干预策略
咽喉溃疡	吃带汤或肉汁或酱汁的柔软食物
	不吃干硬的食物
	不饮酒，不喝橙汁，不食用含咖啡因的食物，不吃番茄，烹调时不用醋及辣椒
	吃饭时先试试食物的温度，找到哪种温度下的食物最能下咽
口腔溃疡、黏膜炎或鹅口疮	保持口腔卫生（如经常漱口）
	吃带汤或肉汁或酱汁的柔软食物
	不饮酒，不喝橙汁，不食用含咖啡因的食物，不吃番茄，烹调时不用醋及辣椒
	吃室温或冷的食物
虚弱	吃易于准备和食用的食物
	把营养丰富的餐点置于随手可及的地方
	多喝健康饮料以保持消化系统运动
	尽可能增加体育锻炼
中性粒细胞减少	多洗手，保持厨房和烹饪用具清洁
	不吃生的、未经烹饪的动物制品（包括牛羊肉、猪肉、禽类、鸡蛋及鱼类）
	吃新鲜水果和蔬菜前先洗净
	记住："一旦对食物的品质有怀疑就立即扔掉""不吃过期或霉变的食物"
味觉和嗅觉改变	保持良好的口腔卫生（经常漱口）
	可以尝试腌制食品或辣味食物以掩盖味觉的变化
	如果口腔有金属异味，可以尝试用塑料器具进行烹饪
	吃凉的食物，不吃热食
唾液稠厚	整天都小量多次饮水以保持口腔湿润
	饮用苏打水或木瓜果汁饮料可使唾液变稀
	睡觉时使用雾化加湿器
口干症	整天都小量多次饮水以保持口腔湿润
	如果没有口腔溃疡，可以尝试食用酸果馅饼刺激唾液分泌
	吃带汤或肉汁或酱汁的柔软食物
	保持良好的口腔卫生（经常漱口）

参 考 文 献

[1] Elliott L. The clinical gulde to oncology nutrition. Chicago: American Dietetic Association, 2006.

[2] Grant BL. American Cancer Society's complete guide to nutrition for cancer survivors. Atlanta: American Cancer Society, 2010.

[3] Grant BL, Hamilton KK. Management of nutrition impact symptoms in cancer and educational handouts. Chicago: American Dietetic Association, 2005.

[4] L. 凯萨琳·马汉. Krause 营养诊疗学. 13 版. 杜寿玢, 陈伟译. 北京: 人民卫生出版社, 2017: 769.

第五节 临床常用的营养制剂

临床使用的营养制剂根据支持途径可分为肠内和肠外营养制剂[1, 2]。

一、常用肠外营养制剂（表 16-6）

表 16-6 常用肠外营养制剂

类型	成分
葡萄糖类	5%～50%葡萄糖水溶液
脂肪乳剂	20%、30%脂肪乳，中长链类型；鱼油脂肪乳
氨基酸制剂	复方氨基酸：18AA、15AA、20AA；支链氨基酸；肾病型氨基酸
维生素类	脂溶性维生素类；水溶性维生素类
微量元素	多种微量元素
电解质类	复合磷酸氢钾、NaCl、KCl、碳酸氢钠
全营养混合液	全合一肠外营养的成品或配制液
胰岛素	胰岛素/糖：轻度应激为 1U/10g，高度应激为 1U/4～5g

二、常用肠内营养制剂（表 16-7）

表 16-7 常用肠内营养制剂

类型	种类	组成成分
要素型	水解蛋白（氮源） 氨基酸（氮源）	氮源:标准含氮量、高含氮量；脂肪:低脂型、高脂型、中链三酰甘油（MCT）型；糖类:葡萄糖，双糖、低聚糖或糊精；维生素和矿物质：国产个别产品除外，均不含生物素和胆碱

续表

类型	种类	组成成分
非要素型	匀浆膳	天然食物捣碎成匀浆
	整蛋白（氮源）	配方氮源：含牛奶；不含乳糖；含膳食纤维
组件型	糖类	原料：单糖（葡萄糖/果糖/半乳糖）、双糖（蔗糖/乳糖/麦芽糖）、低聚糖（糊精/葡萄糖低聚糖/麦芽三糖/麦芽糊精）或多糖（淀粉/糖原）
	蛋白质	氮源：氨基酸混合物、水解蛋白或高生物价整蛋白，如牛奶、酪蛋白、乳清蛋白、大豆蛋白分离物等。
	脂肪	原料：长链三酰甘油（LCT）、中链三酰甘油（MCT）
	维生素	维生素B族、维生素C、叶酸等多种维生素
	矿物质	多种微量元素
特殊应用型	婴儿用	仿造人乳设计的配方；商品膳Nutramigen-针对蛋白质不耐受；Pregestimil-针对双糖不耐受及其他胃肠道疾病的患儿
	肝功能衰竭用	氮源：支链氨基酸为主，含苯丙氨酸及蛋氨酸较低
	肾衰竭用	目的：重新利用体内分解的尿素氮以合成非必需氨基酸
	肺疾患用	特点：脂肪含量高，产热比例达41%～55%，含糖低，产热比降低到27%～39%，能量密度高1.5kcal/ml。
	创伤用	高支链氨基酸型适用于高代谢患者
	因先天缺乏某种酶导致氨基酸代谢缺陷的特殊配方	先天性氨基酸代谢缺陷专用膳如苯丙酮尿症、糖尿症、组氨酸血症、酪氨酸血症、高胱氨酸血症

（冉 亮 孔令泉）

参 考 文 献

[1] 中华医学会. 临床诊疗指南·肠外肠内营养学分册（2008版）. 北京：人民卫生出版社，2009.

[2] 刘均娥，范旻. 临床营养护理学. 北京：北京大学出版社，2013: 369-371.

汉 英 对 照

A

癌症相关性疲劳 cancer related fatigue，CRF

癌症相关性认知功能障碍 cancer-related cognitive impairment，CRCI

B

巴多昔芬 bazedoxifene

C

促卵泡激素 follicle stimulating hormone，FSH

D

代谢综合征 metabolic syndrome，MS

低密度脂蛋白 low density lipoprotein，LDL

低密度脂蛋白胆固醇 low density lipoprotein-cholesterol，LDL-C

抵抗素 resistin

动脉粥样硬化性心血管疾病 atherosclerotic cardiovascular disease，ASCVD

E

二甲双胍 metformin

F

芳香化酶抑制剂 aromatase inhibitor，AI

放射性心脏病 radiation-induced heart disease，RIHD

非酒精性脂肪性肝病 nonalcoholic fatty liver disease，NAFLD

非甾体类抗炎药物 nonsteroidal anti-inflammatory drug，NSAID

肥胖症 obesity

芬太尼 fentanyl

G

高密度脂蛋白 high density lipoprotein，HDL

高密度脂蛋白胆固醇 high density lipoprotein-cholesterol，HDL-C

高尿酸血症 hyperuricemia

高脂血症 hyperlipodemia

骨关节炎 osteoarthritis，OA

骨密度 bone mineral density，BMD

骨质疏松 osteoporosis，OP

国际 DM 联盟 International Diabetes Federation，IDF

H

化疗脑 chemobrain

化疗雾 chemofog

化疗相关认知障碍 chemotherapy related cognitive impairment

化疗性脂肪肝 chemotherapy related fatty liver disease，CRFLD

化疗致闭经 chemotherapy-induced amenorrhea，CIA

黄体生成素 luteinizing hormone，LH

磺脲类 sulfonylureas

J

极低密度脂蛋白 very low density lipoprotein，VLDL

脊髓电刺激术 spinal cord stimulation，SCS

甲状旁腺激素 parathyroid hormone，PTH

甲状腺功能亢进 hyperthyroidism

简明疼痛调查量表 brief pain inventory，BPI

酒精性肝病 alcoholic liver disease，ALD

K

抗惊厥药 anticonvulsants drug

抗抑郁药 antidepressive drug

空腹血糖受损 Impaired fasting glucose

口服葡萄糖耐量试验 oral glucose tolerance test，OGTT

M

吗啡 morphine

Q

强阿片类镇痛药 strong opioid analgesic

羟考酮 oxycodone

鞘内药物输注系统植入术 implantation of intrathecal infusion system，IDDS

全方位疼痛 total pain

R

乳糜微粒 chylomicron，CM

乳腺癌伴随疾病 concomitant disease of breast cancer，CDBC

乳腺癌潮汐化疗 tidal chemotherapy

乳腺癌激素增敏化疗 hormonal sensitizing chemotherapy

乳腺癌内分泌化疗 endocrinochemotherapy

乳腺癌新内分泌化疗 neoendocrinochemotherapy

乳腺肿瘤伴随疾病学 concomitant disease of breast oncology

乳腺肿瘤肝病学 breast oncohepatology

乳腺肿瘤甲状腺病学 breast oncothyroidology

乳腺肿瘤内分泌代谢病学 breast oncological endocrinology and metabolism

乳腺肿瘤双心医学 breast oncopsychocardiology

乳腺肿瘤糖尿病学 breast oncodiabetology

乳腺肿瘤心理心脏病学 breast oncopsychocardiology

乳腺肿瘤心理学 breast oncopsychology

乳腺肿瘤心脏病学 breast oncocardiology

弱阿片类镇痛药 weak opioid analgesic

S

三酰甘油 triglyceride，TG

射频热凝治疗 radiofrequency thermocoagulation，RF

神经阻滞治疗 nerve block

视觉模拟量表 visual analogue scale，VAS

瘦素 leptin

瘦体组织 lean body mass

数字评价量表 numerical rating scale，NRS

双心医学 psychocardiology

T

糖耐量减低 Impaired glucose tolerance，IGT

糖尿病 diabetes mellitus，DM

疼痛评价指数 pain rating index，PRI

W

围绝经期泌尿生殖综合征 genitourinary syndrome of menopause，GSM

维生素 D 不足 vitamin D inadequacy or insufficiency

维生素 D 缺乏 vitamin D deficiency

X

心血管疾病 cardiovascular disease，CVD

性腺激素释放激素 gonadotropin-releasing hormone，GnRH

选择性雌激素受体调节剂 selective estrogen receptor modulators，SERM

选择性五羟色胺再摄取抑剂剂 selective serotonin reuptake inhibitor，SSRI

血清总胆固醇 total cholesterol，TC

血脂异常 dyslipidemia

Y

药物性肝损伤 drug induced liver injury，DILI

营养不良 malunrition

营养风险筛查工具 nutrition risk screening，NRS

语言评价量表 verbal rating scale，VRS

预测营养指数 prognostic nutrition index，PNI

Z

载脂蛋白 apolipoprotein，apo

镇静催眠药 sedatives-hypnotic

脂蛋白（a） lipoprotein（a），Lp（a）

脂联素 adiponectin

中国人癌症疼痛评估工具 Chinese cancer pain assessment tool，CCPAT

中间密度脂蛋白 intermediate density lipoprotein，IDL

肿瘤伴随疾病学 concomitant disease of oncology

肿瘤心脏病学 oncocardiology

自控镇痛 patient-controlled analgesia，PCA

组织选择性雌激素复合物 tissue selective estrogen complexes，TSEC

（孔　榕　王　泽）